JN017334

リハビリテーション医学・医療における栄養管理テキスト

●監修

一般社団法人 **日本リハビリテーション医学教育推進機構**
公益社団法人 **日本リハビリテーション医学会**

●総編集

久保　俊一
一般社団法人日本リハビリテーション医学教育推進機構・理事長
公益社団法人日本リハビリテーション医学会・理事長

吉村　芳弘
一般社団法人日本リハビリテーション医学教育推進機構・学術理事
熊本リハビリテーション病院サルコペニア・低栄養研究センター・センター長

●編集

角田　亘　一般社団法人日本リハビリテーション医学教育推進機構・理事
　　　　　　公益社団法人日本リハビリテーション医学会・事務局幹事

百崎　良　一般社団法人日本リハビリテーション医学教育推進機構・学術理事
　　　　　　三重大学・教授

●イラスト作画・編集

徳永　大作　一般社団法人日本リハビリテーション医学教育推進機構・学術理事
　　　　　　　京都府立城陽リハビリテーション病院・院長

医学書院

　特に出典の記載がない限り，本書掲載のイラストの著作権は一般社団法人日本リハビリテーション医学教育推進機構にあります．転載等の二次利用には日本リハビリテーション医学教育推進機構の許諾が必要です．利用をご希望の場合は下記にご連絡ください．
　一般社団法人日本リハビリテーション医学教育推進機構
　E-Mail office@jrmec.or.jp

総編集者略歴

久保　俊一（くぼ　としかず）

1978 年京都府立医科大学卒業．1983 年米ハーバード大学留学，1993 年仏サンテチエンヌ大学留学などを経て，2002 年京都府立医科大学整形外科学教室教授に就任．2014 年より同大リハビリテーション医学教室教授を，2015 年より副学長を兼任．2019 年退官．現在，日本リハビリテーション医学教育推進機構理事長，日本リハビリテーション医学会理事長，京都府立医科大学特任教授，和歌山県立医科大学特命教授，京都地域医療学際研究所（がくさい病院）所長，京都中央看護保健大学校学校長．

吉村　芳弘（よしむら　よしひろ）

2001 年熊本大学医学部卒業．同年東京女子医科大学心臓血管外科，2004 年熊本大学第 2 外科などを経て，2013 年より熊本リハビリテーション病院勤務．2020 年より同サルコペニア・低栄養研究センター長．現在，日本リハビリテーション医学会（指導医），日本サルコペニア・フレイル学会（理事，学会誌編集委員長，2017 年度版サルコペニア診療ガイドライン作成委員），日本リハビリテーション栄養学会（理事，2023 年度版リハ栄養診療ガイドライン統括委員長）．

リハビリテーション医学・医療における栄養管理テキスト

発　行　2022 年 4 月 15 日　第 1 版第 1 刷ⓒ
監　修　一般社団法人日本リハビリテーション医学教育推進機構
　　　　公益社団法人日本リハビリテーション医学会
総編集　久保俊一・吉村芳弘
編　集　角田亘・百崎良
発行者　株式会社　医学書院
　　　　代表取締役　金原　俊
　　　　〒113-8719　東京都文京区本郷 1-28-23
　　　　電話　03-3817-5600（社内案内）
印刷・製本　真興社

本書の複製権・翻訳権・上映権・譲渡権・貸与権・公衆送信権（送信可能化権を含む）は株式会社医学書院が保有します．

ISBN978-4-260-04739-5

本書を無断で複製する行為（複写，スキャン，デジタルデータ化など）は，「私的使用のための複製」など著作権法上の限られた例外を除き禁じられています．大学，病院，診療所，企業などにおいて，業務上使用する目的（診療，研究活動を含む）で上記の行為を行うことは，その使用範囲が内部的であっても，私的使用には該当せず，違法です．また私的使用に該当する場合であっても，代行業者等の第三者に依頼して上記の行為を行うことは違法となります．

| JCOPY | 〈出版者著作権管理機構　委託出版物〉
本書の無断複製は著作権法上での例外を除き禁じられています．複製される場合は，そのつど事前に，出版者著作権管理機構（電話 03-5244-5088，FAX 03-5244-5089，info@jcopy.or.jp）の許諾を得てください．

一般社団法人 日本リハビリテーション医学教育推進機構

●

理事長

久保　俊一　京都府立医科大学・特任教授

副理事長

田島　文博　和歌山県立医科大学・教授

理事 (50音順)

安保　雅博　東京慈恵会医科大学・主任教授

海老原　覚　東北大学・教授

角田　亘　国際医療福祉大学・主任教授

上月　正博　山形県立保健医療大学・理事長/学長

佐浦　隆一　大阪医科薬科大学・教授

佐伯　覚　産業医科大学・教授

島田　洋一　秋田県立療育機構・理事長

中村　健　横浜市立大学・教授

芳賀　信彦　国立障害者リハビリテーションセンター
自立支援局長

半田　一登　日本理学療法士連盟・会長

三上　靖夫　京都府立医科大学・教授

監事 (50音順)

緒方　直史　帝京大学・教授

酒井　良忠　神戸大学・特命教授

学術理事 (50音順)

赤居　正美　国際医療福祉大学・教授

浅見　豊子　佐賀大学・診療教授

新井　祐志　京都府立医科大学・准教授

石垣　泰則　コーラルクリニック・院長

伊藤　修　東北医科薬科大学・教授

尾川　貴洋　愛知医科大学・特任教授

加藤　真介　徳島赤十字ひのみね総合療育センター・園長

川手　信行　昭和大学・主任教授

城戸　顕　奈良県立医科大学・教授

木村　彰男　慶應義塾大学・名誉教授

近藤　和泉　国立長寿医療研究センター・副院長

坂井　孝司　山口大学・教授

沢田光思郎　京都府立医科大学・准教授

下堂薗　恵　鹿児島大学・教授

菅本　一臣　大阪大学・教授

千田　益生　岡山大学・教授

高橋　泰　国際医療福祉大学・教授

辻　哲也　慶應義塾大学・教授

津田　英一　弘前大学・教授

土井　勝美　近畿大学・主任教授

徳永　大作　京都府立城陽リハビリテーション病院・院長

道免　和久　兵庫医科大学・教授

仲井　培雄　芳珠記念病院・理事長

西村　行秀　岩手医科大学・教授

花山　耕三　川崎医科大学・教授

藤原　俊之　順天堂大学・主任教授

北條　達也　同志社大学・教授

牧田　茂　埼玉医科大学・教授

正門　由久　東海大学・教授

三上　幸夫　和歌山県立医科大学・准教授

美津島　隆	獨協医科大学・主任教授	百崎　　良	三重大学・教授
水間　正澄	昭和大学・名誉教授	山下　敏彦	札幌医科大学・学長
三橋　尚志	京都大原記念病院・副院長	吉村　芳弘	熊本リハビリテーション病院サルコペニア・低栄養研究センター・センター長
村上　信五	日本耳鼻咽喉科頭頸部外科学会・理事長		

社員団体

社員団体名	社員代表者	社員団体役職			
日本リハビリテーション医学会	久保　俊一	理事長	日本 CAOS 研究会	菅野　伸彦	会長
日本急性期リハビリテーション医学会	田島　文博	理事長	日本リウマチリハビリテーション研究会	佐浦　隆一	代表世話人
日本回復期リハビリテーション医学会	才藤　栄一	理事長	日本骨転移研究会	酒井　良忠	幹事
日本生活期リハビリテーション医学会	水間　正澄	代表理事	日本慢性期医療協会	武久　洋三	会長
日本義肢装具学会	坂井　一浩	理事長	日本リハビリテーション病院・施設協会	斉藤　正身	会長
日本脊髄障害医学会	島田　洋一	理事長	回復期リハビリテーション病棟協会	三橋　尚志	会長
日本集中治療医学会	西田　　修	理事長	慢性期リハビリテーション協会	橋本　康子	会長
日本股関節学会	杉山　　肇	理事長	地域包括ケア病棟協会	仲井　培雄	会長
日本在宅医療連合学会	石垣　泰則	代表理事	全国老人保健施設協会	東　憲太郎	会長
日本耳鼻咽喉科頭頸部外科学会	村上　信五	理事長	日本理学療法士協会	斉藤　秀之	会長
日本骨髄間葉系幹細胞治療学会	本望　　修	代表理事	日本作業療法士協会	中村　春基	会長
日本スティミュレーションセラピー学会	安保　雅博	理事長	日本言語聴覚士協会	深浦　順一	会長
京都リハビリテーション医学会	三上　靖夫	副理事長	日本義肢装具士協会	野坂　利也	会長

公益社団法人 日本リハビリテーション医学会

●

理事長

久保　俊一　京都府立医科大学・特任教授

副理事長 (50音順)

安保　雅博　東京慈恵会医科大学・主任教授

才藤　栄一　藤田医科大学・最高顧問

佐浦　隆一　大阪医科薬科大学・教授

田島　文博　和歌山県立医科大学・教授

理事 (50音順)

浅見　豊子　佐賀大学・教授

上月　正博　山形県立保健医療大学・理事長/学長

小林　龍生　防衛医科大学校・名誉教授

近藤　和泉　国立長寿医療研究センター・副院長

近藤　國嗣　東京湾岸リハビリテーション病院・院長

佐伯　覚　産業医科大学・教授

島田　洋一　秋田県立療育機構・理事長

下堂薗　恵　鹿児島大学・教授

菅本　一臣　大阪大学・教授

千田　益生　岡山大学・教授

津田　英一　弘前大学・教授

中村　健　横浜市立大学・教授

芳賀　信彦　国立障害者リハビリテーションセンター
自立支援局長

花山　耕三　川崎医科大学・教授

正門　由久　東海大学・教授

監事 (50音順)

川手　信行　昭和大学・主任教授

道免　和久　兵庫医科大学・教授

和田　郁雄　愛知淑徳大学・教授

事務局幹事 (50音順)

緒方　直史　帝京大学・教授

角田　亘　国際医療福祉大学・主任教授

v

執筆者 (50音順)

●

浅井　一久　大阪公立大学・准教授

梅本　安則　和歌山県立医科大学・講師

大橋　鈴世　京都府立医科大学・講師

大村　健二　上尾中央総合病院
栄養サポートセンター・センター長

角田　亘　国際医療福祉大学・主任教授

上條義一郎　獨協医科大学埼玉医療センター
リハビリテーション科・主任教授

上出　杏里　国立成育医療研究センター
リハビリテーション科・診療部長

川上　途行　慶應義塾大学・講師

川口　巧　久留米大学・准教授

川口　知哉　大阪公立大学・教授

岸本　浩　茨城県立医療大学・講師

國枝顕二郎　岐阜大学・臨床講師

久保　俊一　京都府立医科大学・特任教授

幸田　剣　和歌山県立医科大学紀北分院・准教授

上月　正博　山形県立保健医療大学・理事長/学長

小瀬　英司　帝京大学医学部附属病院薬剤部・係長

近藤　国嗣　東京湾岸リハビリテーション病院・院長

坂根　直樹　京都医療センター臨床研究センター
予防医学研究室・室長

櫻井　孝　国立長寿医療研究センター・副院長/
もの忘れセンター・センター長

佐々木雅也　滋賀医科大学・教授

田島　文博　和歌山県立医科大学・教授

辻　哲也　慶應義塾大学・教授

鳥村　拓司　久留米大学・主任教授

中島亜矢子　三重大学・教授

新見　昌央　日本大学・教授

西村　行秀　岩手医科大学・教授

馬場　重樹　滋賀医科大学医学部附属病院・病院教授

藤島　一郎　浜松市リハビリテーション病院・病院長

藤原　大　坂総合病院リハビリテーション科・科長

三上　幸夫　和歌山県立医科大学・准教授

御子神由紀子　行徳総合病院リハビリテーション科

宮越　浩一　亀田総合病院リハビリテーション科・
部長

百崎　良　三重大学・教授

吉見佳那子　東京医科歯科大学・特任助教

吉村　芳弘　熊本リハビリテーション病院
サルコペニア・低栄養研究センター・
センター長

はじめに

　超高齢社会となった日本において，リハビリテーション医学・医療の範囲は大きく広がっている．小児疾患や切断・骨折・脊髄損傷に加え，脳血管障害，運動器（脊椎・脊髄を含む）疾患，循環器・呼吸器・腎臓・内分泌代謝疾患，神経・筋疾患，リウマチ性疾患，摂食嚥下障害，聴覚・前庭・顔面神経・嗅覚・音声障害，がん，スポーツ外傷・障害，周術期の身体機能障害の予防・回復，フレイル，サルコペニア，ロコモティブシンドローム，などほぼ全診療科に関係する疾患，障害，病態を扱う領域になっている．しかも，疾患，障害，病態は複合的に絡み合い，その発症や増悪に加齢が関与している場合も少なくない．リハビリテーション医学・医療の役割は急速に高まっている．

　日本リハビリテーション医学会では 2017 年度から，リハビリテーション医学について「活動を育む医学」という新しい定義を提唱している．すなわち，疾病・外傷で低下した身体・精神機能を回復させ，障害を克服するという従来の解釈のうえに立って，ヒトの営みの基本である「活動」に着目し，その賦活化を図り，ADL（activities of daily living）・QOL（quality of life）をよりよくする過程がリハビリテーション医学であるとしている．「日常での活動」としてあげられる，起き上がる，座る，立つ，歩く，手を使う，見る，聞く，話す，考える，衣服を着る，食事をする，排泄する，寝る，などが有機的に組み合わさって，掃除・洗濯・料理・買い物などの「家庭での活動」，就学・就労・地域活動・スポーツ活動などの「社会での活動」につながっていく．ICF における参加は「社会での活動」に相当する．

　リハビリテーション医学という学術的な裏づけのもとエビデンスが蓄えられ根拠のある質の高いリハビリテーション医療が実践される．リハビリテーション医療の中核がリハビリテーション診療であり，診断・治療・支援の 3 つのポイントがある．ヒトの活動に着目し，急性期・回復期・生活期を通して，病歴，診察，評価，検査などから活動の現状と問題点を把握し，活動予後予測を行う．これがリハビリテーション診断である．そして，その活動を各種治療法を組み合わせ最良にするのがリハビリテーション治療である．さらに，リハビリテーション治療と並行して，環境調整や社会的支援の有効利用などにより活動を社会的に支援していくのがリハビリテーション支援である．

　リハビリテーション診療の一角をなす栄養管理では，栄養状態の評価を行って栄養障害を診断し，的確な栄養療法を行う．栄養療法はリハビリテーション治療を効果的に行うための重要な治療手段となっている．社会構造や食生活が大きく変化した現在，リハビリテーション診療の対象となる患者の多くに低栄養や過栄養などの栄養障害が存在する．したがって，栄養の基礎知識や，急性期・回復期・生活期の各フェーズと各疾患における栄養管理はリハビリテーション科医にとって必須の知識である．

　本書は，リハビリテーション診療にかかわる医師や専門の職種が栄養管理を系統立って学ぶ

テキストとして企画された.『リハビリテーション医学・医療コアテキスト』『急性期のリハビリテーション医学・医療テキスト』『回復期のリハビリテーション医学・医療テキスト』『生活期のリハビリテーション医学・医療テキスト』『総合力がつくリハビリテーション医学・医療テキスト』『社会活動支援のためのリハビリテーション医学・医療テキスト』『脳血管障害のリハビリテーション医学・医療テキスト』『内部障害のリハビリテーション医学・医療テキスト』に続くものである.

　日本リハビリテーション医学教育推進機構と日本リハビリテーション医学会が企画した本書では,栄養管理の基本,栄養状態の評価・栄養療法,などがわかりやすく記載されている.

　編集および執筆はこの分野に精通した先生方に担当いただいた.本書の作成に携った先生方に心からお礼を申し上げる.医師・専門の職種をはじめとしてリハビリテーション医学・医療に関係するすべての方々にぜひ活用していただきたいテキストである.

2022 年 3 月

一般社団法人 日本リハビリテーション医学教育推進機構　理事長
公益社団法人 日本リハビリテーション医学会　理事長
久保　俊一

一般社団法人 日本リハビリテーション医学教育推進機構　学術理事
熊本リハビリテーション病院サルコペニア・低栄養研究センター・センター長
吉村　芳弘

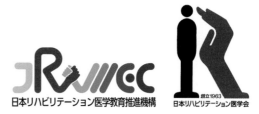

凡 例

- 固有名詞の疾患名や症状名は英語表記を基本とするが，英語だけでは読み方がわかりにくいものは例外的に読み方も併記した．
- 脳卒中は脳血管障害に統一した．
- 「廃用症候群」は本書では「不動による合併症」と置き換えるが，保険診療での「廃用症候群リハビリテーション料」に該当するものについては「廃用症候群」を使用した．
- 国際生活機能分類（International Classification of Functioning, Disability and Health；ICF）における「参加」は，「活動を育む」リハビリテーション医学における「社会での活動」に相当する．本書では参加に相当するものは「社会での活動」とした．
- リハビリテーション医療チームが行う行為は原則「診療」「診断」「治療」「支援」という用語を用いた．
- リハビリテーション治療を行う場所については，訓練室，機能訓練室，リハビリテーション室と複数の表現があるが，本書ではリハビリテーション室で統一した．
- 日常生活活動，日常生活動作は ADL と表記した．
- 日常生活関連動作，IADL は手段的 ADL と表記した．
- 傷病手当金など法律用語を除き，疾患・外傷とし傷病は用いていない．
- 介助と介護の用語の使い方は時として判然としないこともある．本書では下記のような区別をした．介助は介護の範疇に入る行為の 1 つである．「体を触ったりして，動作，行為，動きを（身体的に）手伝う」ことを指す．たとえばトイレのときに体を支えたり，食事のときにスプーンを口まで持っていくことなどがあげられる．介助量は，介助の際の手助けの度合いであり，介護量は，介護者が介護する際の負担の度合いをいう．介護者は時に患者の ADL を「介助」することがある．
- 摂食や嚥下に関する用語は歴史的にも各種存在するが，本書では摂食嚥下という用語で統一し，摂食嚥下機能，摂食嚥下障害，摂食嚥下訓練などとした．ただし，摂食嚥下障害に対する治療法全般を表す用語としては保険診療上の名称である摂食機能療法を用いた．また，摂食嚥下のプロセスは，先行期・口腔期・咽頭期・食道期の 4 つの期（フェーズ）に分けた．
- 蛋白質は，蛋白質・たんぱく質・タンパク質とさまざまな表記方法があるが，本書では日本医学会医学用語管理委員会の決定に基づく「蛋白質」で統一した．

I

リハビリテーション医学・医療総論

リハビリテーション医学・医療総論

❶ リハビリテーション医学・医療の意義 —活動を育む医学—

- 日本リハビリテーション医学会では，2017年からリハビリテーション医学を「**活動を育む医学**」と再定義している．

- 疾病・外傷で低下した**身体的・精神的機能を回復**させ，**障害を克服**するという従来の解釈の上に立って，ヒトの営みの基本である「活動」に着目し，その賦活化を図り，よりよいADL（activities of daily living）・QOL（quality of life）を目指す過程をリハビリテーション医学・医療とするという考え方である（図1-1）．

- リハビリテーション医学という学術的な裏づけのもとエビデンスが蓄えられ，根拠のある質の高いリハビリテーション医療が実践される．

- 国際リハビリテーション医学会の名称は International Society of Physical and Rehabilitation Medicine（ISPRM）であり，physical medicine と rehabilitation medicine がセットになっている．日本ではこの2つを合わせて「リハビリテーション医学」としている．Physical medicine に当たる部分は名称として入っていないものの，当然それも含まれていることは念頭におくべきである．

- 超高齢社会を迎えたわが国では，疾病構造が急速に変化し，複数の疾患・障害・病態が併存することは稀ではなくなっている．これに対しリハビリテーション医学・医療は「活動」という視点から，重複する疾患・障害・病態を俯瞰して診療を行うことができる専門分野である．したがって，リハビリテーション医学を整理し，質の高いリハビリテーション医療を行っていくことはきわめて重要である．

- リハビリテーション医学・医療には，急性期，回復期，生活期というフェーズの特徴がある（図1-2）．また，各フェーズにあわせた医療機関や施設がある（図1-3）．

- リハビリテーション医療の中核にリハビリテーション診療がある．

- 多様な疾患・障害・病態（図1-4）に対し「活動」を賦活化し，よりよいADL・QOLを獲得するという長期的な視点から，適切にリハビリテーション医療の中核をなすリハビリテーション診療を行っていく．

- リハビリテーション診療には，診断，治療，支援の3つのポイントがある．

- リハビリテーション診療では，急性期，回復期，生活期のフェーズを問わず，「**日常での活動**」・「**家庭での活動**」・「**社会での活動**」について，病歴・診察，各種の評価・検査を踏まえながら，活動の現状を把握し，問題点を明らかにした上で，活動の予後予測を行う．そして，それらの活動を最良にするために治療目標（治療ゴール）を定め，適切な治療法を組み

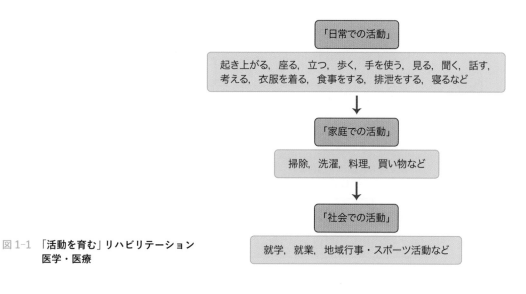

図 1-1　「活動を育む」リハビリテーション
　　　　 医学・医療

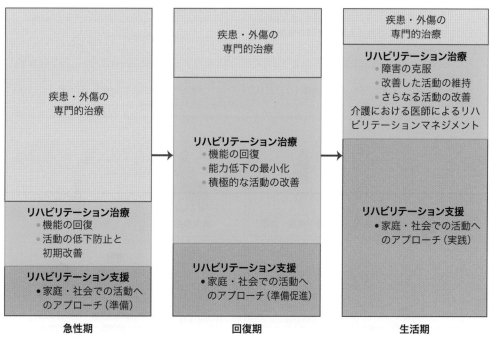

図 1-2　急性期・回復期・生活期のリハビリテーション医学・医療

合わせた**リハビリテーション処方**を作成し，**リハビリテーション治療**を実施していく．さらに，リハビリテーション治療と並行して**環境調整**や**社会資源**の活用などの**リハビリテーション支援**を行い，よりよい ADL・QOL の実現を目指す（図 1-5，表 1-1）．

- リハビリテーション支援により患者の「社会での活動」を支えていくのもリハビリテーション診療の重要な役目である．
- リハビリテーション診療開始後も，患者の「活動」の状況が変化することが多い．必要に応じて診察・評価・検査を再度行い，治療内容の見直しを行う（図 1-6）．
- リハビリテーション科医は，理学療法士，作業療法士，言語聴覚士，義肢装具士，看護師，

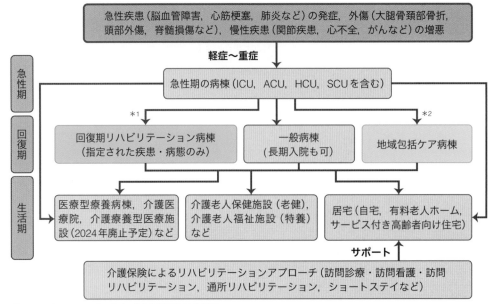

図 1-3　各フェーズにあわせた医療機関や施設

ICU：intensive care unit，ACU：acute care unit，HCU：high care unit，SCU：stroke care unit
*¹ 脳血管障害や大腿骨近位部骨折などの指定された疾患・病態に対する集中的なリハビリテーション診療が必要な場合
*² 急性期を経過し，在宅復帰を目指す診療（リハビリテーション診療を含む）が必要な場合（集中的なリハビリテーション診療も一部可能）

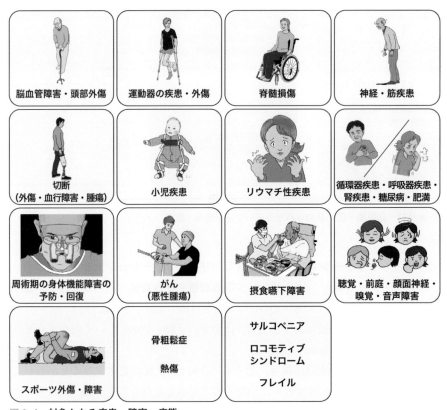

図 1-4　対象となる疾患・障害・病態

リハビリテーション医学・リハビリテーション医療

図1-5 **リハビリテーション医学，リハビリテーション医療，リハビリテーション診療（診断・治療・支援）**

リハビリテーション医学が科学的にリハビリテーション医療を裏づける．リハビリテーション医療の中核であるリハビリテーション診療には診断，治療，支援の3つのポイントがある．患者の「社会での活動」を支えていくリハビリテーション支援もリハビリテーション診療の重要な項目である．

リハビリテーション診療

- リハビリテーション診断［活動の現状と問題点の把握，活動の予後予測］
- リハビリテーション治療［活動の最良化］
- リハビリテーション支援［活動のための社会的支援］

表1-1 **リハビリテーション診療**

●リハビリテーション診断	●リハビリテーション治療	●リハビリテーション支援
［活動の現状と問題点の把握，活動の予後予測］	［活動を最良にする］	［活動を社会的に支援する］
・問診 　病歴，家族歴，生活歴，社会歴など	・理学療法 　運動療法，物理療法	・家屋評価・住宅（家屋）改修 ・福祉用具
・身体所見の診察	・作業療法	・支援施設［介護老人保健施設（老健），介護老人福祉施設（特別養護老人ホーム，特養）］
・各種心身機能の評価・検査	・言語聴覚療法	・経済的支援
・ADL・QOLの評価 　FIM（機能的自立度評価法），Barthel指数，SF-36など	・摂食機能療法 ・義肢装具療法	・就学・復学支援 ・就労・復職支援 　（職業リハビリテーション）
・栄養評価（栄養管理）	・認知療法・心理療法	・自動車運転の再開支援
・高次脳機能評価（検査） 　改訂長谷川式簡易知能評価スケール（HDS-R），MMSE（mini mental state examination），FAB（frontal assessment battery）など	・電気刺激療法 ・磁気刺激療法 　rTMS（repetitive transcranial magnetic stimulation）など	・法的支援 　介護保険法，障害者総合支援法，身体障害者福祉法など
・画像検査 　単純X線，CT，MRI，エコー，シンチグラフィーなど	・ブロック療法 ・薬物療法（漢方を含む） 　疼痛，痙縮，排尿・排便，精神・神経，循環・代謝，異所性骨化など	・パラスポーツ（障がい者スポーツ）の支援 ・災害支援
・血液・生化学検査	・生活指導	
・電気生理学的検査 　筋電図，神経伝導検査，脳波，体性感覚誘発電位（SEP），心電図など	・排尿・排便管理 ・栄養療法（栄養管理） ・手術療法 　腱延長術，腱切離術など	
・生理学的検査 　呼吸機能検査，心肺機能検査など	・新しい治療 　ロボット，BMI（brain machine interface），再生医療，AI（artificial intelligence）の利用など	
・摂食嚥下の機能検査 　反復唾液嚥下テスト，水飲みテスト，嚥下内視鏡検査（VE），嚥下造影検査（VF）など		
・排尿機能検査 　残尿測定，ウロダイナミクス検査など		
・病理学的検査 　筋・神経生検		

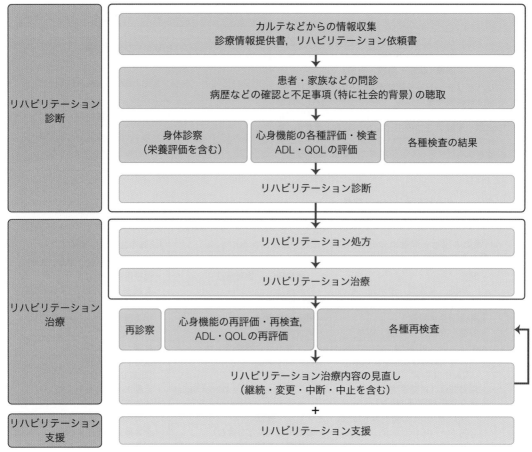

図 1-6　**リハビリテーション診療の流れ**

薬剤師，管理栄養士，公認心理師/臨床心理士，臨床検査技師，臨床工学技士，社会福祉士/医療ソーシャルワーカー，介護支援専門員/ケアマネジャー，介護福祉士などの専門の各職種に加え，各診療科の医師，歯科医，歯科衛生士などからなる**リハビリテーション医療チーム**の要である（図 1-7）．

- 各職種の役割を熟知し，チーム内の意思疎通を図るため多職種カンファレンスなどを行いながら，それぞれの医療機関や施設などの特性を踏まえ，バランスのとれた効率のよいリハビリテーション診療を提供する役目をもっている．
- なかでも，リハビリテーション診療を必要とする患者および家族に face to face でその効用と見通しを説明しながら，患者の意欲を高め，家族の理解を得ることは重要な使命である．
- リハビリテーション科医には，impairment（機能障害・形態異常），disability（能力低下），handicap（社会的不利）という国際障害分類（International classification of impairments, disabilities and handicaps；ICIDH）の障害構造モデルを踏まえ（図 1-8），重複障害がある場合も含め，幅広い視点で患者の持てる「活動」の能力を最大限に引き出して，より質の高い「家庭での活動」や「社会での活動」につなげていくことが求められる．
- その際，社会環境の整備にも目配りして患者の「社会での活動」を支えるリハビリテーション支援を行っていく必要があり，地域社会の種々のサービスの計画や実施に関しても積極的

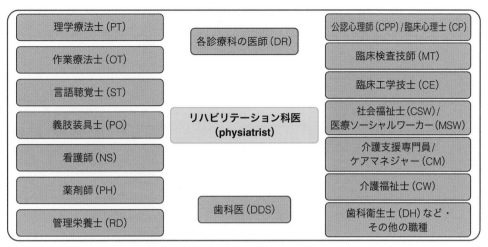

理学療法士 (PT)		公認心理師 (CPP) /臨床心理士 (CP)
作業療法士 (OT)	各診療科の医師 (DR)	臨床検査技師 (MT)
言語聴覚士 (ST)		臨床工学技士 (CE)
義肢装具士 (PO)	リハビリテーション科医 (physiatrist)	社会福祉士 (CSW) /医療ソーシャルワーカー (MSW)
看護師 (NS)		介護支援専門員/ケアマネジャー (CM)
薬剤師 (PH)		介護福祉士 (CW)
管理栄養士 (RD)	歯科医 (DDS)	歯科衛生士 (DH) など・その他の職種

図 1-7 リハビリテーション医療チーム

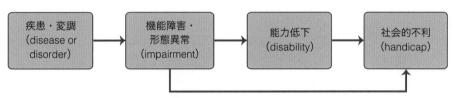

疾患・変調 (disease or disorder) → 機能障害・形態異常 (impairment) → 能力低下 (disability) → 社会的不利 (handicap)

図 1-8 ICIDH（国際障害分類）の障害構造モデル

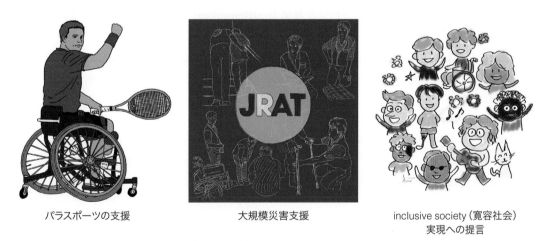

パラスポーツの支援　　　　大規模災害支援　　　　inclusive society（寛容社会）実現への提言

図 1-9 リハビリテーション医学・医療の社会貢献

に関与していくべきである.

• リハビリテーション医学・医療の社会貢献としては，パラスポーツ（障がい者スポーツ）への支援，大規模災害支援，inclusive society（寛容社会）実現への提言などがあげられる（図1-9）.

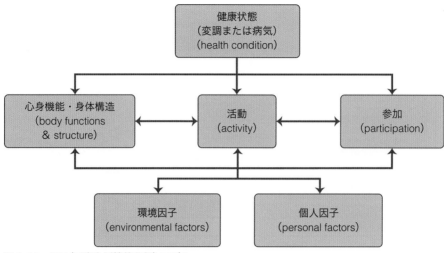

図 1-10　ICF（国際生活機能分類）モデル

❷ 「活動を育む」とは

- ICIDH の障害分類はマイナス表現で構成されるという指摘がある（図 1-8）．これに対し，「活動を育む」というキーワードはプラス思考でリハビリテーション医学を説明している．2001 年に WHO 総会で採択され，現在，国際的に整備が進められている**国際生活機能分類**（**International classification of functioning, disability and health；ICF**）の基本的な考え方とも合致する（図 1-10）．ICF の**参加（participation）**は，図 1-1 における「**社会での活動**」に相当する．
- 「**活動を育む**」医学・医療とは，ヒトの営みの基本である「活動」に着目し，「日常」「家庭」「社会」における「活動」を長期的視野をもって科学的に賦活化し，よりよい ADL・QOL を獲得していく医学・医療である．
- 「**日常での活動**」としてあげられるのは，起き上がる，座る，立つ，歩く，手を使う，見る，聞く，話す，考える，衣服を着る，食事をする，排泄をする，寝るなどである．これらの活動を組み合わせて行うことで，掃除，洗濯，料理，買い物などの「**家庭での活動**」につながる．さらに，それらを発展させると学校生活，就業，地域行事・スポーツ活動などの「**社会での活動**」となる（図 1-1）．
- 時代，地域，社会環境により「活動を育む」対象は変化する．少子高齢社会のわが国では，「活動を育む」主眼は高齢者におかれがちであるが，成長段階の小児や社会の中心的役割をしている青壮年も対象である．すべての年齢層に「活動を育む」意義を示しながら，心身機能の回復・維持・向上を図り，生き生きとした社会生活をサポートしていく必要がある．
- 今後，疾病や障害の一次・二次予防においても，リハビリテーション医学・医療には大きな役割が期待される．

❸ リハビリテーション医学・医療における栄養管理の位置づけ

- 栄養管理を必要とする対象者は拡大しており，リハビリテーション医学・医療において学術

的にも診療においても重要な項目となっている.

- リハビリテーション診療の一角をなす栄養管理では,栄養状態の評価を行って栄養障害を診断し,的確な栄養療法を行う.栄養管理はリハビリテーション治療を効果的に行うための重要な治療手段となっている.

- 社会構造や食生活が大きく変化した現在,リハビリテーション診療の対象となる患者の多くに低栄養や過栄養などの栄養障害が存在する.したがって,栄養の基本的な知識・技能,急性期・回復期・生活期での栄養管理のポイント,各疾患に対する栄養管理のポイントはリハビリテーション診療を行う上で,身につけておくべき必須の事項といえる.

(久保俊一・吉村芳弘)

II

リハビリテーション診療と
栄養障害・栄養管理

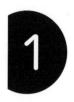

リハビリテーション診療

① リハビリテーション診療の概要

- リハビリテーション医療の中核は**リハビリテーション診療**である（図 2-1）.
- リハビリテーション診療には，**診断，治療，支援**の 3 つのポイントがある.
- リハビリテーション診療では，急性期，回復期，生活期のフェーズを問わず，「日常」「家庭」「社会」の活動について，診察結果と各種の評価法・検査法の結果も踏まえながら，診療の対象である患者の活動の現状を把握し，問題点を明らかにした上で，活動の予後予測を行う.
- それらの活動を最良にするために治療目標（ゴール）を定め，適切な治療法を組み合わせた**リハビリテーション処方**を作成し，**リハビリテーション治療**を実施していく.
- そして，リハビリテーション治療と並行して環境調整や社会資源の活用などの**リハビリテーション支援**を行い，患者のよりよい ADL・QOL の獲得を目指す.
- 本テキストのテーマである**栄養管理**（栄養評価と栄養療法）の対象は多岐にわたるため，リハビリテーション診療において重要な項目となっている.
- リハビリテーション診療の流れは急性期・回復期・生活期のフェーズによって異なることがあるが，リハビリテーション診断をもとに問題点を抽出し，治療ゴールを設定した上で治療計画を立て処方を行う基本は同様である（図 2-2）.

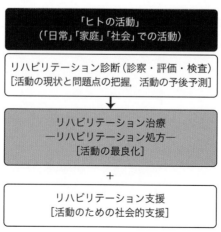

図 2-1　**リハビリテーション診療**

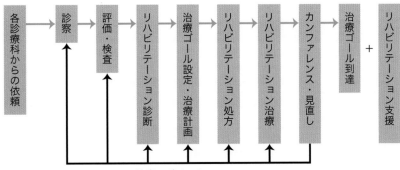

図 2-2 **リハビリテーション診療のポイント**

表 2-1 **リハビリテーション診断**

〔活動の現状と問題点の把握，活動の予後予測〕
- 問診：病歴，家族歴，生活歴，社会歴など
- 身体所見の診察
- 各種心身機能の評価・検査
- ADL・QOL の評価：FIM（機能的自立度評価法），Barthel 指数，SF-36 など
- 栄養評価（栄養管理）
- 高次脳機能評価（検査）：改訂長谷川式簡易知能評価スケール（HDS-R），MMSE（mini mental state examination），FAB（frontal assessment battery）など
- 画像検査：単純 X 線，CT，MRI，エコー，シンチグラフィーなど
- 血液・生化学検査
- 電気生理学的検査：筋電図，神経伝導検査，脳波，体性感覚誘発電位（SEP），心電図など
- 生理学的検査：呼吸機能検査，心肺機能検査など
- 摂食嚥下の機能検査：反復唾液嚥下テスト，水飲みテスト，嚥下内視鏡検査（VE），嚥下造影検査（VF）
- 排尿機能検査：残尿測定，ウロダイナミクス検査など
- 病理学的検査：筋・神経生検など

- 処方にそって治療が行われるが，行き詰ったときや，予測よりも早く目標に達したときには，再度，診察・評価・検査を行って，治療ゴールの再設定や治療計画の見直しを行う．

❷ リハビリテーション診断

- 患者の情報収集は診察の前から始まる．情報収集は診断の第一歩である．そこに問診，身体診察と各種の評価法・検査法の結果を併せて診断に至る（表 2-1）．
- リハビリテーション治療が始まってからも診察・評価・検査を必要に応じて行い，治療方針を見直していかなければならない．

診察・評価・検査法

▶リハビリテーション診察

- 問診を終えた後に身体診察を行う．
- 問診では，主訴（主たる自覚症状），現病歴，併存疾患，既往歴，ADL レベル，社会的背景

表 2-2　**系・器官について診察すべき主なポイント**

系・器官	診察すべき主なポイント
脳神経系	意識障害，認知機能障害（記憶障害，注意障害など），精神心理障害，言語機能障害（失語症など），脳神経障害，摂食嚥下障害，麻痺（片麻痺，対麻痺など），筋緊張亢進（痙縮）・低下，深部腱反射亢進・減弱，肢・体幹失調，視覚障害，聴覚障害，表在・深部感覚障害，不随意運動
運動器	筋力低下，筋萎縮，関節可動域制限，変形，腫脹，基本動作の障害，座位・立位・姿勢の障害，バランス障害，歩行障害
循環器・呼吸器	高・低血圧，不整脈（期外収縮，房室ブロックなど），心雑音，肺の異常音（ラッセル音，喘鳴など），異常呼吸状態，末梢動脈の触知不良
その他	皮膚色の異常（チアノーゼ，黄疸など），皮膚病変（褥瘡など），浮腫，疼痛・しびれ，リンパ節腫脹，腸蠕動音の亢進・低下，腹部腫瘤（触診による），前立腺肥大（直腸診による）

（生活環境，家族状況，経済状況）などを確認する．
- 脳神経疾患の場合，問診そのものが認知機能，精神心理状態，言語機能の診察となりうる．
- 身体診察は，全身状態（体格とバイタルサイン）を確認した後に，それぞれの系・器官に対して行う．バイタルサインとしては体温，血圧，脈拍，呼吸を診る．系・器官の診察では，機能障害がみられるところを重点的に診る．
- 身体診察は，視診，触診，聴診，打診から構成される．
- 診療情報提供書やリハビリテーション依頼書から得られる情報に基づいて，いずれの系・器官を重点的に診察すべきかを考える．
- 身体診察では，「機能障害の有無」と「機能障害の程度（機能障害が存在する場合）」を診断することが重要である．
- 系・器官に対する診察では，ポイントを把握し，それらの有無と程度を診る（表 2-2）.
- 身体診察は，個々の患者の状態に応じて臨機応変にその進め方を工夫する．患者に身体的もしくは精神的負担をかけないように配慮して，限られた時間の中で効率よく所見を得るようにする．
- 初診時（初対面時）の身体診察は，特に時間をかけて丁寧に行うことが望ましい．そうすることで，患者と医師の間の信頼関係と精神的親近感も自ずと形成される．
- 身体診察に際しては，患者の協力を得ることが必須である．診察の目的と内容をその都度患者に説明するのがよい．

▶評価法・検査法

- 意識，運動機能，感覚機能，言語機能，認知・高次脳機能，心肺機能，摂食嚥下機能，排尿機能，成長・発達，障害者心理，姿勢・動作，歩行，疼痛などについての各種の評価法・検査法がある（表 2-3）.
- その他，画像検査，血液・生化学検査，電気生理学的検査，生理学的検査，内視鏡検査，病理学的検査，などの検査法がある．
- リハビリテーション診療では，ADL と QOL の評価は不可欠である．
- Barthel 指数（Barthel index；BI）は最も利用されてきた ADL 評価法である（表 2-4）.主に脳

表 2-3 **代表的な心身機能の評価法**

意識	JCS (Japan coma scale), GCS (Glasgow coma scale)
運動機能	①関節可動域：四肢・体幹の関節可動域，②筋力：四肢・体幹の MMT，③麻痺：運動麻痺の有無と程度（脳血管障害仮性麻痺では Brunnstrom ステージ），④協調運動：失調の有無と程度，⑤筋緊張：痙縮と固縮（改訂 Ashworth スケール：MAS），⑥不随意運動：不随意運動の種類と程度
感覚機能（疼痛を含む）	表在感覚・深部感覚・二点識別覚，VAS，NRS
言語機能	①失語症：SLTA，WAB 失語症検査，②構音障害：発話明瞭度
認知機能・高次脳機能	①認知機能：改訂長谷川式簡易知能評価スケール（HDS-R），MMSE，WAIS，WISC，②記憶：WMS-R，RBMT，S-PA，三宅式記銘力検査，Benton 視覚記銘検査，③注意：PASAT，TMT，標準注意検査法（CAT），④遂行機能：WCST，BADS
心肺機能	①肺機能検査，②運動負荷試験
摂食嚥下機能	①簡易検査：反復唾液嚥下テスト・改訂水飲みテスト，②嚥下内視鏡検査，③嚥下造影検査
排尿機能	①排尿の理学所見，②排尿の画像診断：造影検査（IVP，CG，UG），③尿流動態検査
成長・発達	主な反射，反応，粗大運動や尺度による発達状態
障害者心理	障害の受容過程，心理状態
姿勢・動作	Romberg 試験，FRT，Berg balance scale，TUG
歩行	①10 m 歩行テスト，②6 分間歩行テスト，③歩行周期

MMT：manual muscle testing, MAS：modified Ashworth scale, VAS：visual analogue scale,
NRS：numerical rating scale, SLTA：standard language test of aphasia, WAB：Western aphasia battery,
MMSE：mini mental state examination, WAIS：Wechsler adult intelligence scale,
WISC：Wechsler intelligence scale for children, WMS-R：Wechsler memory scale-revised,
RBMT：Rivermead behavioural memory test, S-PA：standard verbal paired-associate learning test,
PASAT：paced auditory serial addition test, TMT：trail making test,
CAT：clinical assessment for attention, WCST：Wisconsin card sorting test,
BADS：behavioural assessment of the dysexecutive syndrome, IVP：intravenous pyelography,
CG：cystography, UG：urethrography, FRT：functional reach test, TUG：timed up and go test

血管障害で用いられてきた．大まかではあるが簡便に評価できる方法であり，看護・介護の領域で広く使われている．
- FIM（functional independence measure，機能的自立度評価法）は国内のみならず，世界で広く使われている評価法であり，日常生活における実際の状況を観察して「している」ADL を評価する（表 2-5）．7 歳以上のすべての障害を対象とし，医療従事者以外でも評価可能であり，認知機能に関する項目もある．
- QOL は生活の質の評価であり，人生の質の内容を重視している．
- 近年の臨床研究でも，患者立脚型アウトカムが取り上げられるようになり，医学・医療の目的は QOL の向上であるといわれる．QOL には，宗教や経済的状況なども関与しているが，健康に関連するものだけを評価するのが健康関連 QOL である．その中でも対象とする疾患や障害を特定しない包括的尺度として，SF-36（MOS short form-36 item health survey）や EQ-5D（Euro-QOL 5 dimension）が広く使われている（図 2-3）．

表 2-4　**Barthel 指数（Barthel index；BI）**

食事	（10）自立している．自助具などを用いてもよい．標準時間内に食べ終える． （ 5）部分的に介助を要する．たとえばおかずを切って細かくしてもらうなど． （ 0）全面的に介助を要する．
車いすから ベッドへの移動	（15）ブレーキやフットレストの操作も含めて自立している．歩行の自立を含む． （10）軽度の部分介助または監視を要する． （ 5）座ることは可能であるがほぼ全面的に介助を要する． （ 0）全面的に介助または不可能．
整容	（ 5）洗面，整髪，歯磨き，ひげそりなどが自立している． （ 0）整容に介助を必要とする．
トイレ動作	（10）衣服の着脱，トイレットペーパーの使用，水を流す，を含めて自立している． （ 5）体を支える，衣服の着脱，後始末などに部分的な介助を必要とする． （ 0）全面的に介助または不可能．
入浴	（ 5）浴槽に入る．シャワー，スポンジのいずれかを用いて体を洗うなど自立している． （ 0）部分的あるいは全面的に介助を必要とする．
歩行	（15）45 m 以上を介助や監視なしに歩ける．車いすや歩行器は使用しない． （10）45 m 以上を介助や歩行器により歩ける． （ 5）車いすを自分で操作して 45 m 以上移動できる． （ 0）上記以外
階段昇降	（10）介助や監視なしに次の階まで昇降できる．手すりの使用は可． （ 5）階段の昇降に介助や監視を要する． （ 0）階段の昇降ができない．
着替え	（10）ボタン掛け，靴の着脱などを含めて自立している． （ 5）着替えの半分以上を，標準的な時間内に行うことができる． （ 0）上記以外
排便のコントロール	（10）便を失禁することはない． （ 5）時に失禁がある．または座薬や浣腸に介助を要する． （ 0）上記以外
排尿のコントロール	（10）尿を失禁することはない． （ 5）時に失禁がある．または集尿器の取り扱いに介助を要する． （ 0）上記以外

（Mahoney F, et al：Functional evaluation；The Barthel Index. Md State Med J 14：61-65, 1965 より）

リスク管理と評価

- リスク管理はリハビリテーション診療の重要な項目である（表 2-6）．
- 特に急性期のリハビリテーション診療では，患者の病状が急激に変化することもあり，リスク管理が欠かせない．

❸ リハビリテーション治療

- 主なリハビリテーション治療の種類を示す（表 2-7）．症状，障害，病態を考慮しながら「活動」を賦活化するために必要な治療法を組み合わせてリハビリテーション治療にあたる．対象とする器官や部位だけでなく，患者の全身を診て，治療法を適切に選択しなければならない．

表 2-5 機能的自立度評価法 (functional independence measure；FIM)

レベル		FIM の評価尺度
自立 活動に際して他人の介助は必要ない	7. 完全自立	ある活動を構成しているすべての課題を典型的に，一部を修正することなく，補助具または介助なしに適度な時間内に安全にできる
	6. 修正自立	ある動作に際して次のうち 1 つ以上が必要である─補助具の使用，普通以上の時間，安全 (危険) 性の考慮
介助 活動に際して他人の監視または介助を要す．またはその動作を行わない	**部分介助**	患者が半分 (50％) 以上の労力を行う
	5. 監視または準備	患者は身体的接触のない待機，指示または促し以上の介助は必要ない．または介助者が必要な物品を準備したり装具を装着したりする
	4. 最小介助	患者は手で触れる程度以上の介助は必要ない．そして患者が 75％以上の労力を行う
	3. 中等度介助	患者は触れる程度以上の介助が必要．または 50％以上 75％未満の労力を行う
	完全介助	患者は半分 (50％) 未満の労力しか行わない．最大または全介助が必要である
	2. 最大介助	患者は 50％未満の労力しか行わないが，少なくとも 25％は行っている
	1. 全介助	患者は 25％未満の労力しか行わない

	入院時	退院時	フォローアップ時
セルフケア			
A. 食事 箸／スプーンなど			
B. 整容			
C. 入浴			
D. 更衣 (上半身)			
E. 更衣 (下半身)			
F. トイレ動作			
排泄コントロール			
G. 排尿			
H. 排便			
移乗			
I. ベッド			
J. トイレ			
K. 風呂，シャワー 風呂／シャワー			
移動			
L. 歩行，車いす 歩行／車いす			
M. 階段			
コミュニケーション			
N. 理解 聴覚／視覚			
O. 表出 音声／非音声			
社会的認知			
P. 社会的交流			
Q. 問題解決			
R. 記憶			
合計			

注意：空欄は残さないこと．リスクのために検査不能の場合はレベル 1 とする

〔慶應義塾大学リハビリテーション医学教室 (訳)：FIM，医学的リハビリテーションのための統一データセット利用の手引き．第 3 版，慶應義塾大学リハビリテーション医学教室，1991 より許可を得て転載〕

生活の質の評価：人生の質的内容を重視

> 生命の視点
> 生活の視点・・・・ADL（1940年代）
> 人生の視点・・・・QOL（1970〜80年代）

健康関連QOL（Health-Related QOL；HR-QOL）
包括的尺度：対象とする疾患や障害を特定しない
　　　　　　SF-36, EQ-5D

疾患特異的尺度

図 2-3　**QOL の評価**

表 2-6　**リスク管理**

◎刻々と変化する周術期・急性期の重要事項
　・リスク管理のポイントは患者をよく知ること

◎併存症と合併症の把握：診療録や担当医からの情報収集
　・訓練中に起こりうる合併症を想定
　　　虚血性心疾患，起立性低血圧，がんの骨転移部の骨折など
　・医療関連感染（院内感染）

◎すべての患者に共通する中止基準はない
　・各種の基準を参考に患者の状態に合わせて訓練を実施

表 2-7　**リハビリテーション治療**

〔活動を最良にする〕
- 理学療法：運動療法，物理療法
- 作業療法
- 言語聴覚療法
- 摂食機能療法
- 義肢装具療法
- 認知療法・心理療法
- 電気刺激療法
- 磁気刺激療法：rTMS（repetitive transcranial magnetic stimulation）など
- ブロック療法
- 薬物療法（漢方を含む）
- 生活指導
- 排尿・排便管理
- 栄養療法（栄養管理）
- 手術療法
- 患者心理への対応
- 新しい治療：ロボット，BMI（brain machine interface），再生医療，AI（artificial intelligence）の利用など

- リハビリテーション治療を行うときは，「活動」の状況，原疾患の状況，そして予後を念頭におかなければならない．疾患を十分に理解した上で，リハビリテーション治療計画を立てる．
- たとえば，脊髄を含む中枢神経の疾患では障害を残す可能性が高いこと，運動器疾患では高齢でも回復することが少なくないこと，神経疾患では進行性に病状が悪化することが多いこと，などである．
- 長期間，治療していく場合は，急性期・回復期・生活期のフェーズを見据えた対応が必要である．急性期では，回復期を想定した上で早期の適切なリハビリテーション治療を行い，回復期での集中的なリハビリテーション治療につなげていく．回復期では，退院後の生活期を想定した上で個々に必要なリハビリテーション治療を行う．生活期のフェーズは長期にわたる．この点を考慮したリハビリテーション治療が必要となる．

表 2-8　リハビリテーション支援

〔活動を社会的に支援する〕
- 家屋評価・住宅 (家屋) 改修
- 福祉用具
- 支援施設 [介護老人保健施設 (老健), 介護老人福祉施設 (特別養護老人ホーム, 特養)]
- 経済的支援
- 就学・復学支援
- 就労・復職支援
  (職業リハビリテーション)
- 自動車運転の再開支援
- 法的支援：介護保険法, 障害者総合支援法, 身体障害者福祉法など
- パラスポーツ (障がい者スポーツ) の支援
- 災害支援

❹ リハビリテーション支援

- 家庭や社会での活動を完遂させるためには, リハビリテーション治療と併せて, 環境調整や社会資源活用によるリハビリテーション支援が不可欠である (表 2-8).

（角田　亘・久保俊一）

2 栄養障害と栄養管理

❶ リハビリテーション診療における栄養障害の概要 (図2-4)

- 超高齢社会となったわが国では，疾病構造の変化に伴い，リハビリテーション医学・医療の対象者は全診療科に及び，年齢も高齢化している．脳血管障害，運動器疾患，脊髄損傷，神経・筋疾患，切断，小児疾患，リウマチ性疾患，循環器・呼吸器・腎疾患，摂食嚥下障害，聴覚・前庭・顔面神経・嗅覚・音声障害，がん，スポーツ外傷・障害，サルコペニア・フレイル・ロコモティブシンドロームなど，対象とする疾患，障害，病態は拡がった．
- 高齢化と対象者の拡大により，多くのリハビリテーション診療の対象患者に低栄養や低栄養のリスクを認めるようになっている．
- 低栄養とリハビリテーション治療のアウトカムには負の関連が指摘されている．したがって，リハビリテーション診療では低栄養に対する栄養管理が重要になっている．
- 一方，わが国における食生活の変化は，過体重や肥満といった過栄養を生んでおり，リハビリテーション診療においては過栄養も大きな問題となる．
- 栄養障害に関連する事項として，摂食嚥下機能，消化機能，同化機能，体重維持機能，全般的代謝機能，水分・ミネラル・電解質バランス機能があげられる．

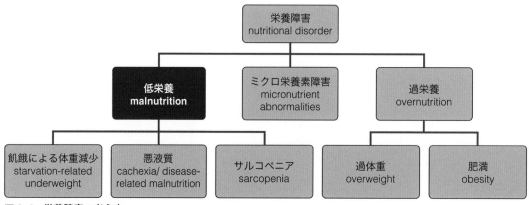

図2-4 栄養障害の考え方

〔Cederholm T, et al：To create a consensus on malnutrition diagnostic criteria：A report from the Global Leadership Initiative on Malnutrition（GLIM）meeting at the ESPEN Congress 2016. Clin Nutr 36：7-10, 2017 を参考に著者作成〕

② 低栄養と健康・疾患リスク

- 低栄養による体蛋白質の喪失は筋力低下や身体機能低下だけでなく，生命予後にもかかわる重要な問題である（図2-5）.
- 低栄養は，先進国では一般に入院患者に多く認められ，入院の契機となった主疾患の治療への影響ならびに入院中の合併症への影響，生命予後・在院日数・医療費への影響，など多面的な健康・医療への影響がある（図2-6）. 開発途上国においては，特に乳幼児や小児の低栄養に伴う発達障害が大きな問題として捉えられている.
- 65歳を超えるころより，基礎代謝量の低下に伴い徐々に食欲が低下し，食事摂食量が減少する. 後期高齢者になると徐々に体重減少速度が増加し，サルコペニアやフレイルのリスクが高くなり要支援・介護のリスクが増大する（図2-7）.
- 低栄養になると免疫力も低下し，疾患に対する脆弱性が亢進し，摂食嚥下障害，感染症，褥瘡などのリスクが高くなり，入院や生命予後のリスクが上昇する（図2-8）.

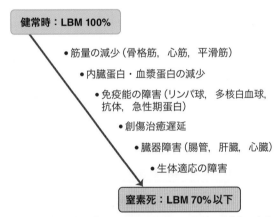

図2-5 **除脂肪量（lean body mass；LBM）の減少と窒素死（nitrogen death）**

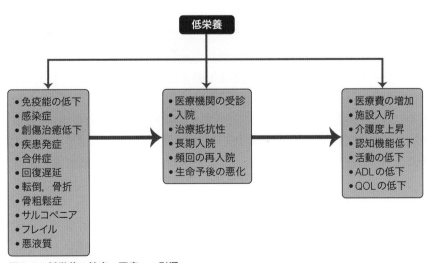

図2-6 **低栄養の健康・医療への影響**

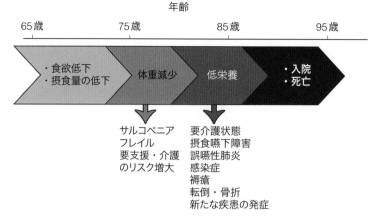

図 2-7　**加齢と栄養障害**

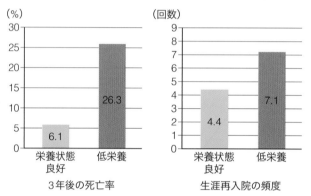

図 2-8　**栄養状態別の一般高齢者の 3 年後の死亡率と生涯再入院の頻度**

〔吉村芳弘：21 世紀における低栄養の諸問題. 吉村芳弘, 他（編）：低栄養対策パーフェクトガイド—病態から問い直す最新の栄養管理. pp2-9, 医歯薬出版, 2019 を参考に著者作成〕

③ リハビリテーション診療に関連した低栄養のエビデンス

- リハビリテーション診療の対象患者には高齢者が多く, 低栄養とサルコペニアの合併率が高い. リハビリテーション診療の対象となる高齢者の低栄養とサルコペニアの合併率はそれぞれ 49〜67%, 40〜46% と報告されている[1].

- 回復期リハビリテーション病棟における疾患別の低栄養の有病率は, 脳梗塞 56.1%, 脳出血 42.1%, 脊椎圧迫骨折 46.2%, 肺炎後廃用症候群 90.1% などであり, 疾患別にばらつきはあるものの, 回復期リハビリテーション病棟の患者の多くに低栄養を認めている（図 2-9）.

- 脳血管障害の低栄養患者では ADL が低く, 入院期間が長くなり, 死亡率や入院費が高い.

- 低栄養とサルコペニアは, 脳血管障害, 大腿骨近位部骨折, 不動による合併症（廃用症候群）, など多くの疾患で ADL や摂食嚥下障害の回復などに悪影響を及ぼしている[2].

- 低栄養は感染症や循環器疾患の発症に関連していること, 経口摂取能力の予後不良のリスク

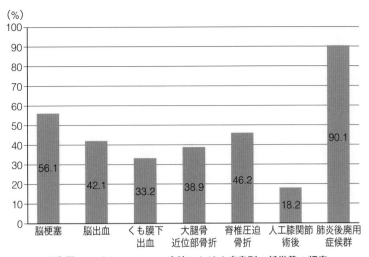

図 2-9　回復期リハビリテーション病棟における疾患別の低栄養の頻度

〔吉村芳弘，他：回復期リハビリテーションにおける栄養サポートの効果．Jpn J Rehabil Med 55：309-316, 2018 より〕

であることが示されている．

- 入院初期の十分なエネルギー摂取が ADL を改善し，合併症の発症を軽減する．また，栄養状態の改善が ADL の改善と関連している．
- 回復期リハビリテーション病棟において，栄養状態が良好な群では ADL の改善度は年齢による違いを認めないこと，低栄養群では高齢であるほど ADL の改善度が低いこと，などが明らかにされている．
- サルコペニアを有する脳血管障害患者に行ったランダム化比較試験では，ロイシン高濃度含有アミノ酸サプリメントを投与した上で，低負荷筋力増強訓練を施行すると，ADL が有意に改善し，筋力や骨格筋量がより改善していた[3]．
- 筋力や全身持久力が低下している場合，栄養状態を考慮せずに機能改善を目的とした筋力増強訓練や持久力訓練を行うと，かえって悪化する可能性がある．

❹ 低栄養と疾患・障害

- WHO（世界保健機関）が制定する国際疾病分類（International Statistical Classification of Diseases and Related Health Problem）第 10 版（ICD-10）において，E40〜E46 まで低栄養関連の病名コードが付与されている（表 2-9）．
- ICD-10 でコーディングされている低栄養は，わが国の診断群分類における保険償還システム〔診断群別包括支払い制度（diagnosis-procedure combination；DPC）〕にそのままの形で組み込まれている．
- 低栄養に関連する病態（症候群）を表 2-10 に示す．それぞれの病態で低栄養症候群に対する異なる定義や診断基準が存在する．定義や診断基準の違いを十分に理解するとともに，その背景を知ることが重要である．
- 高齢者を含む成人の低栄養の 3 大原因として，急性疾患/外傷，慢性疾患，社会生活環境が

表 2-9　国際疾病分類 第 10 版 (ICD-10) における低栄養の診断名

コード	診断名
E40〜E46	栄養失調 (症)
E40	クワシオルコル
E41	栄養性消耗症 (マラスムス)
E42	消耗症 (性) クワシオルコル
E43	詳細不明の重度蛋白エネルギー性栄養失調 (症)
E44	中等度および軽度の蛋白エネルギー性栄養失調 (症)
E44.0	中等度の蛋白エネルギー性栄養失調 (症)
E44.1	軽度の蛋白エネルギー性栄養失調 (症)
E45	蛋白エネルギー性栄養失調 (症) に続発する発育遅延
E46	詳細不明の蛋白エネルギー性栄養失調 (症)

表 2-10　低栄養に関係する疾患・病態

	特徴
消耗性疾患 wasting	Body cell mass の減少．浮腫や低アルブミン血症は伴わないことが多い．
サルコペニア sarcopenia	骨格筋量の減少．筋力や機能低下を伴う．
サルコペニア肥満 sarcopenic obesity	サルコペニアと肥満の併存
悪液質 cachexia	炎症性疾患を伴う低栄養．浮腫や低アルブミン血症を伴いやすい
PEM protein-energy malnutrition	食事量減少に伴う body cell mass の減少．浮腫や低アルブミン血症を伴いやすい
マラスムス marasmus	慢性的な蛋白質およびエネルギーの摂取不良 (欠乏状態)
クワシオルコル kwashiorkor	主に急性の蛋白質摂取不良 (欠乏状態)

表 2-11　成人低栄養の 3 つの原因

1. 急性疾患/外傷 (侵襲, 外傷, 手術, 重症感染症, 熱傷)
2. 慢性疾患 (悪液質, 慢性感染症, 慢性臓器不全, がん)
3. 社会生活環境 (飢餓, 摂食障害)

〔White JV, et al：Consensus statement of the Academy of Nutrition and Dietetics/American Society for Parenteral and Enteral Nutrition：characteristics recommended for the identification and documentation of adult malnutrition (undernutrition). J Acad Nutr Diet 112：730-738, 2012 より〕

・あげられている (表2-11)．いずれの原因も栄養素の摂取不足という単純な構図だけでなく, 疾患や病態が複雑に関連している．

表 2-12　リハビリテーション診療における栄養管理のポイント

1. 栄養障害の評価
   ①栄養状態の評価
   ②疾患・障害・病態の評価
   ③全身状態・活動性の評価
2. 栄養療法
   ①安静度，訓練の強度を考慮した必要エネルギー量の決定
   ②運動療法などを考慮した必要蛋白質量の決定
   ③その他の栄養素（ビタミン，ミネラルなど）のバランス調整
   ④栄養投与経路の決定

❺ 過栄養のリスクと疾患・障害

- 過栄養では脂肪の過剰蓄積による健康障害発症，ADL の低下，などのリスクがある．
- 過栄養は生活習慣病に直結し，肥満症，糖尿病，脂質異常症，高血圧，メタボリックシンドロームなどにつながり，ひいては動脈硬化性疾患を誘導する．
- 一方で，過栄養が高齢者，特に後期高齢者に対しても青壮年と同様に生命予後に大きな影響を与えるか否かは議論のあるところである．メタボリックシンドロームは高齢者においては生命予後に関して影響が少ないことが報告されている．
- また，血清コレステロール値や肥満の生命予後に与える影響も加齢とともに少なくなることも知られている．
- 高齢者において体格指数（body mass index；BMI）と ADL 低下は関連している．BMI を層別にみると ADL 低下は男女とも U-shape を呈し，BMI 20〜25 kg/m^2 で最も ADL 低下のリスクが少なく，BMI がそれより低値でも高値でも ADL 低下のリスクが上昇する．すなわち，高度な肥満は将来の ADL 低下のリスクである．
- 欧米からの報告では過栄養，特に肥満（BMI 30 kg/m^2 以上）の存在はフレイルに関連していることが報告されている．フレイルの評価項目にある，身体能力（歩行速度）の減弱，活動量の減少，筋力（握力）の低下が高率に認められている．ただし，日本の高齢者で BMI 30 kg/m^2 以上の肥満者の割合はきわめて少なく，日本人にこのデータが当てはまるかについては，今後の検証が必要である．
- 高齢者ではサルコペニア肥満に注意が必要である．サルコペニア肥満とは加齢に伴う骨格筋減少に肥満が合併した病態である．サルコペニア肥満はサルコペニアもしくは肥満単独よりも歩行速度の低下，歩行障害，階段昇降の困難，などの機能障害をきたしやすい．

❻ リハビリテーション診療における栄養管理

- 「日常」「家庭」「社会」での活動を最良にし，ADL や QOL を向上させるリハビリテーション診療において，栄養管理は活動を賦活化させる大きな手段である．
- リハビリテーション診療における栄養管理のポイントは表 2-12 のごとくである．
- 栄養管理では「栄養状態の評価」に加え，「疾患・障害・病態の評価」「全身状態・活動性の評価」を行った上で栄養療法を実施する．
- したがって，同じ栄養状態であっても，疾患・障害・病態の違いや全身状態・活動性の相違

によって栄養療法には差異が生じる.

- 栄養療法では，「必要エネルギー量の決定」「必要蛋白質量の決定」「その他の栄養素（ビタミン，ミネラルなど）のバランス調整」「栄養投与経路の決定」などを行っていく.

- この栄養管理はリハビリテーション医療チームにより行われる．リハビリテーション医療チームの特徴は，多岐にわたる専門の職種が加わっていることである.

- リハビリテーション医療チームの構成や体制は，病院，施設，在宅，地域などの各種環境によって，また，急性期，周術期，回復期，生活期などのフェーズによって異なる.

- 栄養管理における多職種協働を促進するためには，急性期病院においては栄養サポートチームにリハビリテーション医療チームの専門の職種が参画したり，回復期リハビリテーション病棟においては，リハビリテーションカンファレンスに管理栄養士という臨床栄養の専門職種が加わったりすることなどが求められる.

文献

1) 吉村芳弘，他：回復期リハビリテーションにおける栄養サポートの効果．Jpn J Rehabil Med 55：309-316, 2018

2) Yoshimura Y, et al：Sarcopenia is associated with worse recovery of physical function and dysphagia and a lower rate of home discharge in Japanese hospitalized adults undergoing convalescent rehabilitation. Nutrition 61：111-118, 2019

3) Yoshimura Y, et al：Effects of a leucine-enriched amino acid supplement on muscle mass, muscle strength, and physical function in post-stroke patients with sarcopenia：A randomized controlled trial. Nutrition 58：1-6, 2019

（吉村芳弘・久保俊一）

Ⅲ

リハビリテーション診療で
知っておくべき栄養の基礎科学

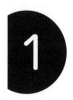

エネルギー代謝

① エネルギー代謝

- 食物（糖質，脂質，蛋白質）を細胞のエネルギーに変換する反応は，異化反応あるいは一般に異化（作用）と呼ばれる．
- 生体内の異化の目的は食物の炭素（C）を酸化させ，その際に生じるエネルギーを ATP（アデノシン三リン酸）と呼ばれるエネルギー通貨として取り出すことである．

ATP（図 3-1）

- 食物の異化（酸化）で得られたエネルギーは ADP（アデノシン二リン酸）から ATP への変換に使用される．
- ATP は，①細胞膜を通過する分子の能動輸送，②筋の収縮，③ホルモン，細胞膜，そのほか多くの生体に重要な分子の生合成反応，④細胞分裂と増殖，⑤神経伝導，⑥そのほか生命を維持し繁殖するのに必要な多くの生理的機能など，生体のさまざまな反応に消費される．
- ATP は消費され，ADP になるが，エネルギー通貨として食物の異化（酸化）で得られたエネルギーで再び ATP へ変換される．
- 生物において ATP は，長期間にわたるエネルギー貯蔵体としてより，短期のエネルギーとして使用される．普通の細胞では，ATP は合成されてから 1 分以内に消費される．体内での ATP の総量は約 100 g に限られているが，この少ない量の ATP の代謝回転では ATP-ADP サイクルで継続的に ATP が再生される．ATP の合成は，異化作用の重要な役割の 1 つ

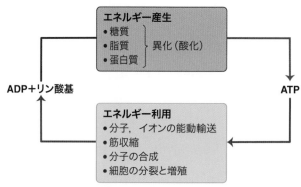

図 3-1　エネルギー通貨としての ATP

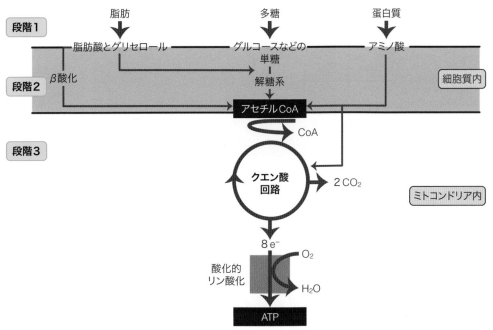

図 3-2　**各栄養素のエネルギー代謝の概略**

である．グルコースや脂肪などの燃料分子中の炭素が CO_2 に酸化され，放出されるエネルギーが ADP とリン酸基からの ATP 再生に使われる．

各栄養素の異化（酸化）（図 3-2）

- Krebs は栄養素の酸化によるエネルギー生成を 3 つの段階に区分している．
- 段階 1 では，食物中の高分子が小さな単位に分解される．この過程が消化である．蛋白質は，それを構成する 20 種類のアミノ酸に加水分解され，多糖はグルコースのような単糖に加水分解され，脂肪はグリセロールと脂肪酸に加水分解される．次いで分解生成物は，小腸の細胞に吸収され，全身に配られる．
- 段階 2 では，それぞれの栄養素がアセチル CoA に代謝され，段階 3 では，クエン酸回路・酸化的リン酸化反応により，ATP が生成される．

❷ 糖質のエネルギー代謝

- 通常，生体内で利用されるすべての糖質の 90％以上は細胞内で ATP を合成するのに利用される．
- 消化され細胞内へ吸収されたグルコースは，細胞にエネルギーを放出するためにすぐに使用されるか，グルコースの巨大な重合体であるグリコーゲンの形で貯蔵される．すべての細胞で若干のグリコーゲンを貯蔵できるが，肝細胞や筋肉細胞では大量のグリコーゲンを貯蔵できる．
- グリコーゲンはホスホリラーゼという酵素で触媒されるリン酸化反応によってグルコース分

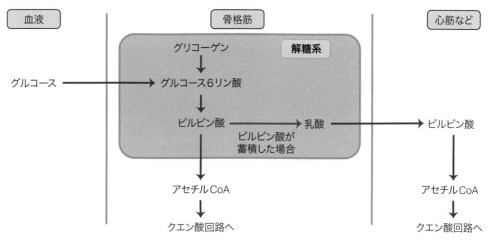

図 3-3　**解糖系**

子に分解され，解糖系に移行する．ホスホリラーゼは，安静時は不活化状態であり，運動時や低血糖時に上昇するアドレナリンとグルカゴンによって活性化する．

解糖系（図 3-3）

- 解糖系はグルコース 1 分子から 2 分子のピルビン酸を生成する 10 段階の連続した化学反応である．
- グルコース 1 分子の正味の反応は，グルコース＋2ADP＋$2H_3PO_4$ → 2 ピルビン酸＋2ATP＋4H であり，2 分子の ATP と 4 個の水素原子が生成される．
- 解糖系で生成されたピルビン酸 1 分子は 2 分子のアセチル CoA へ変換される．この反応による直接的な ATP 産生はないが，この反応と解糖系により遊離した水素原子が後述する酸化的リン酸化反応で使用され，6 分子の ATP が生成される．

クエン酸回路（Krebs 回路）（図 3-4）

- ピルビン酸生成後の次の段階は，クエン酸回路〔または TCA（トリカルボン酸）回路〕と呼ばれる．
- クエン酸回路はアセチル CoA がミトコンドリアのマトリックス内に輸送され，アセチル基が二酸化炭素と水素原子に分解される一連の化学反応である．この反応で遊離した水素原子が後述する酸化的リン酸化反応に利用され膨大な量のエネルギーが放出されて ATP が産生される．
- クエン酸回路は，まずアセチル CoA がオキサロ酢酸と反応し，クエン酸が生成される．この反応で CoA が遊離し，ピルビン酸からアセチル CoA を生成するために繰り返し利用される．
- オキサロ酢酸との反応後，8 段階の反応を経て，二酸化炭素と水素原子が遊離された結果，オキサロ酢酸に戻り，アセチル CoA との反応に繰り返し利用される．
- クエン酸回路による，グルコース 1 分子の正味の反応は，2 アセチル CoA＋$2H_3PO_4$＋$4H_2O$＋2ADP → $4CO_2$＋16H＋2CoA＋2ATP であり，4 分子の二酸化炭素と 16 個の水素原子，2

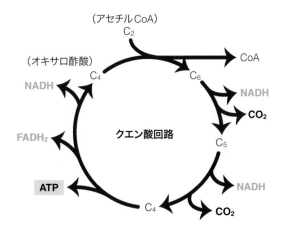

図 3-4 **クエン酸回路**

分子の CoA，2 分子の ATP が生成される．生成された水素原子は NADH や $FADH_2$ として，酸化的リン酸化のために輸送される．また，生成された二酸化炭素を排出するために血液による肺への輸送と，呼吸による体外への排出が必要となる．

酸化的リン酸化反応（図 3-5）

- 解糖系，アセチル CoA への変換，クエン酸回路のみでは，ATP の産生は少量だが，これらの反応で得られた水素原子は脱水素酵素により NAD^+ と反応し NADH と H^+ になり，大量の ATP を産生する酸化的リン酸化反応の材料となる．
- 酸化的リン酸化反応は，NADH がミトコンドリア内で NAD^+ と H^+ に分解され，その際に水素原子から除かれた電子がミトコンドリアの内膜に存在する電子伝達系に入ることで開始される．電子伝達系は複数の電子受容体からなり，電子の授受を行い，大量のエネルギーが放出される．このエネルギーはミトコンドリアのマトリックスから膜間腔に H^+ を汲み出すのに利用される．汲み出された H^+ によって，膜間腔とマトリックスに H^+ の濃度勾配が生まれ，ミトコンドリア内膜を貫通する ATP 合成酵素に H^+ が流入することで ADP から ATP が合成される．
- 最後の電子受容体では，原子状態の酸素を電子で還元して O_2^- とし，H^+ と結合させ水を生成させる．このため，電子伝達系の反応を継続するには，酸素が必要である．

嫌気的解糖

- 酸素が不足し，酸化的リン酸化反応が継続できない場合，酸素を利用しない解糖系が大部分の ATP を生成することになる．
- 酸素が不足している場合の解糖は嫌気的解糖と呼ばれ，ピルビン酸と NADH と H^+ が最終産物となり，蓄積されると解糖が停止する．解糖の継続のために，過剰となった細胞内のピルビン酸は乳酸脱水素酵素によって大部分が細胞外に拡散しやすい乳酸に変換される．
- 乳酸は，酸素の供給が開始されると，素早くピルビン酸と NADH と H^+ に生成され，エネ

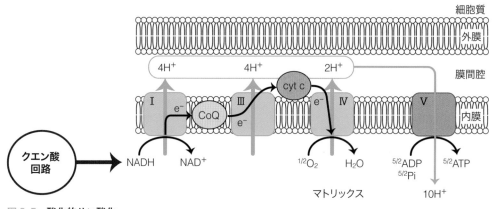

図 3-5　酸化的リン酸化

ルギー源として利用される．特に運動時に骨格筋で産生された乳酸は，心筋などの酸化的リン酸化反応が豊富な組織でエネルギー源として利用される．

❸ 脂質のエネルギー代謝

- 脂肪はトリグリセリドの形で脂肪細胞や筋細胞に貯蔵されている．
- 脂質をエネルギー源にする際に，トリグリセリドは脂肪酸とグリセロールに分解される．
- 脂肪酸は血中から各組織の細胞内に入り，β 酸化を経て，アセチル CoA が生成され，糖代謝と同じ経路で ATP を産生する．
- グリセロールは肝細胞内で，糖新生によってグルコースに変換され血中に放出されるか，解糖によってピルビン酸に変換されエネルギー源として消費される．

❹ 蛋白質のエネルギー代謝

- 生体内の糖の不足や利用低下が起こると，アミノ酸を分解して適当量のグルコースを生成してエネルギー源とする糖新生が起こる．
- 糖新生は主に肝臓で行われる．アミノ酸はその種類によって，ピルビン酸やアセチル CoA やクエン酸回路の中間代謝産物に変換され，グルコースの合成に利用される．
- 合成されたグルコースが血中に放出され，血糖値を維持・上昇させる．

🔵 文献
- Berg JM，他：第 II 部 エネルギーの変換と貯蔵．Berg JM，他（著），入村達郎，他（監訳）：ストライヤー生化学．第 8 版，東京化学同人，2018
- Hall JE：第 68 章 糖質代謝と ATP 生成．Hall JE（著），石川義弘，他（総監訳）：ガイトン生理学．原著第 13 版，pp767-777，ELSEVIER，2018
- Powers SK，他：第 3 章 生体エネルギー反応．Powers SK，他（著），内藤久士，他（監訳）：パワーズ運動生理学—体力と競技力向上のための理論と応用．10th ed，pp43-71，メディカル・サイエンス・インターナショナル，2020

（梅本安則・田島文博）

2 栄養素の役割

① 消化吸収とは

- 食物の栄養素は大きく糖質（炭水化物），脂質，蛋白質に分けられ，そのほかにビタミンやミネラルも含まれている．
- 1日に小腸から吸収される量は糖質が数百g，脂質が100g以上，蛋白質が50～100g，電解質が50～100g，そして水が6～8Lである．
- 正常な小腸の吸収能力はこれより多く，1日あたり糖質は1,000g，脂質は500g，蛋白質は500～700g，水は20L以上とされる．
- 大腸は小腸より多くの水と電解質を吸収できるが，一般的に栄養素は吸収しない．
- 食事中の栄養素は，主に膵液中の膵酵素や胆汁の働きによって，分解され小腸内で管腔内消化を受ける．

② 栄養素の消化吸収と役割

糖質（炭水化物）

- 糖質のエネルギー密度は4kcal/gである．
- 体内のすべての組織はエネルギー源として糖質を利用するが，ほかの栄養素と比較し貯蔵量が限られる．
- 脳などの神経組織，赤血球，腎尿細管は基本的にエネルギー源をグルコースのみに依存している．
- 糖質にはグルコースなどの単糖類，単糖が2個結合した二糖類，2～10個結合したオリゴ糖，さらに大きな多糖（デンプンやグリコーゲンなど）が存在する．難消化性のものは食物繊維と呼ばれる．
- 食物繊維はヒトの消化酵素では分解できないため小腸では吸収されないが，大腸で腸内細菌により発酵・分解されると酪酸などの短鎖脂肪酸が産生され，大腸上皮細胞の栄養源となる．
- 食物繊維には水溶性と不溶性があり，水溶性食物繊維は耐糖能異常や脂質異常症の改善効果が報告されている．一方，不溶性食物繊維は便のかさを増すため，便秘における便通改善効果が期待できる．
- 食物に含まれるデンプンなどの多糖は唾液・膵液アミラーゼにより加水分解を受け，マル

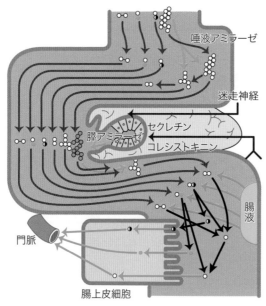

○	グルコース
◑	フルクトース
●	ガラクトース
○○	マルトース
○◑	スクロース
○●	ラクトース
○-○	トレハロース
⚬⚬⚬	デキストラン
🔴	デンプン

図 3-6　**糖質の消化吸収**

トース，マルトトリオースおよびαデキストリンになる．これらのオリゴ糖や二糖類は，小腸の上皮細胞の刷子縁に発現する二糖類分解酵素により加水分解され，単糖となり糖輸送担体によって細胞内に取り込まれる（図 3-6）．

脂質

- 脂質のエネルギー密度は 9 kcal/g である．
- 脂質は糖質のように迅速なエネルギー供給源とはならないが，トリグリセリドとして重要なエネルギー貯蔵庫となる．
- 脂質の吸収不良により脂溶性ビタミン（ビタミン A，D，E，K）の欠乏症をきたすことがある．
- 食事に含まれる脂質は中性脂肪が大部分を占め，摂取量は 50〜125 g/日である．一方で，コレステロールの 1 日摂取量は 500〜700 mg 程度である．
- 中性脂肪の 90％は長鎖脂肪であるが，以下の複雑な消化吸収過程を要する．脂質の消化吸収を図 3-7 に示す．

❶胃内でのエマルジョン形成

- 脂肪は胃内で塩酸や蛋白質の半水解物によりエマルジョン化される．エマルジョン化された脂肪は十二指腸に移行し，膵リパーゼや胆汁の働きを受ける．
- 胃全摘出後やビルロート II 法による胃切除後では，エマルジョン形成が不十分となり消化障害が起こる．

❷膵リパーゼによる消化

- エマルジョン化された脂質が十二指腸に入ると，セクレチンやコレシストキニンが腸管上皮

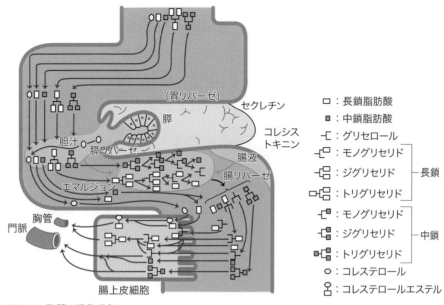

図 3-7　**脂質の消化吸収**

に存在する内分泌細胞から血中に分泌され，膵液および胆汁の分泌が促進される．
- 膵リパーゼはエマルジョンの親水側から脂肪を分解し，長鎖トリグリセリドの約70〜80%を脂肪酸とモノグリセリドに分解し，残りの20〜30%を脂肪酸とグリセロールに加水分解する．

❸ミセル形成
- コレシストキニンの作用により，胆嚢から胆汁が十二指腸に排出され，胆汁酸の作用によりミセルを形成する．
- 胆汁酸は親水基と疎水基をもち，内側に疎水基，外側に親水基を有するミセルを形成する．
- 胆汁酸は膵リパーゼにより分解されて生じた脂肪酸とモノグリセリドとともに混合ミセルを形成する．

❹腸上皮細胞への取り込み
- 混合ミセルを形成した脂肪酸，モノグリセリドは濃度勾配・拡散によって吸収される．
- 脂肪酸は fatty acid transport protein（FATP）などの脂肪酸トランスポーター，コレステロールは Nieman-Pick C1 like 1（NPC1L1）により上皮細胞内に吸収される．NPC1L1阻害薬は高コレステロール血症の治療薬として用いられている．
- 脂肪酸やモノグリセリドは急速に腸上皮細胞膜を介して細胞内部に拡散するが，脱着の段階が律速段階となる．

❺腸上皮細胞での脂肪再合成
- 腸上皮細胞に吸収された長鎖脂肪酸は，脂肪酸結合蛋白と結合し再合成の行われる小胞体に輸送され再合成が行われる．

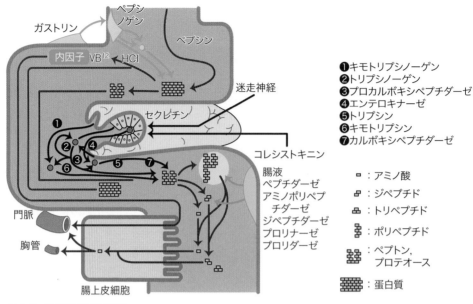

図 3-8　蛋白質の消化吸収

- 脂肪酸はグリセロールと結合しモノグリセリド，ジグリセリド，トリグリセリドと再合成され，中性脂肪となる．

❻カイロミクロン形成

- 再合成されたトリグリセリドはゴルジ装置においてアポリポ蛋白やリン脂質，コレステロールなどが加わりカイロミクロンが形成される．

❼リンパ管輸送

- 合成されたカイロミクロンは，リンパ管へ放出され，腸間膜リンパ管を通り，胸管を経由して左鎖骨下静脈に入り，エネルギー源として使用される．

蛋白質

- 蛋白質のエネルギー密度は 4 kcal/g である．
- 蛋白質は生体の構成成分として重要であるが，低栄養状態（飢餓時）や長時間の運動による糖質枯渇時などには重要なエネルギー源となる．
- 蛋白質はアミノ酸がペプチド結合により数百個つながったものである．
- 食物に含まれる蛋白質は胃内でペプシン，膵液中のトリプシン，キモトリプシン，エラスターゼなどのペプチダーゼによりオリゴペプチド（アミノ酸が 2～10 個結合したもの）まで分解される（図 3-8）．

❸ 水・電解質の吸収・分泌

水の吸収

- 消化管では1日7,000 mLの消化液が分泌され，食物摂取や飲水により2,000 mL前後の水分が摂取されるため，合計9,000 mLもの液体が消化管に流入する．
- このうち6,000〜8,000 mLは小腸で吸収され，残りの1,000〜2,000 mLが大腸に流入する．最終的には1日100 mL前後の水分を糞便として排出するため，水分の99%が再吸収される．

電解質の吸収

- 食事に含まれるナトリウムは1日5〜8 gであり，腸液中に分泌されるナトリウム量は1日20〜30 gである．一方で，糞便として失われるナトリウム量は腸液の0.5%以下である．
- 小腸は1日25〜35 gのナトリウムを吸収しており，これは体内のナトリウム量の約1/7に相当する．
- 高張性の食事と低張性の食事をした場合，速やかに上部空腸で体液とほぼ同じ等張液となる．高張食の場合，ナトリウムやクロールなどの電解質の動きと比較して速やかに水が体内から管腔内容を希釈するように移動する．一方，低張食の場合，管腔内容から体内に水が移動することで体液と平衡状態を保つ．
- 小腸のイオンチャネルである2型クロライドチャネル（type 2 chloride channel；ClC-2）を活性化することにより，小腸から大腸への腸内溶液の排出量を増加させ便秘を改善させる薬剤（ルビプロストン）が使用可能になっている．
- カルシウムや鉄は十二指腸や空腸で吸収される．
- 亜鉛の吸収は小腸全体で起こるが，銅と競合するため過剰にどちらかを長期に摂取すると，もう一方が欠乏状態になる可能性がある．

🔵 文献

- 花井洋行，他：2. 水・電解質の吸収，分泌機構とその異常. 日内会誌 85：1034-1041，1996
- 笹川 力，他：消化・吸収不良の臨床. 永井書店，1988
- Hamilton JA, et al：Mechanism of cellular uptake of long-chain fatty acids：Do we need cellular proteins？ Mol Cell Biochem 239：17-23, 2002
- 病気が見える vol.1 消化器. 第6版，メディックメディア，2020

（馬場重樹・佐々木雅也）

運動時の代謝
—運動に伴うエネルギー需要の増大とメカニズムについて

❶ 運動時のエネルギー代謝の機序を理解する必要性

- 運動療法では，筋力増強訓練，持久力訓練，歩行訓練，階段昇降訓練などにおいてさまざまな運動様式が含まれる．
- 運動療法の際は各患者の身体活動量を考慮し，栄養管理を行うべきである．
- 各患者に対する栄養療法を決定するための基礎情報として，運動時のエネルギー消費量，機械効率，運動時にエネルギー供給が増大する機序，運動強度とエネルギー基質の関係，身体活動量評価方法を理解する必要がある．

❷ エネルギー消費量の概要

- 1日のエネルギー消費量は，各患者の基礎代謝量（basal metabolic rate；BMR），食事誘発性熱産生（diet induced thermogenesis；DIT），身体活動で決定される．
- 基礎代謝は，覚醒状態の生命活動を維持するために生体で生理的に行われている活動（心臓や中枢系の働きなど不随意の活動）における必要最低限のエネルギーのことであり，20歳台男性で約 1,500 kcal/日，女性で 1,200 kcal/日，70歳以上では男性 1,300 kcal/日，女性 1,000 kcal/日とされる．
- 痙性やアテトーデなどの不随意運動が伴う場合は，基礎代謝が高く，同一強度の運動をしてもエネルギー消費量が高くなることが予想される．
- 四肢麻痺があり著明な筋萎縮がある頸髄損傷者では，麻痺のない者に比べて基礎代謝が低いことがある．
- 通常，食事誘発性熱産生は1日の総エネルギー消費の10%程度である．
- 食事誘発性熱産生で消費するエネルギーは栄養素の種類により異なる．蛋白質摂取後に最も高く，糖質，脂質の順で小さくなる．
- 身体活動はその日の運動療法の内容や患者の生活スタイルにより大きく異なる．
- 臨床では，必要栄養量を基礎代謝量に活動係数（ベッド上安静 1.2，ベッド外活動あり 1.3 など）やストレス係数（小手術 1.20，外傷 1.35，重症熱傷 2.10 など）を掛け合わせて算出する．
- 活動係数が実際の患者の身体活動量を反映して決定されればさらに有用である．

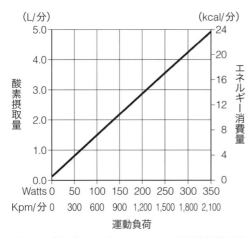

図 3-9 　自転車エルゴメーターによる運動負荷と酸
素摂取量の関係

（Astrand PO, et al：Textbook of Work Physiology, Physiological Bases of Exercise. 3rd ed, pp491-493, McGraw-Hill, New York, 1986 を改変）

表 3-1 　エネルギー消費量に匹敵する運動項目

エネルギー消費量(kcal/分)	運動項目
24	競技レベル：クロスカントリースキー，長距離，水泳（男子）
20	競技レベル：クロスカントリースキー，長距離，水泳（女子）走行（16 km/時）
17	階段登り（負荷 30 lb），走行（13 km/時）
14	走行（11 km/時），水泳（クロール；50 m/分），例外的な重労働
11	走行（9 km/時），歩行（8 km/時），自転車（21 km/分），階段登り，製材作業，重労働（工場を含む）
8	歩行（7 km/時），肉体労働，農業，鉱山，ガーデニング，土堀り
5	歩行（5 km/時），軽作業（工場を含む），家事

（Astrand PO, et al：Textbook of Work Physiology, Physiological Bases of Exercise. 3rd ed, pp491-493, McGraw-Hill, New York, 1986 を改変）

❸ 運動時のエネルギー消費量の概要

- "運動時の代謝"の評価のためには，単位時間あたりにどれだけのカロリー（または酸素）を消費したか，という数値を用いる（分時酸素摂取量, oxygen uptake, $\dot{V}O_2$）.
- 運動時の代謝は安静時に比べて 10 倍以上に達することもある.
- 安静臥位におけるエネルギー消費量を 1 とすると，座位 1.1 倍，立位 1.4 倍，歩行（4.5 km/時）約 2 倍，速歩約 5 倍となり，これに実施時間を掛け合わせると身体活動量の目安となる.

❹ 機械効率

- ヒトが仕事（または運動）をする時の機械効率（mechanical efficiency；ME）は，外に対して行った仕事を W，食事から得られた総エネルギー消費量を E，基礎代謝を e とすると，ME（%）＝W/（E−e）×100 と表わせる.
- ヒトにおいてはこの数値は 20～25%で，残りの 75～80%は熱として放散される.
- 筋活動における酸素摂取量は，運動強度依存性に増加する（図 3-9，表 3-1）.

❺ 運動時におけるエネルギー供給

- ヒトが運動するとき，強度に合わせて ATP（アデノシン三リン酸）需要が増加するが，そのためには，その需要に見合った ATP 合成が常に行われなければならない．
- ヒトの骨格筋は，運動を行うために必要なエネルギー（ATP）を非常に速い速度で産生することができる．
- 運動時における ATP 産生または再合成には，主に脂質と糖質（炭水化物）が利用される．
- エネルギー供給のシステムについては，第Ⅲ章-1「エネルギー代謝」を参照（➡ 28 頁）．

❻ 運動時のエネルギー需要に対するエネルギー供給増大の機序

- ヒト骨格筋内での ATP 供給にかかわる経路において，この過程を亢進させるための引き金となるものが，①カルシウムイオン（Ca^{2+}）濃度上昇，②骨格筋細胞におけるエネルギー需要に関連する代謝産物の増加，③酸化還元状態の変化である．
- 筋小胞体から細胞質内への Ca^{2+} 放出がアクト-ミオシン ATPase を活性化させてアクチンとミオシンに架橋形成を引き起こし収縮が促され，同時に早期警戒装置を働かせるかのようにエネルギー供給系を活性化させ，ATP 再合成を誘導する（図 3-10）．
- Ca^{2+} のみならず，ATP の分解による代謝産物の蓄積は（ADP＋Pi），ATP 再合成に働く酵素や再合成経路を活性化させる（図 3-10）．
- グルコースが解糖系を経て，また脂肪酸がβ酸化を経て，アセチル CoA となり，これらの過程で NAD が還元され NADH となる．さらに TCA 回路でも NADH が産生され，電子伝達系に H^+（e^-，電子）を渡す．
- ミトコンドリア内では ADP，Pi，NADH＋H^+，$FADH_2$，および O_2 が刺激となって ATP 産生を亢進させている．
- ミトコンドリアで生じる代謝には，身体活動に必要な ATP を提供する役割のほかに，ATP 合成のもう 1 つの経路である無酸素代謝を“いつ”働かせるかを決定する役割もある．
- ミトコンドリア内における ATP 合成がその利用に対して不足してくると，クレアチニン・キナーゼが活性化されてクレアチニンリン酸から ATP を，解糖系が活性化されて ATP が合成される．
- これらの無酸素代謝は高負荷運動時において非常に高回転に ATP 合成を行う．
- 特にクレアチニンリン酸は，すぐに枯渇するために短時間しか ATP 合成を行えない．
- 運動開始時や運動中に自身の最大運動強度を超えるような高強度運動をする場面では無酸素代謝が働く．
- いわゆる無酸素性作業閾値（anaerobic threshold；AT）における運動強度では，骨格筋組織での酸素供給が不十分で無酸素代謝が活性化される，という説明をしばしば目にする．しかし，前述の考え方をもとにすると，運動強度が増加することにより ATP 供給が追いつかなくなるために無酸素代謝が活性化され，乳酸産生が亢進する，という解釈が妥当である．

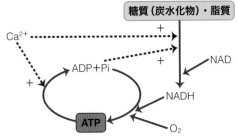

図 3-10 ATP（アデノシン三リン酸）の合成過程を活性化させる因子

〔Spriet：Metabolic Control of Energy Production in Human Skeletal Muscle During Exercise. Nose H, et al（eds）: Exercise, Nutrition, Environmental Stress, volume 2, GSSI Sports Science Network Forum Nagano. pp91-118, Cooper Publishing Group, Traverse City, MI, 2002 を改変〕

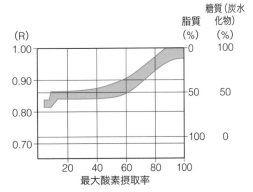

図 3-11 非蛋白質呼吸商（CR）と脂質・糖質（炭水化物）の利用比率

❼ エネルギー基質（燃料）の利用の比率

- 骨格筋収縮のエネルギーとして利用される栄養素は糖質，脂質，蛋白質である．
- 食事摂取をするヒトが運動をしても尿中窒素排泄は増加しないため，この状況では蛋白質は筋細胞内でのエネルギー基質（燃料）として利用されない．
- ヒトが栄養不良状態で食事を摂らない場合，4〜6 時間続く中等度の運動を行っている場合，蛋白質は唯一のエネルギー基質（燃料）となりうる（グルコース-アラニン回路）．反対に前述のような特異的な状況でなければ，糖質と脂質が主なエネルギー基質（燃料）である．
- この 2 つの基質のエネルギー代謝への関与の程度は非蛋白質呼吸商（＝二酸化炭素排泄量/酸素摂取量）で知ることができる．
- 2 つの基質の関与の程度は，筋活動の様式（持続性/間欠性運動；低強度/高強度運動），訓練の状況，食事に含まれる栄養成分（糖質の比率が高いか低いか），患者の健康状態（基礎疾患の有無；例 糖尿病）などにより決まってくる．
- 非蛋白質呼吸商は 0.7〜1.0 の間の数値をとる．
- 安静時においては 0.85 程度で，エネルギー基質（燃料）としての糖質と脂質の利用がほぼ同じ割合になる．
- 中等度の運動強度での持久性運動において，2〜3 時間が経過すると，呼吸商が 0.80 まで低下し，60〜70%のエネルギー消費が脂質利用となる．
- 高強度の運動時には，無酸素代謝も含まれてくるため，糖質の利用が主となる（図 3-11）．

❽ 身体活動量の評価方法

- 栄養管理の点から，運動時におけるエネルギー消費量や身体活動量を評価し，栄養処方に反映させることは重要である．
- エネルギー消費量の測定方法には，「直接熱量測定法（direct calorimetry）」と「間接熱量測定法（indirect calorimetry）」がある．

- 直接熱量測定法とは,発生した熱量を直接測定する方法である.
- 周囲に水を循環させた専用の実験室内でヒトから放散された熱量を,取り囲む水管の水温変化,呼気中の水蒸気の気化熱,対象者の体温変化,などを測定しエネルギー消費量を算出する.
- 間接熱量測定法とは,呼気を利用してエネルギー消費量を算出する方法である.
- 体内では糖質や脂質を主なエネルギー基質として ATP を産生させる.この合成のためには O_2 が必要となる.
- 吸気と呼気の酸素分画と換気量を測定することで,体内で利用された酸素量が計算でき,利用された酸素量からエネルギー消費量を算出することができる.
- 身体活動量の測定に歩数計は有用で安価で入手しやすい.しかしながら,階段昇降時や自転車エルゴメーター使用時には正確な評価ができない.
- 身体活動量の計測器には,3 軸加速度センサーや気圧センサーが内蔵された加速度センサーもあるが,片麻痺や脊椎損傷者に対しては乗物に乗るときなどは評価が困難な場合がある.
- 身体活動量を評価するために,心拍数をモニターすることもあるが,体調や病態背景の影響を受けやすく患者間のばらつきが大きい.
- 質問票や METs を自身が過去に行った身体活動に当てはめる方法は簡便であるが,誤差が大きく,思い出しバイアスが生じる.

🔲 文献

- Astrand PO, et al:Textbook of Work Physiology, Physiological Bases of Exercise. 3rd ed, McGraw-Hill, New York, 1986
- Spriet:Metabolic Control of Energy Production in Human Skeletal Muscle During Exercise. Nose H, et al (eds):Exercise, Nutrition, Environmental Stress, volume 2, GSSI Sports Science Network Forum Nagano. pp91-118, Cooper Publishing Group, Traverse City, 2002

（上條義一郎・西村行秀）

4 疾患と代謝

① エネルギー量の出納の考え方

- 栄養管理を行う上で，エネルギー量の出納の考え方は基本となる．すなわち，総エネルギー消費量に相当するエネルギー量を投与すれば現状の栄養状態は維持される一方，総エネルギー消費量に比べてエネルギー投与量が少なければ，栄養不良が生じる．
- 総エネルギー消費量とは，安静時エネルギー消費量（resting energy expenditure；REE），食事誘導性熱産生によるエネルギー消費量，活動によるエネルギー消費量の総和である．なかでも疾患により変動するのは REE であり，これは総エネルギー消費量の最も多くを占める．
- REE の変化については，飢餓と侵襲による代謝変動の変化を考慮する必要がある．すなわち，侵襲時には，カテコールアミン，成長ホルモン，炎症性サイトカインの分泌が促進しエネルギー代謝は亢進する．一方，飢餓時にはエネルギー代謝が低下し，栄養素の枯渇を防止するように生体が反応する．
- 総エネルギー消費量は二重標識水法により測定可能であり，日本人の食事摂取基準の値はこの方法により決められている．一般臨床で用いるものではない．
- REE は疾患により変動し，間接熱量測定により測定することが可能である．

② 疾患による代謝変動

循環器疾患

- 心不全においては，REE が上昇するという報告と健常人と差はないという報告があり，一定の見解がない．
- 著者らが，NYHA 心機能分類 I〜Ⅲ までの心不全患者に対して REE を測定した結果では，血清 BNP とエネルギー代謝の亢進と関係ある炎症性サイトカインとの間に有意な正の相関を認めたが，血清 BNP と REE の間に相関はみられず，心不全において REE の有意な増加は認めなかった[1]．
- 一方，炎症性サイトカインと筋量・筋力との間には負の相関が認められ，炎症性サイトカインは心不全におけるサルコペニアとの関連が示唆された．
- 循環器におけるリハビリテーション診療では，このような心不全特有の栄養代謝病態を考慮した対応が必要である．

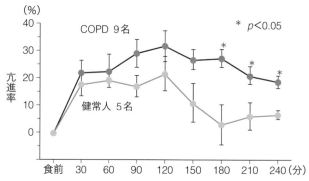

図 3-12　**COPD 患者における食後代謝の推移**

（栗原美香，他：COPD 患者における食後代謝の検討. 静脈経腸栄養 25：
1235-1241, 2010 より）

呼吸器疾患

- 呼吸器疾患においては，エネルギー代謝が大きく変動する．COVID-19 感染の重症例では，健康時に比べて 200% 程度に代謝が亢進することが報告されている[2].
- 慢性閉塞性肺疾患（chronic obstructive pulmonary disease；COPD）でも，REE は健常人に比べて著しく増加し，特に，低体重群の REE は標準体重群の REE より有意に高いことが確認されている．これは，閉塞性換気障害，肺の過膨張，呼吸筋の酸素消費量の増加に起因すると考えられる．
- REE の上昇を認めない程度の COPD においても，食事誘導性熱産生によるエネルギー消費量はすでに亢進していることが確認されている（図 3-12）．COPD では REE のみならず，経口摂取や活動によっても，健常人より多くのエネルギーが消費される．
- 一方，肺疾患では，呼吸困難を認める状態から人工呼吸器管理に移行すると，REE は著しく低下する結果となる．この変化を考慮せずに栄養投与を継続すると過栄養になりうるので注意する．

糖尿病

- 糖尿病患者に対して二重標識水法により総エネルギー消費量を測定した結果では，健常人とほぼ同等であった．REE も同様であり，糖尿病では代謝亢進は認められない[3].
- インスリン使用者と非使用者の比較においても，総エネルギー消費量，REE ともに有意差は認められない．

消化器疾患

- 炎症性腸疾患，肝硬変，急性膵炎，慢性膵炎では，エネルギー代謝が亢進することが確認されている．
- なかでも重症膵炎では，全身性の高炎症反応からエネルギー代謝は著しく亢進し，間接熱量

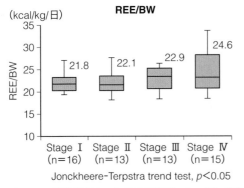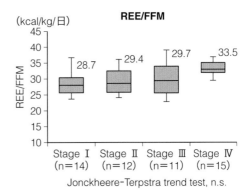

図 3-13　消化器がんにおける病期別エネルギー消費量
REE：安静時エネルギー消費量，BW：現体重，FFM：除脂肪組織量

測定で求めた REE と Harris-Benedict の式で求めた基礎エネルギー消費量（basal energy expenditure；BEE）の比 REE/BEE は初期には 1.5 程度となる．そして病態が改善すると徐々に 1.0 に近づき，エネルギー代謝はダイナミックに変動する．

- 同じ炎症性腸疾患でも Crohn 病と潰瘍性大腸炎ではやや傾向が異なる．両疾患ともに REE は上昇するが，潰瘍性大腸炎では REE と疾患活動性は相関するのに対して，Crohn 病ではそのような傾向はみられない[4]．Crohn 病，潰瘍性大腸炎のいずれにおいても，エネルギー代謝の変動に炎症性サイトカインの関与が示されている[4]．
- これらを考慮すると，Crohn 病では 29〜30 kcal/kg 理想体重/日程度がエネルギー消費量と算出される．一方，潰瘍性大腸炎中等症では 28 kcal/kg 理想体重/日（32 kcal/kg/日），重症で 32 kcal/kg 理想体重/日（36 kcal/kg/日）がエネルギー消費量と概算される．

がん

- がん患者においては，REE が上昇するという報告と変化しないという報告がある．また，がんの種類によっても REE の変動は異なるとされ，肺がんや膵臓がんでは代謝亢進を認めるとの報告が多い．
- 肺がん，消化器がん患者において間接熱量測定を行った結果では，がんの stage が進行するにつれてエネルギー代謝は亢進し，stage Ⅲ〜Ⅳではストレス係数 1.1〜1.2 に相当する代謝亢進が確認されている（図 3-13）．がんの種類による変化はなかった．
- がん患者の REE 上昇には炎症性サイトカインの TNF-α や IL-6 の関与が考えられる（図 3-14）．
- また，炎症性サイトカインは，がん患者の食欲低下にも関連することが確認されている．炎症性サイトカインはエネルギー消費量の増加と食事量の低下との両方にかかわり，エネルギー量の出納バランスを悪化させる要因となる．
- さらに，炎症性サイトカインは，がん患者の筋量減少にも深く関与することが確認されている（図 3-15）．

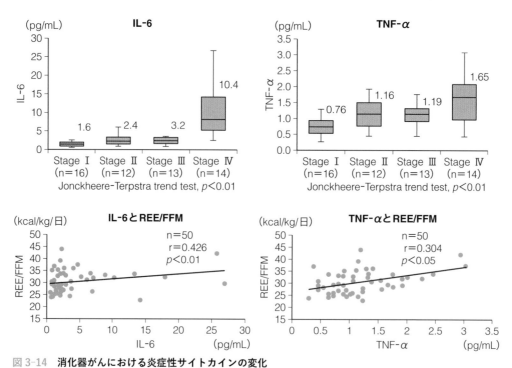

図 3-14　消化器がんにおける炎症性サイトカインの変化

（Shinsyu A, et al：Inflammatory cytokines, appetite-regulating hormones, and energy metabolism in patients with gastrointestinal cancer. Oncol Lett 20：1469-1479, 2020 より）

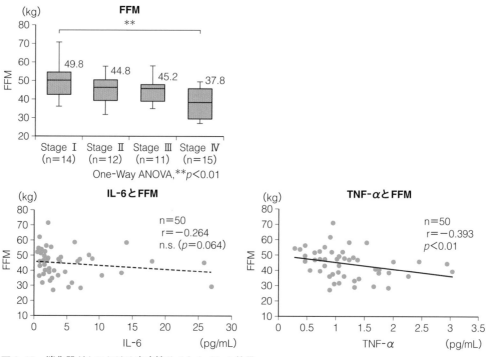

図 3-15　消化器がんにおける炎症性サイトカインと筋量

▌神経性食思不振症

- 神経性食思不振症では，長期の摂取量低下により長期飢餓の病態となる．
- エネルギー代謝は低下し，REE は低値となる．REE は健常時に比べて 20～30%低下すると報告されている[5]．
- 本症の患者に急激な栄養投与を行うと，リフィーディング症候群のリスクとなることに注意する．

❸ 活動に伴うエネルギー消費量の変化

- 活動に伴う消費エネルギーの測定には活動計を用いる方法があるが，精度には課題がある．
- メッツ（metabolic equivalents；METs）による換算が可能であるが，疾患によっては同じ活動でもエネルギー消費量は異なる．肺疾患や心疾患などでは，健常時に比べて同じ活動量でもエネルギー消費量は高くなる．
- 疾患により活動に伴うエネルギー消費量が異なることも考慮しながらリハビリテーション診療を行うことが重要である．

🗨 文献

1) Yasuhara S, et al：Energy metabolism and nutritional status in hospitalized patients with chronic heart failure. Ann Nutr Metab 79：129-139, 2020
2) Yu PJ, et al：Hypermetabolism and Coronavirus Disease 2019. JPEN 44：1234-1236, 2020
3) Morino K, et al：Total energy expenditure is comparable between patients with and without diabetes mellitus：Clinical Evaluation of Energy Requirement in patients with Diabetes Mellitus（CLEVER-DM）Study. BMJ Open Diabetes Research and Care 7：e000648, 2019
4) Takaoka A, et al：Comparison of energy metabolism and nutritional status of hospitalized patients with Crohn's disease and those with ulcerative colitis. J Clin Biochem Nutr 56：208-215, 2015
5) Bossu C, et al：Energy expenditure adjusted for body composition differentiates constitutional thinness from both normal subjects and anorexia nervosa. Am J Physiol Endocrinol Metab 292：E132-137, 2007

（佐々木雅也）

IV

リハビリテーション診療における
栄養管理の基本

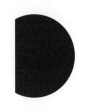

リハビリテーション診療における栄養管理の基本

❶ 栄養管理のポイント

- リハビリテーション診療における栄養管理では，まず栄養評価を行う．そのポイントは，「栄養状態の評価」「疾患・障害・病態の評価」「全身状態・活動性の評価」などである．その上で，栄養療法を実施する．栄養療法のポイントは「必要エネルギー量の決定」「必要蛋白質量の決定」「その他の栄養素のバランス調整」「栄養投与経路の決定」などである．

❷ 3大栄養素（糖質，脂質，蛋白質）

エネルギー源としての糖質，脂質，蛋白質

- 3大栄養素として糖質，脂質，蛋白質がある．糖質と脂質は，それぞれ解糖系・TCA（tricarboxylic acid）回路，β酸化・TCA回路で分解され，エネルギー源となるアデノシン三リン酸（adenosine triphosphate；ATP）が産生されて細胞の活動に使用される．
- 蛋白質は，細胞の構成成分として使用される．
- 糖質や脂質が枯渇すると体内の蛋白質がアミノ酸に分解され，糖や脂肪酸の合成に利用されてエネルギー源となる．このため，それぞれの栄養素の必要量を検討しておく必要がある．
- 回復期以降の栄養管理の目標は，急性期で異化して消耗した骨格筋や臓器などの体を構成する蛋白質（体蛋白質）の合成を促すことである．図4-1のように，糖質や脂質の不足がなければ，摂取した蛋白質は体蛋白合成に利用される．
- 糖質・脂質が不足すると，蛋白質がエネルギー源として利用され細胞の維持に影響を与える．

異化と同化（表4-1）

- 栄養管理を理解するために，異化と同化について理解する必要がある．糖・脂質の異化では肝臓などから脂肪酸として放出され，消費されていく．同化では糖・脂肪が蓄積される．
- 蛋白質の異化では，骨格筋の蛋白質などが分解され糖新生に利用され消費される．同化は，その逆の状態である．
- 高度侵襲時である疾患急性期では異化が起こり，疾患回復期では同化が起こる．

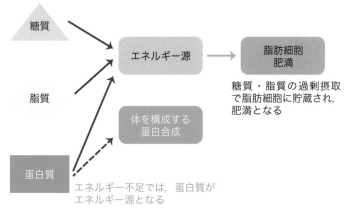

3大栄養素

図4-1 **エネルギー源としての糖質，脂質，蛋白質**

〔梅本安則，他：栄養管理．久保俊一，他（総編集）：総合力がつくリハビリテーション医学・医療テキスト．p196，日本リハビリテーション医学教育推進機構，2021 より〕

表4-1 **各栄養素の代謝：異化と同化**

	高度侵襲時	回復期
糖・脂質代謝	異化：肝臓などから脂肪酸の放出	同化：糖・脂肪の回復・蓄積
蛋白質代謝	異化：骨格筋蛋白質から糖新生	同化：蛋白質の合成

高度侵襲時（急性期）とその回復期では，代謝が大きく異なる．

表4-2 **栄養状態の評価**

病歴	原疾患，併存疾患・合併症，栄養摂取の状況（経口摂取量）
身体所見	体重，体重減少率，BMI (body mass index) 上腕周囲長，下腿周囲長，上腕三頭筋皮下脂肪厚，肩甲骨下部皮下脂肪厚 上腕筋囲長，上腕筋面積，握力，6分間歩行速度，摂食嚥下機能
身体組成測定	除脂肪体重量・骨格筋量（生体電気インピーダンス法，DXA法，MRI）など
血液・生化学検査所見	血清アルブミン，コレステロール，コリンエステラーゼ，ヘモグロビン，トランスサイレチン（プレアルブミン），レチノール結合蛋白質，トランスフェリン

❸ 栄養状態の評価のポイント

▌診断のポイント

- 栄養状態の評価のポイントは複数あり，総合的に栄養状態を評価する（表4-2）．
- 病歴では，原疾患，併存疾患・合併症，栄養摂取の状況などが大切である．
- 原疾患の状態から，異化亢進の有無を推測する．併存疾患・合併症は必要なエネルギー・蛋白質の量に影響する．また，栄養摂取状況から直近の栄養状態を推定する．
- 身体所見では，体重とその減少率，体格指数（body mass index；BMI），四肢の身体計測が重要で，各年齢の平均値との差および経時的な変化で栄養状態を評価する．

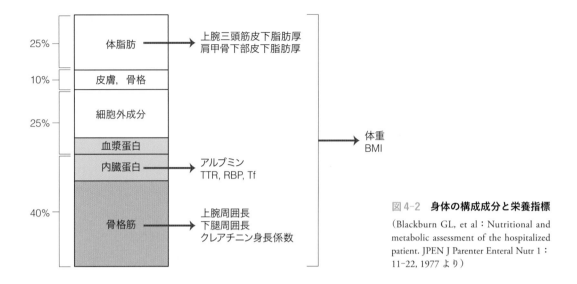

図4-2 **身体の構成成分と栄養指標**

(Blackburn GL, et al：Nutritional and metabolic assessment of the hospitalized patient. JPEN J Parenter Enteral Nutr 1：11-22, 1977 より)

表4-3 **身体計測**

体重減少率	・体重減少率（％）＝（過去の体重ー現体重）/過去の体重×100 ・1か月で5％以上，3か月で7.5％以上，6か月で10％以上の体重減少は低栄養の高リスク群となり，栄養療法が必要
上腕筋面積	・上腕筋面積（cm^2）＝［上腕周囲長（cm）－ 0.314×上腕三頭筋皮下脂肪厚（mm）]^2/4 π ・計測値を「日本人の新身体計測基準値」（JARD2001）と比較する ・経時的な変化が，栄養管理の指標となる

- 握力と6分間歩行速度は低栄養による身体機能低下の評価に有用である．摂食嚥下機能の評価は栄養摂取低下の原因の精査のために必要である．
- 身体組成は，生体電気インピーダンス法（bioelectrical impedance analysis；BIA），二重エネルギーX線吸収測定法（dual energy X-ray absorptiometry；DXA），MRI などの検査機器による測定が可能で，骨格筋量や除脂肪体重を定量的に評価できる．
- 血液・生化学検査では，長期的な栄養指標である血清アルブミン，コレステロール，コリンエステラーゼ，ヘモグロビンに加え，RTP（rapid turnover protein）であるトランスサイレチン（TTR，プレアルブミン），レチノール結合蛋白質（RBP），トランスフェリン（Tf）の値を把握すれば短期間の栄養状態が評価できる．

身体計測

- 身体の構成成分を身体計測を用いて評価することで，間接的に栄養評価を行うことが可能である（図4-2）．
- 身体計測は，特殊な機材を必要とせず，体重計・メジャー・皮下脂肪厚計があれば実施できるため，全病期・全患者の栄養状態の評価に有用である．そのなかでも体重減少率や上腕筋面積は栄養状態を客観的に把握できるため重要である．
- 体重減少率は表4-3 に示す計算式で測定する．少なくとも経過において2回の測定が必要

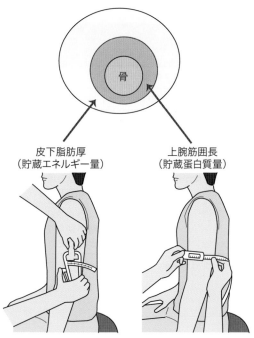

皮下脂肪厚
（貯蔵エネルギー量）

上腕筋囲長
（貯蔵蛋白質量）

図 4-3　上腕周囲長と皮下脂肪厚の測定イメージ

表 4-4　**生体電気インピーダンス法で計測可能な栄養状態の指標**

体水分量（部位別）
細胞内水分量（部位別）
細胞外水分量（部位別）
除脂肪量
筋肉量（部位別）
蛋白質量
骨ミネラル量
体細胞量
体脂肪量
体脂肪率
基礎代謝量
内臓脂肪断面積
BMI（body mass index）
インピーダンス（部位別・周波数別）

注：「部位別」とは左右上下肢，体幹の部位別を指す．

である．1 か月で 5%以上，3 か月で 7.5%以上，6 か月で 10%以上の体重減少は低栄養の高リスク群となり，栄養療法が必要となる．

- 身体計測のなかで最も簡便で栄養指標として重要なのは体重や BMI である．しかし，体重変化を認めた場合，体脂肪が変化したのか，体蛋白が変化したのか，水分バランスが変化したのか，は不明である．そのため，皮下脂肪厚や上腕周囲長（図 4-3）などを計測して体脂肪や骨格筋量の変化を大まかに把握することが必要である．

- 上腕筋面積は，表 4-3 に示す計算式で行う．筋量を間接的に評価できるため，栄養状態の評価およびサルコペニアの診断に有用である．計算値を「日本人の新身体計測基準値」（JARD2001）と比較し，筋量の低下の有無を判定する．また，経時的な変化は栄養状態の指標となる．

- 身体計測は，体組成を評価する最も簡便な方法であるが，検者による誤差が大きい．

- BIA は組織に電流が流れる際の抵抗の差異から体組成を評価する方法である．BIA では身体計測では知りえない体組成の情報がより正確に評価できる（表 4-4）．この点で，より精度の高い栄養評価のために BIA は有用である．ただし，BIA は体内金属や胸水・腹水，食事の影響を受けるため，結果の解釈には注意が必要である．

血液検査

- アルブミンなどの血清蛋白は代表的な栄養指標であるが，個々の特徴を理解することが重要である（表 4-5）．

- アルブミンの半減期は約 3 週間と長く，半減期が短い RTP のほうがより鋭敏に変動する．

表 4-5　栄養指標となる血清蛋白の種類と特徴

	アルブミン	RTP		
		TTR	RBP	Tf
半減期	約 21 日	約 2 日	約 12 時間	約 7 日
分子量	67,000	55,000	21,000	76,500
基準値	3.7〜5.3 g/dL	21〜45 mg/dL	男性：3.6〜7.2 mg/dL 女性：2.2〜5.3 mg/dL	190〜320 mg/dL
特徴	血管内に 30〜40％ 血管外に 60〜70％	血管外プールが少ない		
		肝での合成が肝不全末期まで比較的保持される	糸球体から濾過される	軽度の糸球体障害でも尿中に出現する
栄養指標	静的アセスメント	動的アセスメント		ほかの RTB と比べ半減期が長く，動的栄養指標として使いにくい

RTP：rapid turnover protein，TTR：transthyretin，RBP：retinol-binding protein，Tf：transferrin

表 4-6　低アルブミン血症の原因

1. 栄養摂取不良
2. 蛋白質の消化吸収障害
3. アルブミン合成能低下（肝機能障害）
4. 蛋白漏出性胃腸症 ⎤
5. ネフローゼ症候群 ⎦ （蛋白漏出）
6. 侵襲（急性疾患，外傷など） ⎤
7. 悪液質（慢性疾患，慢性感染症など）⎦ （全身炎症，異化亢進）

　疾患がなく，全身状態が安定している状態では，栄養療法の効果判定としてアルブミンや RTP は使用しうる．

- アルブミンは血管内プールに比べて血管外プールが多く，RTP は血管外プールが少ない．このことは RTP が鋭敏な栄養状態の指標となりうる理由である．
- TTR はプレアルブミンとも称され，腎不全，甲状腺機能亢進症で高値となり，重症肝障害，感染症，悪性腫瘍，妊娠などで低値となる傾向がある．
- RBP は腎不全，脂肪肝で高値となり，ビタミン A 欠乏症，重症肝障害，感染症などで低値となる傾向がある．
- Tf は鉄欠乏状態で高値となり，重症肝障害や感染症で低値となる傾向がある．
- アルブミンやほかの RTP は古くから用いられる血液データを用いた栄養指標であるが，低値となる要因はさまざまである．低アルブミン血症の原因として，栄養摂取不良だけでなく，全身炎症，肝機能障害，ネフローゼ，などは臨床的によく経験される（表 4-6）．
- したがって，リハビリテーション治療を行う患者において，低アルブミン血症＝低栄養と単純に判断すべきではない．アルブミンなどの血液データは，ほかの評価法と同時に用いて総合的に栄養状態を判断すべきである．

急性期の栄養状態の指標：血清アルブミン

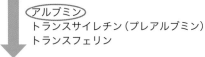

CRP
フィブリノゲン
フェリチン

- 疾患急性期の血清アルブミン，トランスサイレチン（プレアルブミン），トランスフェリンの値は，蛋白質とエネルギー摂取よりも，炎症と組織修復の状態を反映している

アルブミン
トランスサイレチン（プレアルブミン）
トランスフェリン

炎症反応や組織障害によって
上昇・低下する血液検査指標

疾患急性期で炎症状態がある場合，栄養状態は１日の摂取・消費カロリーのバランスや体重の変化などが目安となる

図 4-4　**急性期の栄養状態の評価**

〔梅本安則，他：栄養管理．久保俊一，他（総編集）：総合力がつくリハビリテーション医学・医療テキスト．p198，日本リハビリテーション医学教育推進機構，2021 より〕

急性期の栄養状態の評価（図 4-4）

- 血清アルブミンは，全身状態が安定し，炎症反応がない状態では栄養状態の１つの指標となる．炎症がある場合は，血清アルブミンはプレアルブミン，トランスフェリンとともに炎症過程と組織障害の重症度を反映する目安となる．
- 疾患急性期の血清アルブミン，プレアルブミン，トランスフェリンの値の改善は，蛋白質とエネルギー摂取の増加よりも炎症の鎮静化と組織修復の程度を反映している．そのため，疾患急性期や炎症がある状態では，血清アルブミンを栄養状態の指標とするのは適切でなく，１日の摂取・消費エネルギー量のバランスや体重の変化を見ていく．

④ 低栄養の評価と診断

- 妥当性が確認されている栄養状態の評価法として SGA，MNA®-SF，MUST，NRS2002，MST，CONUT などがあげられる（表 4-7）.
- 栄養状態の評価法は低栄養のリスク患者の抽出のみならず，低栄養の大まかな病態把握，リハビリテーション診療における栄養管理の方針決定，モニタリング，効果判定，などに用いることができる．
- 評価法によって対象者，セッティング，調査項目が大きく異なるため，状況に応じて使い分ける必要がある．
- 以下に，臨床でよく用いられる妥当性が検証された栄養状態の評価法を紹介する．

主観的包括的評価（subjective global assessment；SGA）（図 4-5）

- 栄養サポートチームなどにおいて広く使用されてきた評価法である．
- 5 項目からなる病歴の聴取と，4 項目からなる身体所見の把握により，栄養障害を判定する

表 4-7 **栄養スクリーニング**

名称	特徴
SGA：subjective global assessment	主観的包括的評価．成人用
MNA®-SF：mini nutritional assessment-short form	65 歳以上の高齢者向け問診ツール： 体重減少，食事摂取量，歩行能力，急性疾患の影響，認知症やうつの有無，やせ（BMI や下腿周囲長）をスコア化
MUST：malnutrition universal screening tool	成人全般の問診ツール： 体重減少率，やせ（BMI），疾患の影響をスコア化
NRS2002：nutritional risk screening 2002	急性期病院向けの問診ツール： 体重減少率，やせ（BMI），疾患の影響をスコア化
MST：malnutrition screening tool	医療現場で用いられる簡易な問診ツール： 体重減少の有無と程度，食事摂取量をスコア化
CONUT：controlling nutritional status	血液・生化学検査の 3 項目を用いてスコアリング
GNRI：geriatric nutritional risk index	身長，体重，アルブミン値から算出
PNI：prognostic nutritional index	血液・生化学検査を用いて算出．複数の PNI の算出式がある
NRS：nutrition risk score	小児用の栄養評価法
PNRS：pediatric nutritional risk score	小児用の栄養評価法
STAMP：screening tool for the assessment of malnutrition in pediatrics	小児用の栄養評価法

手法であり，栄養状態良好，中等度の栄養障害，高度の栄養障害の 3 段階に分ける．
- 採血や特別な機器を必要とせず，誰でもどこでも活用できるのが最大の利点である．
- 熟練した医療者が用いると客観的な指標とも相関し，予後の推測にも有用である．ただし，栄養状態の評価法としては有用であるが，治療効果判定に用いることはできない．

▶MNA®-SF（mini nutritional assessment-short form）（図 4-6）

- 簡単な問診と身長・体重・下腿周囲長の測定からスコアリングする評価法である．
- 低栄養の階層化におけるグレーゾーンとして，低栄養の at risk 群が設定されている．深刻な低栄養状態に陥る前に，早期の栄養療法が必要なグループの抽出として意義がある．
- 欧米人との体格差を考慮すると，日本人に応用する場合は BMI や下腿周囲長の基準値を修正することも必要である．

▶MUST（malnutrition universal screening tool）（図 4-7）

- 英国静脈経腸栄養学会が提唱している評価法であり，対象は成人である．
- Step 1～3 の 3 項目をスコアリング化して加点するだけの簡便な手法である．
- Step 1 の BMI と Step 2 の体重減少率はほかの評価法でも採用されている項目であるが，Step 3 の 5 日以上の栄養摂取障害の原因となる急性疾患の存在は，ほかの評価法にはない特徴的な項目である．

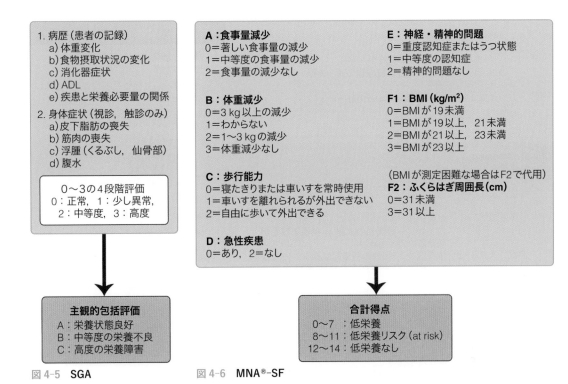

1. 病歴（患者の記録）
   a) 体重変化
   b) 食物摂取状況の変化
   c) 消化器症状
   d) ADL
   e) 疾患と栄養必要量の関係
2. 身体症状（視診，触診のみ）
   a) 皮下脂肪の喪失
   b) 筋肉の喪失
   c) 浮腫（くるぶし，仙骨部）
   d) 腹水

0～3の4段階評価
0：正常，1：少し異常，
2：中等度，3：高度

A：食事量減少
0＝著しい食事量の減少
1＝中等度の食事量の減少
2＝食事量の減少なし

B：体重減少
0＝3 kg以上の減少
1＝わからない
2＝1～3 kgの減少
3＝体重減少なし

C：歩行能力
0＝寝たきりまたは車いすを常時使用
1＝車いすを離れられるが外出できない
2＝自由に歩いて外出できる

D：急性疾患
0＝あり，2＝なし

E：神経・精神的問題
0＝重度認知症またはうつ状態
1＝中等度の認知症
2＝精神的問題なし

F1：BMI（kg/m²）
0＝BMIが19未満
1＝BMIが19以上，21未満
2＝BMIが21以上，23未満
3＝BMIが23以上

（BMIが測定困難な場合はF2で代用）
F2：ふくらはぎ周囲長（cm）
0＝31未満
3＝31以上

主観的包括評価
A：栄養状態良好
B：中等度の栄養不良
C：高度の栄養障害

図 4-5　SGA

合計得点
0～7　：低栄養
8～11：低栄養リスク（at risk）
12～14：低栄養なし

図 4-6　MNA®-SF

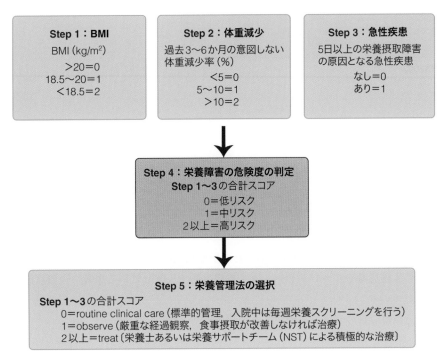

Step 1：BMI
BMI（kg/m²）
＞20＝0
18.5～20＝1
＜18.5＝2

Step 2：体重減少
過去3～6か月の意図しない
体重減少率（%）
＜5＝0
5～10＝1
＞10＝2

Step 3：急性疾患
5日以上の栄養摂取障害
の原因となる急性疾患
なし＝0
あり＝1

Step 4：栄養障害の危険度の判定
Step 1～3の合計スコア
0＝低リスク
1＝中リスク
2以上＝高リスク

Step 5：栄養管理法の選択
Step 1～3の合計スコア
0＝routine clinical care（標準的管理，入院中は毎週栄養スクリーニングを行う）
1＝observe（厳重な経過観察，食事摂取が改善しなければ治療）
2以上＝treat（栄養士あるいは栄養サポートチーム（NST）による積極的な治療）

図 4-7　MUST

Initial screening
1. BMI<20.5
2. 最近3か月以内に体重減少がある
3. 最近1週間以内に食事摂取量の減少あり
4. 重篤な疾患を有している
1つでも該当すれば **final screening** へ

Final screening
1. 栄養障害スコア
なし　スコア＝0　栄養状態正常
軽度　スコア＝1　体重減少＞5%/3か月または1週間の食事摂取量が必要量の50〜75%以下
中等度スコア＝2　体重減少＞5%/2か月またはBMI 18.5〜20.5かつ一般状態の障害 or 食事摂取量が必要量の25〜60%
高度　スコア＝3　体重減少＞5%/1か月またはBMI＜18.5かつ一般状態の障害または食事摂取量が25%以下

2. 侵襲スコア
なし　スコア＝0　栄養状態正常
軽度　スコア＝1　骨盤骨折，慢性疾患，急性合併症，肝硬変，COPD，維持透析，糖尿病悪性腫瘍
中等度スコア＝2　腹部手術，脳梗塞・脳出血，重症肺炎，血液悪性腫瘍
高度　スコア＝3　頭部外傷，骨髄移植，ICU（APACHE＞10）

Assessment
【栄養障害スコア】＋【侵襲スコア】（＋1：70歳以上）＝合計スコア
NRS2002　合計スコア≧3：低栄養リスク，≧5：低栄養ハイリスク

図 4-8　NRS2002

質問	スコア
1. 最近，意図しない体重減少があるか？	
いいえ	0
わからない	2
もし「はい」の場合，どのくらい減少したか？	
0.9〜6.3 kg	1
6.4〜10.7 kg	2
10.8〜14.9 kg	3
＞15.0 kg	4
わからない	2
2. 食欲低下で実際の摂取量が減少しているか？	
いいえ	0
はい	1

合計スコア
0〜1：低リスク
2〜3：中リスク
4〜5：高リスク

図 4-9　MST

・Step 5 ではリスク判定後の栄養管理法の選択である．

▎NRS2002（nutritional risk screening 2002）（図 4-8）

・MUST に含まれる BMI，体重減少率，食事摂取状況に疾患の重症度を加えた評価法である．
・急性期の入院患者やリハビリテーション診療目的で入院している患者の栄養状態を評価するのに適している．
・大腿骨近位部骨折の予後を反映するとの報告がある[2]．

▎MST（malnutrition screening tool）（図 4-9）

・体重減少と食事摂取量とに関する項目からなる評価法である．
・高齢のリハビリテーション治療の対象患者の予後予測に有用であることが報告されている[3]．

Alb (g/dL)	3.5 以上	3.0〜3.5	2.5〜3.0	2.5 未満
① スコア	0	2	4	6
総リンパ球数 (/μL)	1,600 以上	1,200〜1,600	800〜1,200	800 未満
② スコア	0	1	2	3
総コレステロール (mg/dL)	180 以上	140〜180	100〜140	199 未満
③ スコア	0	1	2	3

合計 CONUT スコア（①＋②＋③）
0〜1 ：正常
2〜4 ：軽度異常
5〜8 ：中等度異常
9〜12 ：高度異常

図 4-10 **CONUT**

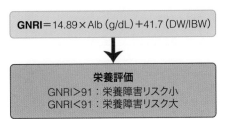

GNRI＝14.89×Alb (g/dL)＋41.7 (DW/IBW)

栄養評価
GNRI>91：栄養障害リスク小
GNRI<91：栄養障害リスク大

図 4-11 **GNRI**

小野寺らの PNI＝（10×Alb）＋（0.005×TLC）

栄養評価
PNI≦40：重度の栄養障害あり（腸管切除吻合禁忌）
PNI>40：重度の栄養障害なし（腸管切除吻合可能）

図 4-12 **PNI**

▶CONUT（controlling nutritional status）（図 4-10）

- CONUT（コニュートと発音する）はアルブミン，総リンパ球数，総コレステロール値の血液・生化学データを用いて低栄養リスクを判定する評価法である．
- 診察や問診を必要としないため，簡便かつ客観的に評価できる．電子カルテと連動した低栄養判定の自動化も可能である．
- 近年，心不全の治療やリハビリテーション治療における活用が進んでいる[4]．

▶GNRI（geriatric nutritional risk index）（図 4-11）

- 65 歳以上の高齢者を対象とした評価法で，アルブミン，ドライウェイト，理想体重を用いて簡便に算出できる．
- 透析患者の栄養の評価法として広く用いられてきたが，透析患者以外でも使用されるようになってきた．
- 高齢の脳血管障害患者の予後予測に使用できることが報告されている[5]．

▶PNI（prognostic nutritional index）（図 4-12）

- 小野寺らによる消化器がんの術後合併症を予測する評価法として考案された．

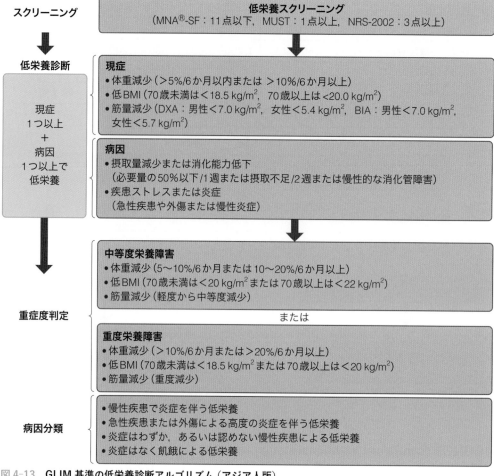

スクリーニング

低栄養スクリーニング
（MNA®-SF：11点以下，MUST：1点以上，NRS-2002：3点以上）

低栄養診断

現症
1つ以上
＋
病因
1つ以上で
低栄養

現症
- 体重減少（＞5%/6か月以内または＞10%/6か月以上）
- 低BMI（70歳未満は＜18.5 kg/m²，70歳以上は＜20.0 kg/m²）
- 筋量減少（DXA：男性＜7.0 kg/m²，女性＜5.4 kg/m²，BIA：男性＜7.0 kg/m²，女性＜5.7 kg/m²）

病因
- 摂取量減少または消化能力低下（必要量の50%以下/1週または摂取不足/2週または慢性的な消化管障害）
- 疾患ストレスまたは炎症（急性疾患や外傷または慢性炎症）

中等度栄養障害
- 体重減少（5〜10%/6か月または10〜20%/6か月以上）
- 低BMI（70歳未満は＜20 kg/m²または70歳以上は＜22 kg/m²）
- 筋量減少（軽度から中等度減少）

重症度判定

または

重度栄養障害
- 体重減少（＞10%/6か月または＞20%/6か月以上）
- 低BMI（70歳未満は＜18.5 kg/m²または70歳以上は＜20 kg/m²）
- 筋量減少（重度減少）

病因分類
- 慢性疾患で炎症を伴う低栄養
- 急性疾患または外傷による高度の炎症を伴う低栄養
- 炎症はわずか，あるいは認めない慢性疾患による低栄養
- 炎症はなく飢餓による低栄養

図 4-13　GLIM 基準の低栄養診断アルゴリズム（アジア人版）

（Cederholm T, et al：GLIM criteria for the diagnosis of malnutrition—A consensus report from the global clinical nutrition community. Clin Nutr 38：1-9, 2019 より）

- アルブミン，総リンパ球数のみで簡便に算出できる．腸管切除の際の吻合の適応について有用であると推奨されている．
- がんの周術期のリハビリテーション診療などに活用され始めている．

低栄養の診断基準（GLIM 基準）

- 低栄養の国際的診断基準である GLIM（global leadership initiative on malnutrition）基準のアルゴリズムには，低栄養スクリーニング，現症と病因による栄養診断，重症度判定，病因分類が含まれている（図 4-13）．
- GLIM 基準の低栄養のスクリーニングには，妥当性の確認されたスクリーニングツールを使用する．現症の項目には体重減少，低 BMI，二重エネルギー X 線吸収測定法（DXA）や生体電気インピーダンス法（BIA）を用いた筋量の減少，がある．病因の項目には栄養の摂取量と疾患の種類の項目がある．

表 4-8　**ESPEN による低栄養の基準**

---

① BMI < 18.5 kg/m²
② 意図しない体重減少が
　　　　> 10％（期間条件なし）
　　　　> 5％（過去 3 か月以内）かつ
　　　BMI（body mass index）
　　　　< 20 kg/m²（70 歳未満）
　　　　< 22 kg/m²（70 歳以上）または
　　　FFMI（fat-free mass index）
　　　　< 15 kg/m²（女性）
　　　　< 17 kg/m²（男性）

上記①②のいずれかを満たす場合を低栄養と判定する.
（Cederholm T, et al：Diagnostic criteria for malnutrition—An
ESPEN Consensus Statement. Clin Nutr 34：335-340, 2015 より）

- 低栄養は現症で 1 つ以上，病因で 1 つ以上の項目があれば診断される.
- 重症度は体重減少，低 BMI，筋量減少の程度により判定する.
- 最終的に 4 つの病因に分類される. 病因分類は炎症による栄養状態の悪化に着目したものであり，運動療法などの訓練の強度や内容を検討する上で参考となる.
- 現時点で国際的に統一した基準で推奨されている低栄養診断は GLIM 基準である. リハビリテーション診療における低栄養診断でも GLIM 基準で低栄養診断を行うことが推奨される.
- GLIM 基準以前に国際的に使用されていた欧州臨床栄養代謝学会（European Society for Clinical Nutrition and Metabolism；ESPEN）の低栄養の基準を表 4-8 に示す.

❺ 過栄養の評価と診断

過栄養の診断のポイント

- 脂肪の過剰蓄積を反映する状態は肥満である. 肥満は脂肪組織にトリグリセリドが異常に蓄積した状態であり，BMI ＝ 体重（kg）/ 身長（m）²≧25 で肥満と判定される.
- 肥満症は，肥満を基盤とした健康障害の合併であるのに対し，メタボリックシンドロームは内臓脂肪の蓄積に加えて，脂質異常，高血糖，高血圧のうち 2 つ以上が当てはまる状態である.
- 過栄養の評価で重要な点は，BMI だけでなく脂肪が過剰に蓄積した状態であるかどうかである. そのため，BMI のみでなく体組成評価による体脂肪量の測定が望ましい.
- 高齢者では，少なくとも BMI が 30 を超えない限り，生命予後のリスクにはならないことが明らかにされている.
- また，高齢者ではサルコペニア，サルコペニア肥満に注意が必要である.
- 過栄養では年齢，生命予後，ADL などを考慮した評価が必要である.

身体所見・血液・生化学検査

- 体重および体重増加は簡便に評価できる過栄養の指標である. すでに肥満であれば体重増加は望ましくない. ただし，筋量が増加することで体重が増加することがあるため，体重増加

表 4-9　**肥満度分類**

BMI (kg/m²)	判定	WHO 基準
＜18.5	低体重	Underweight
18.5≦～＜25	普通体重	Normal range
25≦～＜30	肥満（1 度）	Pre-obese
30≦～＜35	肥満（2 度）	Obese class Ⅰ
35≦～＜40	肥満（3 度）	Obese class Ⅱ
45≦	肥満（4 度）	Obese class Ⅲ

注1) ただし，肥満（BMI ≧ 25）は，医学的に減量を要する状態とは限らない.
　　なお，標準体重（理想体重）はもっとも疾病の少ない BMI 22 を基準として，標準体重（kg）＝身長 (m)² × 22 で計算された値とする.
注2) BMI ≧ 35 を高度肥満と定義する.
〔日本肥満学会（編）：肥満症診療ガイドライン 2016．巻頭図表表 A，pxii，ライフサイエンス出版，2016 より〕

を数値のみで判断すべきではない.

- 体重増加がみられた場合，その原因を評価する必要がある．エネルギー摂取過剰，身体活動量低下によるエネルギー消費不足，基礎代謝の減少などに合わせて浮腫の有無も評価する.
- BMI は肥満のよい指標（表 4-9）であるが，脂肪の過剰蓄積の状態を必ずしも正確には評価できない．筋量が多いために体重が重く，BMI が高くなる場合も考えられる．過栄養を評価する場合，BMI に加えて腹囲や体組成といった他の指標も用いる必要がある.
- 腹囲は身体計測指標のなかで最も内臓脂肪と相関が高い．内臓脂肪蓄積の基準とされる内臓脂肪面積（visceral fat area；VFA）100 cm² に相当する腹囲は，ほぼ男性 85 cm，女性 90 cm であると報告されている.
- 体脂肪量を正しく評価するためには CT，DXA，BIA，エコーなどの検査機器が必要である.
- 上腕三頭筋皮下脂肪厚（triceps skinfold thickness；TSF）により脂肪量を大まかに見積もることができる．TSF は年齢ごとに基準値が報告されており，計測値が各年齢の平均を 10% 超えている場合は脂肪量が多いと評価できる．検者内・検者間信頼性の低いことが弱点である.
- 血液・生化学検査では，メタボリックシンドロームの診断に用いられている中性脂肪と HDL-C が有用である.

過栄養の分類・診断基準

- 肥満の分類は前述のように BMI で診断する（表 4-9）.
- メタボリックシンドロームは国際的にさまざまな診断基準が発表されてきた（表 4-10）．日本基準と国際基準とを比較すると，腹囲の測定位置とカットオフ値，中性脂肪と HDL-C のカットオフ値，空腹時血糖値のカットオフ値が異なっている．また，腹囲による内臓脂肪蓄積は，日本では必須である.

🌑 **文献**
1)　吉村芳弘，他：回復期リハビリテーションにおける栄養サポートの効果．Jpn J Rehabil Med 55：309-316，2018

表 4-10　メタボリックシンドロームの診断基準の国際比較

日本基準（2005 年）		国際基準（国際糖尿病連合；2009 年）	
リスク因子	カットオフ値	リスク因子	カットオフ値
1. 腹囲 　測定位置 　男性 　女性	臍レベル ≧85 cm ≧90 cm	1. 腹囲 　測定位置 　男性 　女性	（アジア地域基準値） 臍レベル ≧85 cm ≧90 cm
2. 中性脂肪 　and/or 　HDL-C	≧150 mg/dL <40 mg/dL	2. 中性脂肪	≧150 mg/dL
		3. HDL-C 　男性 　女性	<40 mg/dL <50 mg/dL
3. 血圧 　収縮期 　and/or 　拡張期	≧130 mmHg ≧85 mmHg	4. 血圧 　収縮期 　and/or 　拡張期	≧130 mmHg ≧85 mmHg
4. 空腹時血糖値	≧110 mg/dL	5. 空腹時血糖値	≧100 mg/dL

1 は必須で
2〜4 のうち 2 つ以上を満たす.
薬物療法中を含む.

1〜5 のうち 3 つ以上を満たす.
薬物療法中を含む.

2)　Koren-Hakim T, et al：Comparing the adequacy of the MNA-SF, NRS-2002 and MUST nutritional tools in assessing malnutrition in hip fracture operated elderly patients. Clin Nutr 35：1053-1058, 2016

3)　Marshall S, et al：Nutrition screening in geriatric rehabilitation：Criterion（concurrent and predictive）validity of the Malnutrition Screening Tool and the Mini Nutritional Assessment-Short Form. J Acad Nutr Diet 116：795-801, 2016

4)　Narumi T, et al：Prognostic importance of objective nutritional indexes in patients with chronic heart failure. J Cardiol 62：307-313, 2013

5)　Kokura Y, et al：High nutritional-related risk on admission predicts less improvement of functional independence measure in geriatric stroke patients：A retrospective cohort study. J Stroke Cerebrovasc Dis 25：1335-1341, 2016

（吉村芳弘・久保俊一）

⑥ 栄養療法のポイント

- ここでの栄養療法のポイントは低栄養を主体として述べる. 過栄養に関する栄養療法は第Ⅵ章-2「過栄養の栄養管理」を参照されたい（➡ 97 頁）.

基礎代謝量（表 4-11）

- 栄養療法では，まず，各患者の必要エネルギー量を推定する.
- エネルギー消費量は，基礎代謝量・活動係数・ストレス係数から推定が可能である.
- 基礎代謝量の直接測定は大掛かりな装置が必要であるため，臨床上は間接的に算出する. 算出法には，主に 4 つの方法がある.
- 酸素消費量による方法は，呼気ガス分析装置を利用して計測する信頼性が高いものである. 測定した酸素消費量から，計算式を用いて基礎代謝量を算出する.

表 4-11 **基礎代謝量の算出法**

1 呼気ガス分析による酸素消費量を用いる算出法
2 Harris-Benedict の式を用いる算出法
　　男性：66.473＋13.7516×体重 (kg)＋5.0033×身長 (cm)－6.755×年齢
　　女性：655.0955＋9.5634×体重＋1.8496×身長－4.6756×年齢
3 簡易式による算出法
　　男性：14.1×体重 (kg)＋620
　　女性：10.8×体重＋620
4 体重からの算出法
　　25×体重 (kg)

表 4-12 **必要エネルギー量**

必要エネルギー量＝基礎代謝量×活動係数×ストレス係数
活動係数　　　ベッド上安静：1.2　ベッド外の活動あり：1.3 以上
ストレス係数　飢餓：0.84　ストレスなし：1.0
　　　　　　　手術　軽度：1.1　中等度：1.2　高度：1.8
　　　　　　　外傷　骨折：1.35　頭部外傷＋ステロイド使用：1.6
　　　　　　　感染症　軽度：1.2　中等度：1.5
　　　　　　　がん：1.1～1.3

リハビリテーション治療中の患者の活動係数は一定ではないため，患者ごとの設定が必要

- Harris-Benedict の式を用いた推定は，性別，体重，身長，年齢を用いて計算式により算出する方法である．Harris-Benedict の式は，欧米の若年健常者の研究で得られた回帰式である．高齢者では実際の値との乖離が問題となる．患者ごとの補正が必要である．
- 簡易式での算出法では，性別と体重を用いる．身長・年齢・身体組成にかかわらず同じ値となるため，実際の値との乖離が起こる．しかし，最も簡便であり，身体計測が困難な患者には有用である．

必要エネルギー量 (表 4-12)

- 活動するために必要なエネルギー量の算出法を示す．
- 活動係数は，ベッド上安静であれば 1.2，ベッド外での活動があれば 1.3 以上とされる．
- 侵襲が高いほどストレス係数が増えて，エネルギー消費量が増大する．
- リハビリテーション治療中の患者の活動係数は一定でないため，患者ごとに係数を設定し，必要エネルギー量を定期的に見直す必要がある．

必要な蛋白質量 (図 4-14)

- 体蛋白質を維持するために必要な蛋白質量の把握は，必要エネルギー量とともに重要である．
- 骨格筋など各臓器や酵素・サイトカインなどを構成する蛋白質は，常時分解されアミノ酸として血中・組織内に移行し再合成される．
- すべてが再合成されるわけではなく，糞尿などとして排泄されたりエネルギー源として消費されるため補充が必要となる．

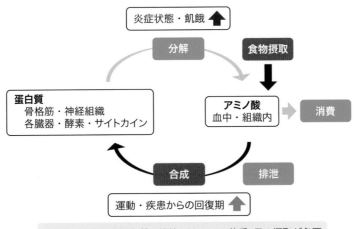

図 4-14　**必要な蛋白質量**
〔梅本安則，他：栄養管理．久保俊一，他（総編集）：総合力がつくリハビリテーショ
ン医学・医療テキスト．p201，日本リハビリテーション医学教育推進機構，2021 より〕

表 4-13　**栄養投与経路**

経腸栄養	経静脈栄養
● 消化管が機能している場合に選択 ● 消化機能の状態 　正常：天然食品性流動食 　中等度障害：半消化態栄養剤 　高度障害：消化態栄養剤 ● 消化管の状態 　摂食嚥下障害：経食道または経鼻胃管 　食道の障害：胃瘻 　胃の障害：腸瘻	● 消化管が機能していない場合に選択 ■ 末梢静脈栄養（短期の補液・栄養時に選択） ● 1 日 1,000 kcal が限界 ● 10 日～2 週間以内にする ■ 中心静脈栄養 ● 長期の栄養投与が可能

- 日常生活における蛋白質の維持には，1 g/kg 体重/日の摂取が必要とされている．炎症の急性期で分解が亢進する際や運動・疾患からの回復過程では合成が亢進するため，必要な蛋白質の量は増大する．

栄養投与経路（表 4-13）

- 投与する栄養量を決めるのに並行して，栄養投与経路を決定する．
- 栄養投与経路には，経腸と経静脈があり，消化管の機能の状態による．
- 消化管が機能していれば，経腸栄養を選択する．障害されている消化機能によって，栄養剤の種類が決まる．摂食嚥下障害のみの場合は経鼻胃管が多いが，2 週間以上の長期的な投与では胃瘻が選択される．胃の機能障害や手術などにより胃が消失している場合は腸瘻が選ばれる．
- 消化管が機能していないときには経静脈栄養が選択される．経静脈栄養には，末梢静脈栄養と中心静脈栄養がある．

- 末梢静脈栄養は，投与期間が短いときに用いられる．2,000〜2,500 mL の投与でも 800〜1,000 kcal の投与が限界であるため，長期の栄養には適していない．10日〜2週間までとする．
- 中心静脈栄養では，十分な栄養投与が可能である．投与ルートの確保の際，誤穿刺による気胸・動脈出血や感染に注意が必要である．
- 投与経路に関係なく，リハビリテーション治療では投与ルートの管理が必須である．逆流，抜管，抜去などのトラブルに十分に注意する．

❼ 急性期・回復期・生活期の栄養療法のポイント

急性期（高度侵襲時）の栄養療法

- 急性期（高度侵襲時）のエネルギー代謝では，異化が亢進している．必要エネルギー量は，疾患発症前より増加しているが，内因性のエネルギー産生が上昇しているため，投与するエネルギー量はその影響を考慮しなければならない．
- エネルギー投与は，エネルギー消費量を超える overfeeding より，エネルギー消費量を下回る underfeeding のほうが高血糖を予防でき，生命・機能予後が良好とされている．具体的には，1 日 1,500 kcal 以下，あるいはエネルギー消費量の 80% 以下などが目安となる．
- 蛋白質の投与量は，疾患の重症度に応じて決める必要があり 1.2〜2.0 g/kg 体重/日が推奨されている．ただし，エビデンスの高い研究はまだない．
- 栄養投与経路は，経腸栄養が優先されるが，経腸栄養の開始が困難な場合，経静脈栄養を先行して実施する．
- 厳格な血糖管理は ICU-acquired weakness を予防するために重要である．
- 高度侵襲時は異化が亢進しているので，必要量以上のエネルギー投与は逆効果であり，全身管理・血糖管理・蛋白質の投与が大切である．

回復期・生活期の栄養療法のポイント

▶回復期・生活期の必要エネルギー量

- 急性期を脱し，運動療法が可能となった回復期・生活期の必要エネルギー量を決定する際は，活動係数の設定が必要となる．
- 活動係数の 1 つの指標として，日本人における二重標識水法を用いた身体活動レベル（活動係数）の表がある．表 4-14 のように，運動習慣のない中年女性や高齢者であっても活動係数は 1.6 とされている．したがって，臥床傾向でないリハビリテーション治療中の患者では，活動係数は 1.5 以上が必要となる．また，高負荷・長時間の運動療法を実施中であれば 2.0 まで考慮する．

▶回復期・生活期の必要な蛋白質量

- 回復期・生活期における必要な蛋白質量は明らかになっていない．

表 4-14　回復期・生活期の必要エネルギー量

対象者	性別	年齢	身体活動レベル（活動係数）
健康な成人	男性	53.3±2.5	1.75±0.22
	女性	44.0±3.0	1.75±0.22
運動習慣のない中年女性	女性	49.4±6.0	1.62±0.13
健康な高齢者（健康教室参加者）	男性，女性	74±6	1.66±0.24

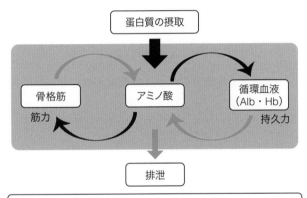

図 4-15　**必要蛋白質量**

〔梅本安則，他：栄養管理．久保俊一，他（総編集）：総合力がつくリハビリテーション医学・医療テキスト．p204，日本リハビリテーション医学教育推進機構，2021 より〕

- 積極的な運動療法では蛋白質の消費が大きいと考えられる．
- 必要エネルギー量のみでなく，運動療法を考慮した食事が必要である．蛋白質の摂取が不十分である場合，アルブミンとヘモグロビンが減少する．運動療法による骨格筋の合成量が上昇し，循環血液中の蛋白質が消費されるためと考えられる（図 4-15）．
- 運動療法によるアミノ酸の消費量の増加や蛋白質の合成量の増加がある場合は，1.5 g/kg 体重/日以上の蛋白質の摂取が必要となる．
- リハビリテーション治療における栄養療法の目的は，栄養状態を改善し，身体機能・能力・活動を向上させることである．
- 運動療法を組み合わせた蛋白質摂取が重要である．
- 回復期・生活期で，肥満，糖尿病，脂質異常症が認められる場合は，過栄養に対する食事制限などの栄養療法が必要になる．

（幸田　剣・三上幸夫）

トピックス

ポリファーマシーと栄養障害

1. ポリファーマシー

- 2019 年の厚生労働省の通達にもあるように，多剤服用のなかでも害をなすものを特にポリファーマシーと呼ぶ．
- ポリファーマシーは，「単に服用する薬剤数が多いことではなく，それに関連して薬物有害事象のリスク増加，服薬過誤，服薬アドヒアランス低下などの問題につながる状態である」と定義している．
- 何剤からポリファーマシーとするかについて厳密な定義はないが，5 剤以上をポリファーマシーと定義していることが多い．
- ポリファーマシーの是正に際しても，一律の剤数や種類の削減ではなく，安全性の確保などからみた処方内容の適正化が求められる．
- ポリファーマシーにより薬物有害事象が起こるもう 1 つの原因として，不適切処方が増加していることがあげられる．
- 不適切処方は，潜在的な不適切な薬剤（potentially inappropriate medications；PIMs）の処方と，本来処方されるべき必要な薬剤が欠落している処方に分けられる．
- PIMs は有益性よりも薬物間相互作用や薬物-疾患相互作用などのリスクのほうが大きい薬物と定義される．
- PIMs は健康状態の悪化，転倒・転落，死亡などと関連している[1]．

2. 低栄養

- 低栄養は，医療経済学的なコスト負担の増加，ADL での介助依存度の増加，入院期間の長期化，身体機能および認知機能の悪化，死亡リスク増加などと関連している．
- 高齢者では，低栄養のリスクが高くなる．
- 低栄養の有病率は，自立して生活している高齢者では 5〜10％，施設に入院している患者では 30〜60％，入院している高齢患者では 35〜65％とされている[2]．
- 低栄養の発症には薬剤も関連している．

3. ポリファーマシーと栄養障害

- 処方カスケードはポリファーマシーとなる要因の 1 つである．
- 処方カスケードとは，服用薬による薬物有害事象が，新たな病状と確認され，それに対して新たな処方が生まれることをいう．
- ポリファーマシーと栄養障害は加齢とともに発現リスクが高くなる．
- 抗コリン薬や PIMs は，高齢者において低栄養が出現するリスクを増加させる[3,4]．

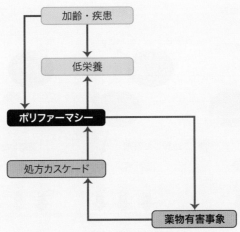

図1　ポリファーマシーと低栄養のカスケード

- 低栄養は，薬剤の薬物動態学的および薬力学的特性を変化させる．
- ポリファーマシーは栄養状態を悪化させ，栄養状態の悪化は薬物有害事象発現をもたらし，薬物有害事象防止のために新たな薬剤の追加や投与量の増加が生じる，という悪循環が起こる（図1）．
- ポリファーマシーが栄養状態に及ぼす影響を認識し軽減するように努めるべきである．

4. 低栄養が薬効に及ぼす影響

- 投与された薬剤は，血中に分布するとき，薬剤のpH，電荷，分子の立体構造，親水・疎水性などにより血中のアルブミンと結合する．アルブミン結合した薬剤の分子は薬効を発揮しない．アルブミンに結合していない遊離型の薬剤は細胞膜を通過して細胞内に入り，薬効が発現する．
- 薬効を発現する薬剤の割合は，薬剤の種類と血中アルブミンや水分量で変化する．
- 低栄養による体内での蛋白質の異化亢進は，低アルブミン血症の原因となり，薬効に影響を与える．
- 血中のアルブミンが減少した場合，アルブミンと結合できない遊離型の薬剤が血中で増加するため，通常投与量でも薬効が強く発現し，副作用の頻度が高くなる（図2）．
- また，脱水で血漿中の水分が減り血中濃度が上昇した場合も，同様のリスクが生じる．

5. 薬剤と栄養状態の関連

- およそ250種類以上の薬剤が，味覚，腸管吸収および代謝，ビタミンおよびミネラルの排泄，などと関連して栄養状態に悪影響を及ぼす可能性が報告されている[5,6]．
- 表1に薬剤が及ぼす影響を示す．
- ❶降圧薬
- サイアザイド系利尿薬，アンジオテンシン受容体拮抗薬（ARB），アンジオテンシン変換酵

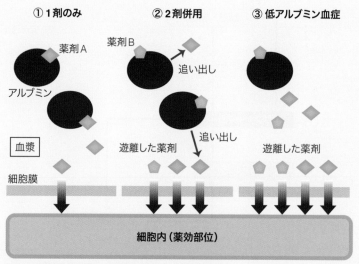

① 1剤のみ　　② 2剤併用　　③ 低アルブミン血症

図2　薬物相互作用と低栄養が薬効に及ぼす影響

単剤から 2 剤併用, あるいは低アルブミン血症になると, 競合的阻害による影響やアルブミンと結合しない遊離型薬剤の増加により, 薬効が強く発現する可能性がある.

素（ACE）阻害薬, カリウム保持性利尿薬などの降圧薬は亜鉛のレベルを低下させることが示されている[5].

- 亜鉛欠乏は味覚障害の原因の 1 つであり, 体重減少および低栄養につながる可能性がある.
- 亜鉛欠乏は食思不振, 無気力, 創傷治癒遅延とも関連しており, 血漿または尿中の亜鉛濃度を測定し評価することが望まれる.

❷アセチルコリンエステラーゼ阻害薬

- アセチルコリンエステラーゼ阻害薬の代表的な副作用には, 悪心・嘔吐, 下痢, 食思不振があり, これらの症状によって体重減少をきたすことがある.
- 体重減少は使用開始から 3 か月間経過するまでに認められることが多い. これまでの研究で体重減少は持続しないことが示されているが, 虚弱または食思不振の高齢者での使用は, 慎重に考慮すべきである[7].

❸プロトンポンプ阻害薬（proton pump inhibitor；PPI）

- PPI の長期使用（6 週間以上）はクロストリジオイデス・ディフィシル下痢症, 肺炎, 大腿骨近位部骨折, ビタミン B_{12} 欠乏症と関連している[8].
- PPI 使用と栄養状態との詳細な関係は不明である. しかし, 回復期リハビリテーション病棟や地域包括ケア病棟などに入院している高齢者において, PPI の長期使用には注意を要する.

❹HMG-CoA 還元酵素阻害薬（スタチン）

- スタチン系薬剤を服用している脂質異常症患者では, コエンザイム Q10（coenzyme Q10；CoQ10）, α-トコフェロール, β-カロテン, リコピンの有意な減少が示されている[5]. 抗酸化物質の減少が, スタチン誘発性ミオパチーの主な原因であると考えられているため, CoQ10 の併用によりミオパチーの症状緩和が期待できる.

表1　薬剤が及ぼす影響

薬剤	影響	引き起こされる症状	対応策
❶ 降圧薬：サイアザイド系利尿薬，ARB，ACE 阻害薬，カリウム保持性利尿薬	亜鉛欠乏	味覚障害，食思不振，インポテンツ，無気力，創傷治癒不良	● 血漿または尿中の亜鉛濃度の測定 ● 継続使用の必要性を判断するための血圧モニタリング
❷ アセチルコリンエステラーゼ阻害薬	不明	悪心，嘔吐，下痢，食思不振	● 食欲の変化と体重減少のモニタリング ● 低栄養のリスクに対して薬剤を使用するメリットを検討
❸ PPI	ビタミン B_{12} 欠乏	クロストリジオイデス・ディフィシル下痢症，肺炎，大腿骨近位部骨折	● ビタミン B_{12} と FRAX スコアの測定 ● 継続投与の必要性を検討
❹ HMG-CoA 還元酵素阻害薬（スタチン）	CoQ10，α-トコフェロール，β-カロテン，リコピンの減少	ミオパチー	● CoQ10 の併用を検討 ● 75 歳以上では継続投与の必要性を検討
❺ 長期・高用量のアスピリン	ビタミン C 欠乏	胃粘膜菲薄化	● 低用量アスピリンの長期使用（80〜400 mg/日） ● 高用量が必要な場合はビタミン C を補給
❻ メトホルミン	ビタミン B_{12} 欠乏	貧血，疲労，認知機能障害	● ビタミン B_{12} をモニタリングし，低値であれば他剤への切り替えを検討 ● 長期間使用の場合は他剤への切り替えも検討

ARB：angiotensin II receptor blocker，ACE：angiotensin converting enzyme inhibitor，PPI：proton pump inhibitor

❺アスピリン

- 長期にわたる高用量アスピリンの使用はビタミン C レベルの低下と関連している．
- ビタミン C 欠乏は胃炎，消化性潰瘍疾患，悪心，食思不振，低栄養を伴う胃粘膜の菲薄化につながる可能性がある[5]．
- 循環器疾患の一次予防および二次予防などに使用される低用量アスピリン使用に関する影響は現時点では示されていない．

❻メトホルミン

- メトホルミンは用量依存的にも投与期間依存的にもビタミン B_{12} 欠乏症を引き起こすことが知られている[5]．
- ビタミン B_{12} 欠乏は貧血や認知機能障害などの重大な障害と関連しているため，メトホルミンを服用している患者は定期的にビタミン B_{12} 濃度を測定し，不足している場合には補充を検討する．

文献

1) Fick DM, et al：Health outcomes associated with potentially inappropriate medication use in older adults. Res Nurs Health 31：42-51, 2008
2) Favaro-Moreira NC, et al：Risk factors for malnutrition in older adults：a systematic review of the literature based on longitudinal data. Adv Nutr 7：507-522, 2016

3) Kose E, et al：Change in number of potentially inappropriate medications impacts on the nutritional status in a convalescent rehabilitation setting. Geriatr Gerontol Int 19：44-50, 2019

4) Kose E, et al：Anticholinergic load and nutritional status in older individuals. J Nutr Health Aging 24：20-27, 2020

5) Fenton R, et al：Do medications commonly prescribed to patients with peripheral arterial disease have an effect on nutritional status？A review of the literature. Ann Vasc Surg 32：145-175, 2016

6) Syed Q, et al：The impact of aging and medical status on dysgeusia. Am J Med 129：e1-6, 2016

7) Soysal P, et al：Effects of acetylcholinesterase inhibitors on nutritional status in elderly patients with dementia：a 6-month follow-up study. J Nutr Health Aging 20：398-403, 2016

8) Nakamichi M, et al：Effect of long-term proton pump inhibitor therapy on nutritional status in elderly hospitalized patients. J Nutr Sci Vitaminol 62：330-334, 2016

（小瀬英司・百崎 良）

V

急性期・回復期・生活期の
リハビリテーション診療における
栄養管理

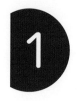

急性期のリハビリテーション診療における栄養管理

1 急性期の特徴

- 急性期のリハビリテーション診療の対象患者は，外傷・熱傷・感染症の急性期や外科手術後早期で，生体の恒常性が阻害された状態であり代謝も不安定となっている．
- 侵襲によって異化亢進状態にあり，筋蛋白質の分解が優位となる．
- 重症となった場合には，筋蛋白質の分解はさらに亢進する．また，消化器系の機能不全が生じ，消化・吸収も不良となる場合もある．

▌低栄養

- 急性疾患により意識障害を生じる場合や，消化管機能不全により絶食となる場合では，摂取栄養量が不足することで低栄養や脱水・電解質異常を生じることが多い．
- 悪心・嘔吐，下痢などの消化器症状，食思不振，倦怠感，疼痛，不安によって経口摂取量が減少することも少なくない．
- 脳血管障害，Parkinson 病などの神経・筋疾患，喉頭がん・咽頭がんなどの頭頚部の疾患により摂食嚥下障害が生じると経口摂取が困難となる．
- 重症患者では，下痢，便秘，消化管蠕動の低下などの消化管合併症を生じやすい．それにより消化・吸収不良による低栄養が誘発される．

▌低活動

- 急性疾患や外科手術後は疼痛や倦怠感などから活動性が低下する．また，意識障害やせん妄により低活動となる．
- 医師による安静指示で低活動を余儀なくされることも少なくない．

▌サルコペニア

- 急性期にリハビリテーション診療を行う患者では，侵襲による疾患性サルコペニア，低栄養による栄養性サルコペニア，低活動による身体活動性サルコペニアに注意が必要である（表 5-1）．
- 筋力低下を生じて ADL が低下するほか，さまざまな有害事象が誘発される．

表 5-1　**急性期に生じるサルコペニア**

原因	生じるサルコペニア
疾患や手術による侵襲	異化亢進による疾患性サルコペニア
疾患や鎮静による意識障害・せん妄，絶食	摂食嚥下障害による栄養性サルコペニア
疾患や治療による消化管機能不全	消化・吸収障害による栄養性サルコペニア 脱水・電解質異常
安静指示，低活動	身体活動性サルコペニア

❷ 急性期の栄養管理

栄養管理のポイント

- 低栄養により，組織・臓器の機能不全，創傷治癒遅延，感染性合併症の発生，原疾患の増悪，などの問題が生じる．

- 筋や肝臓にはエネルギー源としてグリコーゲンが蓄積されているが，絶食の状態では 1 日で枯渇するため，早期からの栄養管理が必要である．

- 侵襲が加わった状態では必要エネルギーが増大するため，適切なエネルギー投与が必要となる．ただし，耐糖能低下を伴うこともあり，血糖コントロールにも配慮する．

- リハビリテーション治療計画においては，低栄養や低活動をきたさないよう配慮する．

- 重症の患者では重度の異化亢進により，筋蛋白質の合成は阻害されている．積極的な筋力増強訓練は効果が乏しい可能性がある．日々の患者の状態を把握し，リハビリテーション治療計画に反映する．

- 侵襲によって，エネルギー源としてブドウ糖が利用されにくくなるため，蛋白質の必要量が増加していることにも配慮する．通常は蛋白質の必要量は 0.8〜1.0 g/kg 体重/日であるが，侵襲時には 1.2〜2.0 g/kg 体重/日とする．投与計画には，NPC/N（non-protein calorie/nitrogen）比も配慮し，NPC/N＝100 程度を目安とする（通常は 150 程度）．

- 併存疾患に慢性腎臓病（chronic kidney disease；CKD）や急性腎障害（acute kidney injury；AKI）がある場合には，腎前性高窒素血症に配慮して蛋白質投与を計画する．

- 栄養投与経路としては，消化管が機能している場合には，経口摂取や経管栄養による経腸栄養を選択することが基本である．消化管が機能していない場合には，末梢静脈栄養か中心静脈栄養となる（表 5-2）．

- 急性期に利用されるアミノ酸加糖電解質液を利用した末梢静脈栄養では，水分量に対してエネルギー密度は低く，必要栄養量を充足させることは困難である．アミノ酸加糖電解質液製剤 2,000 mL に脂肪乳剤を加えても 1,300 kcal 程度が上限となる．

- 静脈栄養を選択する場合，糖質・脂質・蛋白質の 3 大栄養素のほかに，ビタミンや微量元素の投与量にも配慮する．特にビタミン B_1 の欠乏は重篤な合併症を生じる危険性がある．

表 5-2　**急性期の栄養療法**

消化管機能	病態	栄養方法
消化管が機能している場合	経口摂取できる場合	経口摂取
	経口摂取できない場合	短期間の場合：経鼻胃管
		長期間の場合：胃瘻
消化管が機能していない場合	大量輸液や高用量のカテコールアミン使用が必要な場合 腸閉塞 嘔吐・下痢 汎発性腹膜炎 消化管出血	短期間の場合：末梢静脈栄養 (peripheral parental nutrition；PPN)
		長期間の場合：中心静脈栄養 (total parental nutrition；TPN)

❸ 急性期の栄養管理の注意事項

- 急性期の患者では患者の状態は変化しやすいため，栄養状態を定期的にモニタリングする必要がある．
- 血清アルブミンなどの血清蛋白は，生体の炎症，肝機能，腎機能，脱水，輸液などの影響を受けやすく，急性期の患者では参考としにくい．特に CRP 上昇時はアルブミン値が低下する．
- 複数の栄養指標を合わせて総合的に判断することが必要となる．
- バイタルサインの変動や自覚症状の変化に注意して訓練実施の可否を判断する．この際，「リハビリテーション医療における安全管理・推進のためのガイドライン 第 2 版」に記載された「運動負荷を伴う訓練を実施する基準」が参考になる．
- 急性疾患による侵襲で耐糖能が低下していると，重度の高血糖を生じることがあるため，訓練実施にあたっては血糖値などにも注意を払う．
- 入院前から低栄養を生じていた場合，急速な栄養補給によりリフィーディング症候群や Wernicke 脳症などの重篤な合併症を生じるリスクがある．
- 脱水や貧血がある場合，起立性低血圧による転倒事故にも注意する．

（宮越浩一）

2 急性期（周術期）のリハビリテーション診療における栄養管理

1 周術期の特徴

- 術前管理は，待機手術と緊急手術とで大きく異なる．
- 待機手術では，術前に栄養状態や身体機能・活動性の評価を行い，必要な対策を講じることができる．
- 緊急手術の場合，術前の限られた時間内で手術に向けて循環動態の安定を中心とした全身状態の改善が行われる．
- 術前補助化学療法（neo-adjuvant chemotherapy；NAC）を施行する場合，通常手術まで3か月以上期間がある．NACに用いられる薬剤は，高頻度に悪心・嘔吐が生じるので，NACの期間中に栄養障害（低栄養）や骨格筋量の減少をきたさないような処置が必要である．

2 周術期の栄養管理

術前のポイント

- 術前に栄養管理が行われるのは待機手術の場合である．
- 待機手術では，受診後早期に栄養状態と身体機能・活動性の評価を行う．この評価は，術前のリハビリテーション治療の際の栄養療法の指標となり，または術後に回復させるべき指標となる．
- 血液生化学検査にはトランスサイレチン（プレアルブミン）値を加える．
- 身体機能・身体活動性の評価には握力，30秒椅子立ち上がりテスト，6分間歩行距離，1日の平均歩数（7日間の平均値）などを用いる．さらに，装置を用いた体成分分析を施行できればなおよい．
- 術前の栄養状態の評価で中等度以上の低栄養と判定された場合には，可能であれば10〜14日間の栄養療法を行う．

術後のポイント

- 術後は可及的早期に経口摂取もしくは経腸栄養（enteral nutrition；EN）を開始する．
- 術後早期に開始する経静脈的なアミノ酸の増量は，特に高度侵襲手術において体蛋白代謝を改善させる[1]．

❸ 周術期の栄養管理の注意事項

術前の注意事項

▶NAC における注意事項

- NAC 中の体重減少には，骨格筋量の減少が必ず伴う．骨格筋量の減少は，術後合併症の増加や予後の悪化につながる．
- 有害事象共通用語規準 v5.0（CTCAE v5.0）では，ベースラインから 5〜10％の体重減少は Grade 1 と判定される．Grade 1 の有害事象は通常処置を要さないものであるが，体重減少については 5％を超えた時点で栄養療法を開始する．
- 悪心や食思不振のために十分な経口摂取ができない場合には，経口的栄養補助（oral nutrition supplementation；ONS）を試みる．ONS を用いても経口摂取量が増加しないときには，末梢静脈栄養（peripheral parenteral nutrition；PPN）や経鼻栄養チューブを用いた EN の投与を検討する．

▶がんにおける注意事項

- 食道がんや胃がんによって通過障害が存在する場合，栄養チューブの先端を閉塞部位より肛門側まで進めることができれば EN が施行できる．
- その際 W-ED チューブ（double elementary diet tube）を用いれば，経腸栄養剤を投与しながら閉塞部位より口側の消化管内容物を吸引して排除することができる．
- 経鼻栄養チューブの留置が不成功に終わった場合や EN のコンプライアンスが不良な場合には経静脈栄養（parenteral nutrition；PN）を施行する．
- 大腸がんによって大腸が閉塞している場合，ステントの留置や閉塞部位の口側に人工肛門を造設することで閉塞機転を解除することができる．
- 大腸がんの術前処置では腫瘍の口側の腸管の減圧と内容物（糞便）の排除がきわめて重要である．ステントを留置して閉塞が解消されても，低残渣食あるいは成分栄養剤（elemental diet；ED）を処方する．
- 人工肛門が造設されている場合は，経口摂取は制限されない．水・電解質の不足が認められる際には，適切な量の水と電解質を経口的に補充する．
- がん種に関わらず，十分な栄養を経口的に摂取できない場合には PN の施行をためらってはならない．
- これらの処置で十分量のエネルギーおよび窒素源の補給を目指しつつ，身体機能の向上を企画した理学療法を行う．
- 消化管の閉塞によって減少した体重と骨格筋量を術前に可及的に回復させることはきわめて重要である．

術後の注意事項

- 胸部食道切除術や膵頭十二指腸切除術のような高度侵襲手術後であっても，離床を含めた早期のリハビリテーション治療が推奨されているため，術直後からの栄養管理はきわめて重要である．

- 中等度以上の侵襲が加わった場合でも，術後経過が順調で適切な栄養管理が行われれば代謝は早期に異化から同化へと移行する．なお，推定消費エネルギー量を満たす栄養の投与は，術後1週間を経過してからとする．

- どのような手術を受けても回復後に食べてはならない食材はない．例として，「胃がん治療ガイドラインの解説（一般用）」に記されている"胃がん手術後の食事について"を参考としてほしい．胃がん手術後に注意する点として，「よくかむ」ことや「ゆっくり食べる」「少なめに食べる」など，10のポイントが示されている．これらについて術前に十分説明することで，手術への不安の緩和と回復への意欲の増強を得ることができる．

- 社会での活動についても術前の状態に完全に復帰することが目標であり，それは十分可能であることを説明する．食生活と同様に，そのような説明が患者の意欲を増すことにつながる．

- -

🔵 文献

1) Konosu M, et al：Peripheral vein infusions of amino acids facilitate recovery after esophagectomy for esophageal cancer：Retrospective cohort analysis. Ann Med Surg 14：29-35, 2017
2) 日本胃癌学会（編）：18. 胃がん手術後の食事について．胃がん治療ガイドラインの解説 一般用（2004年12月改訂），胃がん治療を理解しようとするすべての方のために．第2版，pp64-69，2004
http://www.jgca.jp/pdf/GL2IPPAN.pdf

（大村健二）

回復期のリハビリテーション診療における栄養管理

① 回復期の特徴

- わが国の現状として，回復期のリハビリテーション診療は，回復期リハビリテーション病棟で行われることが多い．

- 回復期のリハビリテーション診療の主たる対象疾患は，脳血管障害，頭部外傷，脊髄損傷，大腿骨近位部骨折（術後），頸髄症（術後），腰部脊柱管狭窄症（術後），腰椎椎体骨折，不動による合併症（廃用症候群）などである．不動による合併症では，誤嚥性肺炎が多い．

- 回復期リハビリテーション病棟入院中に行われる訓練のなかでは，筋力増強訓練の占める割合が高い．一般的に，低栄養の状態で筋力増強訓練が行われた場合，筋蛋白質の崩壊が助長されて筋量が減ることが多い．

- 脳血管障害や不動による合併症によって回復期リハビリテーション病棟に入院した患者では，摂食嚥下障害が高頻度にみられ，これを原因として低栄養に至ることが少なくない．

- 低栄養は比較的高頻度に認められる．たとえば，回復期リハビリテーション病棟入院患者全員を対象とした調査では，全体の 40％以上の患者で低栄養がみられたと報告されている．また，摂食嚥下障害を呈する脳血管障害患者ではその 60％以上に低栄養が，肺炎後の不動による合併症の患者ではその 90％以上に低栄養が認められたと報告されている．

- わが国の回復期リハビリテーション病棟のデータに基づいた報告では，①回復期リハビリテーション病棟入院時の栄養状態が悪い患者では，入院中における機能回復が悪かった（在院日数も長くなり，自宅退院率も低下する），②回復期リハビリテーション病棟入院中に栄養状態が改善した患者では機能回復も良好であった，とされている．

- 回復期リハビリテーション病棟においては，チーム医療が重要である．すなわち，栄養管理について医師，看護師，理学療法士，作業療法士，言語聴覚士，薬剤師，管理栄養士，医療ソーシャルワーカーなど多くの職種が診療にかかわることで，多面的に患者に対峙していくことが望まれる．管理栄養士は回復期リハビリテーション病棟における医療チームの重要な構成員となっている．

- 回復期リハビリテーション病棟の診療に管理栄養士が関与することで，診療報酬も高くなる．たとえば，回復期リハビリテーション病棟入院料の施設基準として，入院料 1（最高点数）を算定するためには，専任常勤の管理栄養士が 1 人配置されることが条件とされている（2020 年度診療報酬改定による）．これは，栄養管理を徹底することで，リハビリテーション診療の質が向上するとのコンセプトを表していると解釈される．

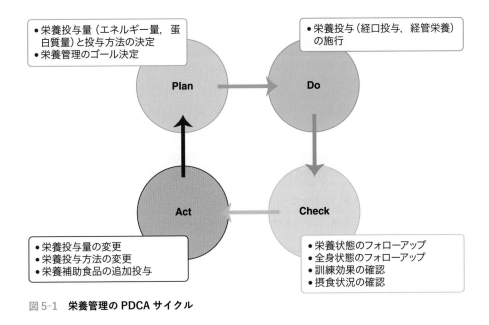

図 5-1　栄養管理の PDCA サイクル

❷ 回復期の栄養管理

- 回復期リハビリテーション病棟における栄養管理としては，まずは，入院時評価（栄養状態，摂食嚥下機能など）を行い，以後は，栄養管理に関する PDCA（Plan-Do-Check-Act）サイクルを回していくのがよい．
- 栄養管理に関する PDCA サイクルでは，①"Plan"として，栄養投与量と投与方法（経口摂取か，経管栄養か）の決定や栄養管理のゴールの決定を，②"Do"として，連日の栄養投与を，③"Check"として，定期的な栄養状態もしくは全身状態の評価を，④"Act"として，食事内容の変更や栄養補助食品の追加投与を行う（図 5-1）．
- 回復期リハビリテーション病棟における医療チームの個々の構成員が，栄養管理のために行うべきことを表 5-3 にまとめた．

栄養状態の評価（栄養障害の診断）のポイント（回復期リハビリテーション病棟入棟時）

- 回復期リハビリテーション病棟入院患者については，同病棟への入院時に栄養状態を評価することが望ましい．また，摂食嚥下機能についても評価をするのがよい．
- 栄養状態の評価は，身体評価として体格指数（body mass index；BMI），上腕三頭筋皮下脂肪厚，上腕筋囲を算出もしくは測定する．サルコペニア（両側下肢のるいそうの程度から推測できる）を合併している場合，低栄養状態である可能性が高い．
- 血液・生化学検査では，血清アルブミン濃度，血清トランスサイレチン（プレアルブミン）濃度，総リンパ球数などが低下している場合に，低栄養が示唆される．
- CONUT（controlling nutritional status），MNA®-SF（mini nutritional assessment-short form），MUST（malnutrition universal screening tool）などの栄養評価法を用いるのもよい．

表 5-3　回復期リハビリテーション病棟における医療チームが，栄養管理のために行うべきこと

職種	行うべきこと
医師	・栄養状態を評価（初期評価および再評価）し，栄養障害（低栄養，過栄養）の診断をする. ・摂食嚥下機能を評価する（VE や VF）. ・栄養療法のゴールを決定する. ・投与すべき栄養量（エネルギー量，蛋白質の量など）とその投与方法を決定し，適宜変更する. ・患者およびその家族に，栄養状態の現状と今後における栄養管理の方針を説明する.
看護師	・栄養状態を評価（初期評価およびフォローアップ評価）する. ・食事動作（経口摂取）を介助して，実際の栄養摂取量を確認する. ・経管栄養製剤を注入する. ・全身状態（体重，活動性など）の変化を確認する.
理学療法士	・栄養障害（低栄養）による身体合併症（筋萎縮，筋力低下，心肺持久力低下など）の有無と程度を評価する. ・筋力増強訓練や持久力訓練の効果を判定する（低栄養であれば，これらの訓練の効果がみられにくい）.
作業療法士	・食事動作（箸の操作，皿の運搬など）を評価する. ・食事動作を訓練する（自助具の使用など）.
言語聴覚士	・摂食嚥下機能を評価する（反復唾液嚥下テストや改訂水飲みテスト）. ・摂食嚥下訓練（間接訓練から直接訓練へと進める）を行う.
薬剤師	・内服中の薬剤が，食欲低下，胃部不快感，悪心などの消化器系副作用を生じるか否かを確認する. ・消化器系症状（便秘，悪心など）を緩和する薬剤の投与を検討する.
管理栄養士	・栄養状態を評価（初期評価およびフォローアップ評価）する. ・投与すべき栄養量（エネルギー量，蛋白質量など）や適切な食形態を提案する. ・栄養補助食品の使用を提案する.
医療ソーシャルワーカー	・自宅退院後の食事供給の方法（宅配サービスの利用など）を確認する. ・自宅退院後の経済的支援体制（安定した食費の確保）を整える.
公認心理師/臨床心理士	・食欲低下の原因となる心理状態（うつ，不安，混乱など）の有無を確認する. ・心理的な問題に対する心理療法を行う.
その他	・歯科医師が義歯を作製する. ・消化器内科もしくは外科医師が PEG を行う.

VE：videoendoscopy（嚥下内視鏡），VF：videofluoroscopic examination of swallowing（嚥下造影），PEG：percutaneous endoscopic gastrostomy（経皮内視鏡的胃瘻造設術）

・摂食嚥下障害の評価として，反復唾液嚥下テストや改訂水飲みテストなどの簡易検査に続いて，VE（嚥下内視鏡）や VF（嚥下造影）を行うこともある.

栄養療法（回復期リハビリテーション病棟における）のポイント

・必要エネルギー量（kcal）は，「基礎エネルギー消費量（年齢，体重，身長に基づいて Harris-Benedict の式から算出される）×活動係数×ストレス係数（kcal）」として算出されるが，積極的な訓練を受ける患者においては，活動係数（寝たきり患者であれば，1.0 程度）を 1.5〜2.0 などと高めに設定する.

・回復期リハビリテーション病棟入院患者に投与されるエネルギーは，「"訓練のために必要なエネルギー"＋"訓練以外のために必要なエネルギー"」となる. 低栄養がある場合は，それ

を補うためのエネルギーも必要となる.

- 回復期リハビリテーション病棟入院中の患者に対しては,蛋白質を 1.2〜2.0 g/kg 体重/日として投与するのがよい(安静臥床時であれば,0.8〜1.0 g/kg 体重/日でよい).
- 経口摂取の食形態は,個々の患者の摂食嚥下機能に基づいて決定する.摂食嚥下機能が障害されている場合は,粥食やトロミのついた食事を用意する.
- なんらかの理由で食事摂取が進まない場合は,栄養補助食品を追加投与する.

経管栄養の導入

- 意識障害や摂食嚥下障害がある場合には,経管栄養を導入する.当初は,経鼻胃管による経管栄養を行う.脳血管障害の場合,急性期に経鼻胃管による経管栄養が開始され,そのままの状態で回復期リハビリテーション病棟に転棟してくることが珍しくない.
- 摂食嚥下障害がある場合は,経管栄養を行いながら,摂食嚥下機能の回復のために間接訓練を行う.すなわち,舌や口唇の動きの訓練,アイスマッサージ,前頸部筋など摂食嚥下に関連する筋の筋力増強訓練などを行う.
- 間接訓練によって摂食嚥下機能の改善がみられた場合は,そのまま直接訓練として段階的摂取訓練を行い経鼻胃管の抜去を目指す.摂食嚥下機能の改善がない場合は胃瘻の造設(経皮内視鏡的胃瘻造設術,percutaneous endoscopic gastrostomy;PEG)を行う.
- PEG を行うことで誤嚥性肺炎の合併リスクが軽減すると報告されている.PEG は,(創部感染症など合併症のリスクを減ずるために)低栄養が増悪しないうちに(血清アルブミン濃度が 3.0 g/dL 以上)施行するのがよい.

筋量を増すための栄養補助食品の投与

- 筋量を増すために必要な栄養素は,蛋白質,分岐鎖アミノ酸(バリン,ロイシン,イソロイシン),ビタミン D である.
- 筋量増加を促したい場合には,十分なエネルギーの投与と合わせて,低栄養状態でなくても,蛋白質や分岐鎖アミノ酸(特にロイシン)を高濃度に含む栄養補助食品を投与するのもよい.

❸ 回復期の栄養管理の注意事項

- 歯科的な問題で咀嚼が十分にできない患者については,歯科受診(回復期リハビリテーション病棟入院中であれば,歯科医の訪問診療でもよい)により専門的な治療を受けることが望ましい.必要があれば,義歯を作製する.
- 回復期リハビリテーション病棟に入院している肥満患者(特に,下肢関節疾患や脊椎脊髄疾患を原因として入院している肥満患者)の場合,入院中に減量することも重要である.訓練を行うと同時に投与エネルギー量を制限して体重を減ずることを試みるが,血清アルブミン値の低下など"低栄養を示す所見"が出現した場合には,それ以上の減量は試みないほうがよい.

- 身体活動性が少ないと，腸管の動きが減少して便秘傾向となり，食欲も低下する．回復期リハビリテーション病棟入院患者に対しては，できるだけ歩行を促し，車いすの乗車時間も長くすることで腸管の動きを賦活するのがよい．積極的に緩下剤を使用することも重要である．

- 認知機能の低下によって「食欲がない，食事が進まない」という場合，その対応に苦慮することが少なくない．シプロヘプタジン塩酸塩やプレドニゾロンの内服投与が食欲を増すとの意見もあるが，効果がみられる患者は限られる．患者の嗜好に合わせて，家族が患者の好きな食べ物を持ち込むなど個別の食事を用意するのも1つの方法である．

- 定時の経管栄養（90分間の注入を1日に3回行うなど）を行う場合，その注入速度が速くなると下痢が生じることがある．そのときには注入速度を遅くするとよいが，注入速度をあまりにも遅くしてしまうと，注入時間が長くなってしまい，訓練を行う時間が確保できなくなることもある．

- 回復期リハビリテーション病棟入院患者については，中心静脈栄養よりも経管栄養を優先すべきである．中心静脈栄養の導入は，腸管機能が障害されている場合，胃腸疾患の既往があり構造的に胃瘻造設が困難な場合，経鼻胃管の留置に強い抵抗を示す場合などに限られる．

- 中心静脈栄養を長期的に行う場合は，感染リスクの低い血管内デバイスとして，末梢挿入型中心静脈カテーテル（peripherally inserted central catheter；PICC）や皮下埋め込み型ポートを選択することが推奨される．

（角田　亘）

4 生活期のリハビリテーション診療における栄養管理

1 生活期の特徴

- 生活期においても，適切な栄養管理を行わないとリハビリテーション治療の効果は半減する（図5-2）．
- 生活期のリハビリテーション診療は大きく分けると，在宅で行われる場合と施設/病院（介護老人保健施設，介護老人福祉施設，療養病棟など）で行われる場合とがあるが，生活期の栄養管理も同様である．

在宅でのリハビリテーション診療における栄養管理の特徴

- 在宅でのリハビリテーション診療では，大きな原因はなく加齢などにより徐々に身体・認知機能が低下した場合，誤嚥性肺炎，骨折，脳血管障害などで入院後に身体・認知機能が急速に低下した場合などがある．ともにサルコペニア，フレイル，低栄養を伴っていることが多い．
- 在宅でのリハビリテーション診療の目標設定は入院中に病院で開催される退院調整カンファレンスからスタートする（図5-3）．病院での現状を把握し，カンファレンスで介護体制を

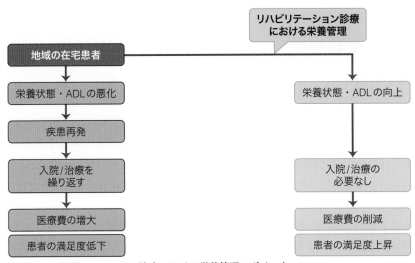

図5-2　リハビリテーション診療における栄養管理のポイント

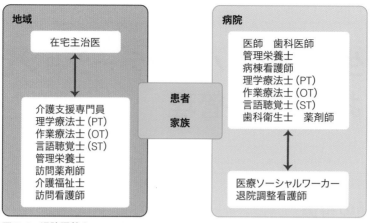

図 5-3　退院調整カンファレンス
患者・家族を中心とし，病院・地域から各職種が出席する.

整えていく.

- 生活期の患者に対する栄養投与は，経口投与，経管栄養，経静脈栄養のいずれかで行われる.

- 施設入所/病院入院患者については，管理栄養士の専門的な管理のもとでそれが進められるが，在宅生活患者については，家族もしくは患者本人が栄養管理を行うことになるため，その管理の質は決して保障されるものではない. 特に，在宅生活患者の経口栄養の管理は，家族もしくは患者本人では適切に行えない可能性もある. 投与エネルギー量をうまく調節できない. したがって，医療スタッフによる家族もしくは患者本人への教育と指導が重要となる.

- 在宅生活患者に対して経管栄養もしくは経静脈栄養を行う場合には，介護保険サービスである訪問診療と訪問看護を利用することが勧められる.

- リハビリテーション診療における栄養管理を適切に行い，患者の満足度を高めることも重要である（図 5-2）.

❷ 生活期の栄養管理

経口投与の管理

- 毎日の必要エネルギー量（kcal）は，「基礎エネルギー消費量×活動係数×ストレス係数（kcal）」として算出される. これは回復期の栄養管理と同様であるが，生活期においては活動係数は 1.0～1.5 程度を目安とする. 蛋白質の投与量は 1.0～1.2 g/kg 体重/日がよい.

- 低栄養がある場合のエネルギー量については，上記で算出されるものよりもやや多目に（10～20%増として）投与する.

- 在宅生活の場合は家族が食事を用意することになるため，厳密に食事の総エネルギー量や蛋白質量を調整することは困難である. 家族には，特に過体重でなければ，「少々多目にエネルギーもしくは蛋白質を与えてもかまわない」と指導する. そして，過体重がみられるよう

になれば，その時点から投与エネルギー量を減らす．

- 用意された（提供された）食事を，実際に「どれくらい（主食を何割，副食を何割）」摂取したかが重要である．したがって，家族もしくは施設スタッフが摂取量を確認する．摂取量が少ない場合は，食欲の有無，食事の味付け，食事に関する患者の嗜好などについて確認する必要がある．在宅生活の場合，家族が患者の嗜好に沿った食事を提供することで食事摂取量が増すことが期待できる．
- 食欲の低下が1週間以上続く場合は，その原因を精査する．特に高齢者の場合は，悪性腫瘍の可能性に留意する．

経管栄養の管理

- 毎日の必要エネルギー量や蛋白質の必要量は，経口摂取の管理と同様である．
- 経口摂取の場合と異なり経管栄養の場合は，「投与した栄養量＝摂取された栄養量」となる．ただし，腸管の吸収障害がある場合には，実際に体内に吸収される栄養量は，投与された栄養量よりも少なくなる．下痢がみられる場合には吸収障害の存在を考える．その際には，薬剤の吸収も阻害されることに留意する．
- 在宅で経管栄養を行う場合，その開始にあたっては医療スタッフが家族に十分に指導する必要がある．開始後は，訪問看護で経過観察をしていく．
- 経鼻胃管の交換は，2〜4週間ごとに訪問診療もしくは訪問看護によって行われるのがよい．
- 胃瘻カテーテルの交換は，バルーン型であれば1〜2か月に1回，バンパー型であれば4〜6か月に1回の頻度で行う．

経静脈栄養の管理

- 投与エネルギー量の調節は，比較的容易にかつ正確に行える．嘔吐や下痢によっても摂取エネルギー量は影響されにくい．
- 中心静脈栄養を長期的に行う場合，感染，敗血症，電解質異常，ビタミン欠乏症などが起こりうる．高血糖がみられる場合には，輸液本体に速効型インスリンを混注する．
- 在宅で経静脈栄養を行う際には，家族に毎日の観察ポイント（チューブ接続部からの点滴内容の漏れの有無，血液逆流の有無，チューブ挿入部の皮膚病変の有無など）を指導する．

❸ 生活期の栄養管理の注意事項

- 在宅生活患者であっても，定期的に血液・生化学検査などを行いながら栄養状態を経過観察していく．
- 医療機関への通院が困難な在宅生活患者本人もしくはその家族に対しては，管理栄養士による訪問栄養食事指導を受けることが勧められる．これには，「栄養ケア計画を指導して，栄養状態をモニタリングする」居宅療養管理指導と，「具体的な献立を示して，調理の実技を伴う指導を行う」在宅患者訪問栄養食事指導とがある．
- 生活期にある患者のうちで，経管栄養施行患者に発熱がみられた場合には，誤嚥性肺炎合併

表 5-4　**介護報酬における栄養管理に関連する加算**

サービスの種類	施設種別	加算
施設サービス	介護老人保健施設（老健） 介護老人福祉施設（特別養護老人ホーム，特養） 介護療養型医療施設	経口移行加算 経口維持加算 療養食加算 栄養マネジメント強化加算 再入所時栄養連携加算
居宅サービス	通所リハビリテーション 通所介護	居宅療養管理指導 栄養スクリーニング加算 栄養改善加算 栄養アセスメント加算
地域密着型サービス	小規模多機能型居宅介護 認知症対応型共同生活介護	栄養スクリーニング加算 栄養改善加算 栄養アセスメント加算

（2022 年現在）

の可能性を念頭におく．そして，誤嚥性肺炎の診断が確定したら，一時的に経管栄養を中止するのがよい．経静脈栄養施行患者に発熱がみられた場合には，カテーテル関連血流感染症（catheter-related blood stream infection；CRBSI）の可能性を考える．感染があれば，早急にカテーテルを抜去する．

- 生活期患者が対象となる栄養管理に関する加算（介護報酬）として，施設（介護老人保健施設，介護老人福祉施設など）入所患者については経口移行加算，経口維持加算，療養食加算，栄養強化マネジメント加算，再入所時栄養連携加算がある．通所リハビリテーション（デイサービス）や通所介護（デイケア）を利用する在宅生活患者については居宅療養管理指導，栄養スクリーニング加算，栄養改善加算，栄養アセスメント加算がある（表 5-4）．

🔵 **文献**

- ・　高齢者向け住まい及び住まい事業者の運営実態に関する調査研究報告書．平成 28 年度老人保健事業推進費等補助金(老人保健健康増進等事業分)，野村総合研究所，2017
- ・　平成 29 年介護サービス施設・事業所調査の概況．2017
https://www.mhlw.go.jp/toukei/saikin/hw/kaigo/service17/dl/gaikyo.pdf
- ・　杉山みち子，他：『施設入居者に対する栄養管理，口腔管理のあり方に関する調査研究』介護保険施設における摂食・嚥下機能が低下した高齢者の「食べること」支援のための栄養ケア・マネジメントのあり方に関する研究報告書．平成 25 年度厚生労働省老人保健事業推進等補助金，日本健康・栄養システム学会，2014
https://j-ncm.com/wp/wp-content/uploads/2018/10/H25mhlw_Repo20140410.pdf

（御子神由紀子・百崎　良）

低栄養と過栄養の栄養管理

低栄養の栄養管理

① 低栄養の概要

- 低栄養は，健康な生命活動を行うために必要な栄養素が，質的・量的に不足することで生じ，放置すればさまざまな健康障害につながる状態である．

- Jensen らは，低栄養を「身体機能の障害をきたす可能性のある，除脂肪体重の低下した状態」と定義している．

- ビタミンとミネラルの不足は，通常は別の疾患・病態と考えられるが，カロリーが不足すると，ビタミンやミネラルも不足する傾向があるので，同様に注意する必要がある．

- 蛋白質・エネルギー栄養障害（protein energy malnutrition；PEM）は，エネルギー不足を主体とするマラスムス（marasmus）型栄養障害と，蛋白質の不足を主体とするクワシオルコル（kwashiorkor）型栄養障害に代表される．

- マラスムス型栄養障害では，エネルギーを供給する大栄養素が不足するため，エネルギー源として重要なブドウ糖（糖質）を，体脂肪（脂質）の分解，筋蛋白（蛋白質）の分解から糖新生を行って補充する．このため体重減少が顕著にみられるが，血清アルブミンは一般には低下しない．

- クワシオルコル型栄養障害は，蛋白質が不足するがエネルギー源となるブドウ糖は存在するため糖新生は活性化されない．このため骨格筋からのアミノ酸供給は活性化されず，肝臓の蛋白合成能力は低下し，低アルブミン血症をきたす．

- 臨床現場では，マラスムス型とクワシオルコル型の混合型の栄養障害がみられることが多い．これは，栄養摂取量の低下で脂肪や筋肉の分解が起こり，体重減少がみられるが，同時に肝臓の蛋白合成能力も低下しているために低アルブミン血症も呈する状態である．

- 飢餓状態は蛋白-エネルギー低栄養の最も極端な形態であり，必須栄養素の一部または全部の欠乏が長期間続いたときに起こる．

- 重度の低栄養の小児では，知的面を含む正常な成長が妨げられる．

- 重度の低栄養は，成人では体重減少，浮腫，免疫機能低下，褥瘡，肝障害，心機能低下，意識低下などにつながる．また，四肢体幹の筋，摂食嚥下の関連筋，呼吸筋，などの筋量減少や筋力低下が生じ，寝たきり，摂食嚥下障害，呼吸障害，サルコペニア，フレイルの原因となる．

- 低栄養患者の割合は，病院では高齢者の 40% 前後，地域在住の高齢者において 10〜30% とする調査結果があり，低栄養は臨床でよく遭遇する栄養障害である．

- 医療の枠組みのなかの幅広い疾患において，低栄養は，生命予後，入院期間，医療費，再入

院にかかわる大きな要因である．脳血管障害，骨折，手術後，循環器疾患，腎疾患，など多くの疾患で低栄養が治療成績を悪化させる．

- リハビリテーション医学・医療における重要なポイントである「機能障害」や「能力障害」についても，低栄養は脳血管障害，大腿骨近位部骨折などにおいて，帰結が悪くなることが明らかにされている．
- 「脳卒中治療ガイドライン2021」では，低栄養状態やそのリスクのある脳血管障害患者に対し，急性期から十分なエネルギーや蛋白質補給が推奨されている．
- リハビリテーション治療期間中に栄養状態が改善しない場合には退院時のADLが低くなるため，低栄養患者に対する栄養管理は必須である．
- 一方，複数のシステマティックレビュー，メタアナリシスにおいて，低栄養患者に対し栄養療法のみでは予後の改善への効果は限定的であると結論づけられている．運動療法に栄養療法を併用させる重要性が認識されつつある．
- 多くの場合，低栄養患者は，ADLの低下，不動による身体機能の低下を合併しているため，機能障害，能力障害を含めた包括的な視点が必須である．

❷ 低栄養の原因・メカニズム

- 米国栄養士会と米国静脈経腸栄養学会は，成人の低栄養を，炎症反応の存在と程度により，①飢餓関連の低栄養（炎症なし），②慢性疾患による低栄養（軽度〜中等度の炎症），③急性疾患または外傷による低栄養（高度の炎症），の3つに分類することを提唱している．
- 低栄養はエネルギー摂取量がエネルギー消費量より不足する状態が続くことで起こる．すなわち，エネルギー摂取量の減少・エネルギー消費量の増大によって起こりやすくなる．

エネルギー摂取量の減少

- エネルギー摂取量の減少は，経口摂取による栄養摂取例であれば，食思不振による摂取量の低下，摂食嚥下障害による摂取量の減少などによって起こる．
- 摂取が困難な疾患，意識障害，手術後などで経口摂取が不可能なケースでは，経管栄養，経静脈栄養による栄養摂取が行われる．その場合，必要なエネルギーが提供されないことがある．末梢血管による静脈栄養では，十分なエネルギーの供給は困難である．
- 栄養素の摂取・代謝・吸収を妨げる疾患（炎症性腸疾患，肝疾患など）では，食事量に比してエネルギーとしての摂取量が減少している場合がある．
- 消化管障害を起こしやすい薬剤（非ステロイド系抗炎症薬，副腎皮質ステロイド薬，ビスホスホネート製剤，抗菌薬など），悪心・嘔吐を起こしやすい薬剤（オピオイド，抗がん薬，選択的セロトニン再取り込み阻害薬，ジギタリス，鉄剤など）で食欲低下を起こすことがある．

エネルギー消費量の増大 (詳細は第Ⅶ章-3「侵襲に対する栄養管理」を参照➡ 113頁)

- 侵襲とは，生体の内部環境の恒常性を乱す可能性がある刺激であり，手術，外傷，急性感染症，熱傷など急性の炎症が生じて代謝が亢進すると，生体を維持するために必要なエネル

表 6-1　高齢者のエネルギー摂取量減少の要因

並存疾患	消化器疾患，悪性腫瘍，慢性臓器不全
身体機能的要因	口腔・摂食嚥下の機能低下，呼吸機能低下，筋力低下
精神的要因	認知症，抑うつ状態
薬剤的要因	薬剤副作用による食思不振，嘔吐，下痢，便秘
社会的要因	少ない外出機会や対人交流，独居，介護力不足，経済的問題

ギー量が増大する．また，窒素平衡が蛋白異化に傾き，骨格筋の分解が増加する．
- 甲状腺機能亢進症のように，疾患特性として代謝が亢進しエネルギー消費量を増大させる場合もある．

悪液質（詳細は第Ⅶ章-4「悪液質の栄養管理」を参照➡ 118 頁）

- 悪液質とは，基礎疾患と関連した複雑な代謝症候群であり，脂肪量の損失の有無にかかわらず筋の損失を特徴としている．低栄養の機序はエネルギー消費量の増大であるが，多くの場合は摂取量も減少している．

高齢者の低栄養のメカニズム（詳細は第Ⅶ章-1「加齢による栄養障害の栄養管理」を参照➡ 104 頁）

- 高齢者では，表 6-1 の要因での食思不振，摂食嚥下障害をきたし，エネルギー摂取量の減少をきたしやすい．
- また，基礎疾患によりエネルギー消費量が増大している場合もあるので，注意が必要である．

❸ 低栄養の評価（詳細は第Ⅳ章-4「低栄養の評価と診断」を参照➡ 55 頁）

- 体重，評価法などを用いた定期的な栄養評価，経過チェックが基本である．
- 評価に基づき，目標を設定する．その際に，栄養状態に関する目標だけでなく，運動機能，ADL に関しても考慮する．
- 目標は，具体的かつ測定可能な数値を設定する．全身状態，病状の変化によって目標を調整する必要があるので，1 週間ごとの評価，目標の見直しが望ましい．

❹ 低栄養の栄養療法

必要エネルギー量

- まず，エネルギー摂取量が減少しているか，もしくは，エネルギー摂取量がエネルギー消費量から相対的に不足しているかどうかを確認する．
- そのために，1 日の総エネルギー消費量を算出，もしくは測定する必要がある．
- 総エネルギー消費量を算出する場合は，まず，基礎代謝量（basal metabolic rate；BMR）を求

表6-2 活動係数とストレス係数

活動係数（AF）		ストレス係数（SF）	
寝たきり（意識低下状態）	1.0	飢餓状態	0.6〜0.9
寝たきり（覚醒状態）	1.1	手術	軽度：1.1，中等度：1.3〜1.4，高度：1.5〜1.8
ベッド上安静	1.2	長管骨骨折	1.2〜1.3
ベッド外活動あり	1.3〜1.4	がん/COPD	1.2〜1.3
一般職業従事者	1.5〜1.7	腹膜炎/敗血症	1.2〜1.3
		重症感染症/多発外傷	1.2〜1.3
		熱傷	1.2〜1.3
		発熱（1℃ごと）	1.2〜1.3

める．わが国独自のものとして「日本人の食事摂取基準（2020年版）」の基礎代謝基準値，国立健康・栄養研究所から発表された推定式があり，国際的には Harris-Benedict の式がよく用いられる．これらによって算出された基礎代謝量に身体活動レベルや活動係数と呼ばれる数値をかけることで総エネルギー消費量を算出する．

- Harris-Benedict の式は，身長，体重，年齢より算出された基礎代謝エネルギー消費量（basal energy expenditure；BEE）に，活動量を表す「活動係数」と侵襲の程度を表す「ストレス係数」をかけることで必要エネルギー量を算出する．

Harris-Benedict の式

男性　BEE＝66.47＋[13.75×体重（kg）]＋[5.0×身長（cm）]−[6.75×年齢]

女性　BEE＝655.1＋[9.56×体重（kg）]＋[1.85×身長（cm）]−[4.68×年齢]

⇒必要エネルギー量の算出式

必要エネルギー量＝BEE×活動係数×ストレス係数

[活動係数，ストレス係数の値は表6-2に示す]

- 一方，基礎代謝量や総エネルギー消費量の算出は誤差があることも知られているため，可能であれば，実際に測定することも重要である．
- 総エネルギー消費量を推定するための方法としては二重標識水法が最良の方法とされているが，装置が大がかりで，活動内容も限定されるため，最近はほとんど使用されていない．
- 呼気分析による測定法は比較的簡便で誤差も少ないことから，臨床場面で基礎代謝量を測定するのに適している．
- 体重を30日間で1 kg 増加させることを目標とした場合，算出・測定された総エネルギー消費量に加えて＋250 kcal が1つの目安となる．
- 低栄養の原因に侵襲がある場合の栄養療法の基準についてはまだ議論が分かれているが，「適切な量の蛋白質提供」が予後を改善させることは明らかである．
- 栄養不良の患者では，ICU 入院後の1日の蛋白質投与量が1 g/kg 体重上昇するごとに，90日後の退院後死亡率が30%減少したという報告がある．
- 悪液質が原因の低栄養の場合，高蛋白質食（1日1.5 g/kg 体重），n-3脂肪酸（エイコサペンタエン酸）で対応する栄養療法もあるが，運動療法も併用した柔軟な対応が必要である．運動療法は，抗炎症作用と抗酸化作用を発揮することで，筋の消耗のプロセスを減衰させたり，逆行させたりすることができる．低栄養状態にとって重要な治療手段である．

❺ 低栄養の栄養管理における注意事項

医原性の低栄養

- リハビリテーション科医は医療チームのなかで，医原性の低栄養に関するアラートを出し予防する役割を担うべきである．
- 医原性の低栄養を引き起こす本質的な問題は，必要のない安静と絶食である．
- 長期の禁食期間により経口摂取再開の困難が生じるため，注意が必要である．
- 転倒リスクの回避という名目での過度な安静や，患者自身やその家族による活動制限は，食欲の低下を招く．
- 摂食嚥下機能，全身状態，意識レベルなどにより経口での栄養摂取が困難であるのにもかかわらず，経口摂取のみにこだわり，低栄養や不動による合併症を引き起こすこともある．
- 低栄養状態が遷延してから経管栄養や経静脈栄養に切り替えても予後が改善しにくい．適切なタイミングで経管栄養や経静脈栄養を行うことで，経口摂取への復帰が可能な場合も少なくない．
- 低栄養の初期段階において経口摂取が困難になっている場合，全身状態，摂食嚥下機能，運動機能の予後を予測し，それらが可逆的な状態であるなら，経口摂取以外のルートで栄養状態を改善させることを検討する．
- その場合は，機能障害の維持・改善を目指した摂食嚥下療法，運動療法の併用は必須である．
- 「脳卒中治療ガイドライン 2021」や JSPEN（Japanese Society for Parenteral and Enteral Nutrition）のガイドラインでは，基本的に消化管が安全に活用できれば，早期からの経腸栄養を行うことが推奨されている．

摂食嚥下障害における低栄養

- 先行期も含む摂食嚥下障害により摂取エネルギーが不足し，低栄養状態になるケースは珍しくない．早期の低栄養は適切に管理することで，運動機能低下，摂食嚥下障害は可逆的である．一方，遷延すると不動による合併症も生じ，不可逆になることもあるため注意が必要である．
- 摂食嚥下障害が先行する型の低栄養では，エネルギーや蛋白質だけでなくビタミンやミネラル不足が合併していたり，電解質の異常をきたしていることもあるので見逃さないようにする．

リフィーディング症候群

- 低栄養患者の栄養療法にあたっては，リフィーディング症候群（refeeding syndrome；RFS）に注意する．
- RFS とは，飢餓状態の代謝に適応している患者へ大量の糖質を急速投与することで発症する代謝合併症であり，特に低リン血症をきたす症候群である．
- RFS の症状は神経症状，浮腫，心不全，不整脈など多岐にわたり，重症の場合は死に至る．

表 6-3　リフィーディング症候群のリスク因子

以下のうち 1 つ以上の項目を満たす場合	以下のうち 2 つ以上の項目を満たす場合
● BMI が 16 kg/m² 未満 ● 過去 3～6 か月で 15％以上の意図しない体重減少 ● 10 日以上ほとんど食べていない ● 栄養投与再開前の低カリウム血症，低リン血症，低マグネシウム血症	● BMI が 18.5 kg/m² 未満 ● 過去 3～6 か月で 10％以上の意図しない体重減少 ● 5 日以上ほとんど食べていない ● アルコール依存の既往，インスリン・抗がん薬・制酸薬・利尿薬の使用

- RFS を起こすリスクを表 6-3 に示す．
- RFS のリスクがある場合には，「栄養投与前の電解質チェック」「栄養開始前のビタミン B₁ 補充」「電解質モニタリング」「ゆるやかな栄養増量」を心がける．

窒素平衡

- 窒素平衡の評価は難しいが，蛋白異化（catabolism）に傾いているのか，同化に傾いているのかを予測することが重要である．
- 体内の蛋白異化傾向を引き起こすのは侵襲である．大きな侵襲が加わった場合は適切に蛋白質を付加する必要がある．また，侵襲が収まった後には蛋白同化に体内が傾く．
- 侵襲の期間に筋量の低下をきたしている場合は，運動療法＋蛋白質投与を行う．
- 腎疾患や悪液質などによる慢性的な蛋白異化傾向がある場合，運動療法は，蛋白質分解に関連するシグナル伝達経路を減衰させ，抗炎症作用と抗酸化作用を発揮する．
- これらの作用により筋の消耗が減少し，運動療法が栄養状態を改善させる．

低栄養における運動療法

- まず，低栄養患者は不動による合併症を起こしている場合が多く，そのリスクを含め対処が必要である．
- 不動による合併症は，不活動状態により生じる二次障害のことで，筋力低下や筋萎縮だけではなく，認知機能低下，骨粗鬆症，関節拘縮，心機能低下，肺活量低下なども引き起こす．
- 筋力は，不動により 1 週間に 10～15％低下する．一方，最大筋力の 20～30％の筋収縮があれば筋力は維持される．
- 認知機能低下，骨粗鬆症，関節拘縮，心機能低下，肺活量低下などは離床によって予防できる．低栄養状態であっても，バイタルサインなど全身状態が落ちついていれば，座位，立位，歩行など，積極的な離床を進めていく．
- 運動療法のうち，持久力訓練，基本動作訓練，歩行訓練の運動強度は，脈拍や METs（安静時酸素需要量）を用いて設定する．急性期の病棟のベッドサイドで行われる運動療法は，歩行訓練を含んでいてもそれほど多くのエネルギーを消費することはないため，低栄養患者においても心配なく行える．
- 一方で，エルゴメーターなどを用いて持久力訓練を行う場合は，消費エネルギーを算出しておく必要がある．その際，各運動の METs を用いて計算する（表 6-4）．

表 6-4　**各種運動のエネルギー消費量の計算式**

エネルギー消費量（kcal）＝
　エネルギー代謝率（relative metabolic rate；RMR）（kcal/kg/時）×時間（時）×体重（kg）
RMR＝1.2×（METs−1）

- 運動療法のうち，筋力増強訓練はまず運動の種類（他動運動，自動介助運動，自動運動，抵抗運動）で負荷量を調整する．抵抗運動のなかで，臨床で一番用いられる等張性運動訓練では，負荷強度の基準を 1 もしくは 10 RM（repetition maximum：かろうじて 1 回もしくは 10 回挙上できる重量）にして負荷強度と回数を調整する．
- 低栄養患者において，筋力増強訓練を行う際に注意すべきは，窒素平衡である．侵襲が大きく，蛋白異化状態の場合は抵抗運動を行うことに関しては慎重な判断が必要である．そのような場合は，筋萎縮や不動による合併症の予防に主眼をおいて，自動運動，自動介助運動，持久力訓練，基本動作訓練，歩行訓練を適切に組み合わせる．

🔖**文献**

- Jensen GL, et al：Malnutrition syndromes：a conundrum vs continuum. JPEN J Parenter Enteral Nutr 33：710-716, 2009
- 若林秀隆：【運動器の健康と栄養】リハビリテーションと栄養．整形・災害外科 61：1037-1044, 2018
- Kawakami M, et al：Resting Energy Expenditure in Patients with Stroke during the Subacute Phases-Relationships with Stroke Types, Location, Severity of Paresis, and Activities of Daily Living. Cerebrovasc Dis 39：170-175, 2015
- 川上途行：リハビリテーションにおける栄養サポート　脳卒中回復期リハビリテーションと栄養サポート．Jpn J Rehabili Med 54：97-101, 2017
- Sánchez-Rodríguez D, et al：Sarcopenia in post-acute care and rehabilitation of older adults；A review. Eur Geriatr Med 7：224-231, 2016
- 日本脳卒中学会 脳卒中ガイドライン委員会：脳卒中治療ガイドライン 2021．2021, 協和企画
- Liang N, et al：Nutrition support in hospitalised adults at nutritional risk. Cochrane Database Syst Rev 5：CD011598, 2017
- 高橋秀寿：廃用症候群．木村彰男（編）：リハビリテーションレジデントマニュアル．第 3 版, pp400-404, 医学書院, 2010

（川上途行・近藤国嗣）

過栄養の栄養管理

1 過栄養の概要

- 栄養状態は大きく過栄養，正常，低栄養の3つに分けられる．過栄養とは「脂肪の過剰蓄積により健康障害の発症や，ADLの低下リスクがある状態」である．脂肪の過剰蓄積を反映する状態として肥満があげられる．

- 過栄養のリスク状態とは，「現在は過栄養ではないが，将来的に過栄養になる可能性が高い状態」である．過食による摂取エネルギー過剰，運動量や身体活動量の低下による消費エネルギー低下などが持続し，今後の過栄養が予測できる状態である．

- 肥満とは体脂肪が過剰に蓄積した状態であり，わが国では体格指数（body mass index；BMI）25 kg/m^2 以上が肥満と定義されている．腹囲が男性 85 cm 以上，女性 90 cm 以上であることも肥満の指標である．

- 肥満に起因あるいは関連する健康障害があり，医学的に治療が必要とされるものを「肥満症」と診断する（図 6-1）．

- BMI 35 kg/m^2 以上は高度肥満と判定され，病態が異なり治療においても別の対応が必要であるため明確に区分されている．

- 体脂肪には内臓脂肪と皮下脂肪がある．内臓脂肪は，皮下脂肪と比べて脂肪細胞の大きさが小さく，交感神経の刺激に対する反応性が高いため，代謝活性が高い（表 6-5）．そのため，蓄積しやすく減少しやすい脂肪である．生活習慣病とより深い関係があるのは高脂肪食や運動不足による内臓脂肪型肥満である．

- 過栄養になると，体脂肪だけでなく，肝臓，骨格筋，膵臓，心臓周囲などにも脂肪が沈着し（異所性脂肪），さまざまな健康障害を引き起こす（表 6-6）．

- 過栄養と肥満は，低体重や正常 BMI と比較して死亡率が高い．BMI 22.5〜25.0 kg/m^2 の標準体重の死亡率が最も低く，BMI 25 kg/m^2 以上では数値が5上昇するごとに死亡リスクが31％上昇するため，過度の肥満の場合（例：日本人では BMI≧30 kg/m^2）は減量のために治療が必要である．

肥満	+	健康障害 ① 耐糖能障害，② 脂質異常症，③ 高血圧， ④ 高尿酸血症・痛風，⑤ 冠動脈疾患，⑥ 脳梗塞， ⑦ 脂肪肝，⑧ 月経異常および妊娠合併症，⑨ 睡眠時無呼吸症候群， ⑩ 運動器疾患，⑪ 肥満関連腎臓病	=	肥満症

図 6-1　**肥満と肥満症の関係**

表 6-5 **内臓脂肪と皮下脂肪**

	内臓脂肪	皮下脂肪
部位	腸間膜，大網，腎周囲など	皮下
大きさ	小さい	大きい
代謝活性	高い	低い
特徴	蓄積・減少しやすい	蓄積・減少しにくい

表 6-6 **異所性脂肪の部位と特徴**

部位	特徴
頚部周囲	気道を狭くし，無呼吸の原因に
心臓周囲	炎症やアディポサイトカインにより冠動脈疾患の原因に
肝臓	非アルコール性脂肪性肝疾患（NAFLD），インスリン抵抗性
膵臓	脂肪膵，膵β細胞機能の低下
腎臓周囲	蛋白尿
筋肉	脂肪筋，インスリン抵抗性
血管周囲	動脈硬化を促進する

❷ 過栄養の原因・メカニズム

- 肥満は原因別に大きく分類すると，原発性肥満と二次性肥満に分類される．
- 摂取エネルギー過剰，消費エネルギー不足，加齢による基礎代謝低下などは原発性肥満の原因となり，疾患や薬剤などは二次性肥満の原因となる（図 6-2）．
- 脂肪組織には白色脂肪と褐色脂肪が存在する．白色脂肪がエネルギーを貯蔵するのに対し，食事や寒冷時に熱産生を行い肥満に防御的に働くのが褐色脂肪である．褐色脂肪の割合が高い場合は BMI が低い．
- 脂質など栄養素の吸収には個人差がある．近年，腸内細菌と肥満との関係が指摘されており，内臓脂肪や異所性脂肪の蓄積には，ライフスタイルだけでなく体質が関係している可能性がある．
- エネルギー消費は大きく，①基礎代謝，②食事誘発性熱産生（diet induced thermogenesis；DIT），③身体活動，の３つに分けられる．このうち最も変動が大きいものが身体活動によるエネルギー消費である．身体活動によるエネルギー消費は，運動によるものと，家事などの ADL が該当する非運動性身体活動（non-exercise activity thermogenesis；NEAT）によるものがある．
- NEAT と肥満との関連が注目されている．肥満者は歩行なども含めた立位による活動時間が非肥満者より少ないということが知られている．座位行動を減らして家事などの活動を積極的に行うことは，肥満予防として重要である．

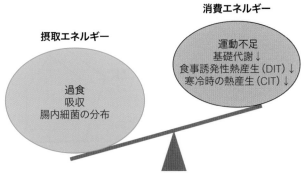

図 6-2　**肥満はエネルギー代謝異常**

DIT：diet induced thermogenesis，CIT：cold induced thermogenesis

❸ 過栄養の評価

- 過栄養は「脂肪の過剰蓄積により健康障害の発症や，ADL 低下のリスクがある状態」である．脂肪の過剰蓄積は BMI≧25 と定義されていることから，過栄養の評価には BMI 値が主な指標となる．

- 過栄養の評価には，BMI 値のほかに，体組成評価や腹囲といった指標を併せて総合的に判断する．詳細は第Ⅳ-5「過栄養の評価と診断」（➡ 61 頁）を参照されたい．

❹ 過栄養の栄養療法

- 過栄養による肥満の治療の主な目的は減量である．肥満による代謝障害や合併症を改善するためには，1 か月で 3〜5％以上，6 か月〜1 年で 5〜10％の体重減少を目標とする．

- 肥満の治療の中心は栄養療法と運動療法である．

- 体脂肪 1 kg の減量には約 7,200 kcal のエネルギー出納におけるマイナスバランスが必要である．そのため，エネルギー制限として，1 日のエネルギー消費量から 500〜700 kcal を減じて栄養療法を行い，運動療法によるエネルギー消費量を考慮して必要エネルギー量を決定する．

- ただし，極端なエネルギー制限を行うと除脂肪組織（LBM）が減少するため，エネルギー制限は基礎代謝量を下回らないように設定する．

- 栄養療法では低エネルギーかつ高蛋白質食が推奨されている．世界保健機関（WHO）による肥満治療の指針では，①糖質・脂質によるエネルギー摂取制限，②果物・野菜・豆類・全粒穀物・ナッツ類の摂取量増加が推奨されている．脂質摂取量が多い（エネルギー比率 28〜43％）患者では脂質制限が有効であるほか，砂糖の摂取制限でも有意な体重減少が期待できる．蛋白質は 1.0〜1.5 g/kg 標準体重/日以上の摂取が推奨されている（図 6-3）．

- 糖質には，血糖値を急激に上昇させる高グリセミック指数（GI）のものと，緩徐に上昇させる低 GI のものがある．GI は，炭水化物 50 g を取ったときに，血糖値の上昇率が最も高いブドウ糖（グルコース）を 100 として，その他の食品の上昇率を相対的に表す．低 GI の食品を選択的に摂取することでインスリン分泌を抑制し，糖質が体脂肪として貯蔵されること

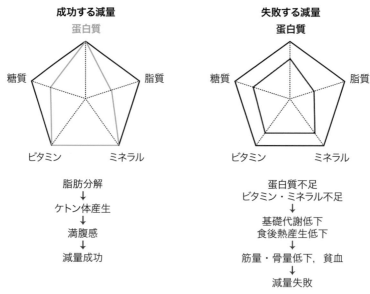

図 6-3 　成功する減量と失敗する減量

を予防することができる.
- 食物繊維が豊富な食品はインスリン抵抗性の過栄養の治療や予防に有効である.
- 脂肪制限食の場合では,脂肪酸の構成にも配慮する.動脈硬化を促進させる飽和脂肪酸やトランス脂肪酸を控え,魚,鶏肉,オリーブ油など多価不飽和脂肪酸を積極的に摂取する.
- 高血圧や脂質異常症がある場合は塩分制限も考慮する.
- 運動療法では筋力増強訓練と持久力訓練の併用が効果的である.内臓脂肪型肥満の減量は,脂肪を分解してエネルギー源とする持久力訓練が特に有効である.
- 高齢者やなんらかの身体機能障害がある場合は,運動器,呼吸器,循環器のトラブルを避けるために運動の負荷や速度を低めに設定する.高齢者に対する低強度・低速度の筋力増強訓練により下肢筋力が向上し,体脂肪が減少することが知られている.
- 肥満高齢者の筋力増強訓練に蛋白質摂取を追加した治療のメタアナリシスでは,筋力増強訓練単独と比較して筋量と下肢筋力がより増加し,体脂肪がより減少したことが報告されている[1].

❺ 過栄養の栄養管理における注意事項

- 長期的に減量を維持させるためには,患者自身による食行動の自己管理を確固たるものにすべきである.
- 適切な食習慣を獲得できた場合であっても,一定の期間の後にリバウンド現象が生じることがある.したがって,患者の行動変容に焦点をあてた行動療法をとりいれるのがよい.
- わずか5〜10%の減量であっても,高血圧,脂質異常症,高血糖などの病態の改善が期待できる旨を患者に説明して,減量についての患者のモチベーションを維持する.
- 減量中であっても,蛋白質の摂取不足にならないように指導する.たとえば菓子パンやおに

ぎりなどで空腹を満たす習慣がある人では，蛋白質不足になる危険性が高い．

- 空腹を抑える工夫として，満腹中枢を刺激するために，食事に先立って生野菜を多めに摂るように指導するとよい．
- 脂肪合成を促進する蛋白質であるBMAL1は，夜間にその濃度が高くなる．夕食は，BMAL1の濃度が高くなる前に，すなわちたとえば夜8時までに摂取を終えるように指導するとよい．

文献

1) Liao CD, et al：Effects of protein supplementation combined with resistance exercise on body composition and physical function in older adults：a systematic review and meta-analysis. Am J Clin Nutr 106：1078-1091, 2017

（坂根直樹）

栄養障害を伴う
病態・障害の栄養管理

加齢による栄養障害の栄養管理

① 加齢における栄養障害の概要

加齢による栄養障害の特徴

- わが国の 65 歳以上の高齢者の人口はすでに 3,000 万人以上となっている．これらの高齢者では低栄養の頻度は高く，低栄養を“老年症候群の 1 つ”として捉える考え方もある．
- 活動性が低い，もしくはなんらかの疾患に罹患している高齢者では，低栄養の頻度はさらに高くなる．
- わが国の調査によると低栄養の頻度は，在宅で自立して暮らす高齢者では約 1%，病院外来に通院する高齢者では約 10%，在宅で療養している高齢者では約 30%，長期的に入院している高齢者では約 40% と報告されている．これらの頻度は，欧米からの報告と比較して，やや低いものとなっている．
- 高齢者にみられる低栄養は，慢性的なエネルギー摂取不足であるマラスムス（marasmus）型栄養障害と，急性の蛋白質摂取不足であるクワシオルコル（kwashiorkor）型栄養障害が混在したマラスムス・クワシオルコル型栄養障害と位置づけられる．この状態は，蛋白質・エネルギー低栄養状態（protein energy malnutrition；PEM）とも称される．
- 高齢者における低栄養の症状（徴候）を，表 7-1 にまとめた．いずれも低栄養に特異的なものではないが，これらの症状をみたときに低栄養を疑うことが重要である．
- 一方，高齢者における肥満の頻度も，決して少なくはない．たとえば，70 歳以上の高齢者のうち，20%以上において体格指数（body mass index；BMI）が 25 以上と報告されている．

高齢者における低栄養の問題点

- 高齢者においては，低栄養を原因として，さまざまな病態が合併する．
- 低栄養によって筋蛋白質の合成が阻害され，サルコペニアが生じる．特に高齢者では筋蛋白質合成を促す IGF-1，成長ホルモン，テストステロンが減少して，筋蛋白質分解を促す TNF-α，IL-6，コルチゾルが増加しているため，サルコペニアが生じやすくなる．
- サルコペニアの発生は，フレイルの発生，歩行能力の低下，転倒の発生などにつながる．実際に，高齢者の低栄養は，大腿骨近位部骨折，骨盤骨折，上腕骨近位端骨折の危険因子である．
- 低栄養は免疫能を低下させるため，高齢者の感染症の発生リスクを高めて，炎症性疾患の治癒を阻害する．低栄養は院内感染の危険因子とも考えられている．また，創傷の治癒も低栄

表 7-1　**高齢者における低栄養の症状**

- 体重が減少する
- 筋力が低下する，筋が萎縮する
- 元気がなくなる（活気がなくなる，活動性が低下する，ぼんやりする）
- 感染症（風邪など）にかかりやすくなる，感染症から治りにくくなる
- 傷が治りにくくなる
- 下肢や腹部がむくみやすくなる
- 食欲がなくなる
- 口腔内が乾燥する，唾液がべたべたする
- 皮膚が乾燥して弾力がなくなる
- 転倒しやすくなる

養によって阻害される．低栄養は，褥瘡の重要な危険因子である．
- 低栄養による造血機能障害を原因として，貧血が生じる．高齢者では，低栄養に起因する貧血の割合が高い．また，低栄養による低蛋白血症を原因として，全身性の浮腫が生じる．
- 高齢者における低蛋白血症，低体重，体重減少は，ADL の低下や生命予後の悪化と密接に関係している．
- 高齢患者に低栄養が合併した場合，入院期間の延長や再入院率の増加につながり，結果的に医療費も高騰させる．

加齢による低栄養の原因・機序

- 高齢者の低栄養の原因を，表 7-2 にまとめた．ほとんどの場合（疾患の合併による以外），「エネルギーや蛋白質の消費が高まる」ことではなく，「エネルギーや蛋白質の摂取が減少する」ことが低栄養の原因となる．
- 高齢者では身体活動性の低下や基礎代謝量の低下を原因として必要エネルギー量や蛋白質量が低下しているが，その程度を上回ってそれらの摂取量が減少した場合に，低栄養に陥ることととなる．
- 加齢に伴う味覚や嗅覚の変化を原因として，食欲が低下することは珍しくない．高齢者でよくみられる口腔内の乾燥も食欲低下の原因となる．運動量が減少すると消費するエネルギーも減少するため，結果的に食事摂取量も減ってしまう．
- 加齢に伴って認知機能が低下すると，食事を摂ることを忘れてしまったり，空腹感を自覚しなくなったりする．うつ状態になると，食欲が低下することが多い．
- 義歯の不具合や歯牙の喪失によって咀嚼力が障害されると，経口摂取量は減る．加齢を原因として摂食嚥下機能が障害されることがある（いわゆる"老嚥"である）．
- がんや炎症性疾患がある場合には，エネルギーや蛋白質の消費が高まると同時に，食欲低下によりそれらの摂取量も減少する．疼痛の持続は食欲低下につながる．
- 社会的問題として，独居や介護力不足の場合には，食事を用意することができなかったり，用意されても摂取することができないことがある．栄養素の摂取量は独居者で最も低く，同居する世代数が増えることでそれが高まる．一方で誤嚥（もしくは窒息）を患者家族が過剰に恐れて，食事の提供が控えられることもある．
- 生活習慣病のための食事指導を過剰に徹底している場合も，低栄養になる．たとえば，高齢者では脂質を摂ることは効率のよいエネルギー摂取の方法であり，肉を食べることは重要な

表7-2　**高齢者における低栄養の原因**

1. 加齢に伴う食欲の低下	● 生理的な食欲低下 ● 味覚や嗅覚の低下による食欲低下 ● 口腔内の乾燥による食欲低下 ● 運動量の減少による食欲低下
2. 認知精神機能の低下	● 認知症 ● うつ状態
3. 摂食嚥下機能の低下	● 咀嚼力の低下 ● 摂食嚥下障害
4. 疾病の合併	● がん（悪液質など） ● 炎症性疾患（肺炎など） ● 臓器不全（心不全，腎不全など） ● 消化管障害（便秘症など） ● 慢性疼痛
5. 社会的問題	● 貧困 ● 独居 ● 介護力不足 ● 家族によるネグレクト ● 誤嚥を恐れる家族による食事の不提供
6. その他	● 栄養に関する誤った認識 ● 薬剤の副作用

蛋白質摂取の方法であるが，脂質や肉の摂取を過剰に制限すると，低栄養になる.
- 薬剤の副作用として，腸管運動が低下したり悪心・嘔吐が出現したりすると，それによって摂食量が減少することがある．高齢者においては，食欲低下の原因の1/3以上が薬剤によるという報告もある．ポリファーマシーが食欲低下の原因となることも珍しくはない.

❷ 栄養管理（栄養状態の評価と栄養療法）

- 加齢による栄養障害への対応として最も重要なことは，低栄養の原因となりうる危険因子（表7-2）の有無に常に注意することである.
- 高齢者に危険因子の存在が示唆されたら，栄養状態を評価した上で，栄養療法の適応あるいは栄養療法の内容変更を検討することが望まれる．同時に，可能であればそれら危険因子となる問題点を改善させるような治療も行う.

栄養状態の評価（低栄養のスクリーニング）

- 高齢者における体重減少や皮下脂肪の減少は，低栄養の可能性を示している．特に，期間によらず10%以上の体重減少や3か月間で5%以上の体重減少は，低栄養の存在を強く示唆する.
- BMI，上腕三頭筋皮下脂肪厚，上腕周囲長，上腕筋囲長などを定期的に測定するのがよい．70歳以上の場合，BMIは21.3〜24.9が正常範囲である.
- 生体電気インピーダンス法（bioelectrical impedance analysis；BIA）や二重エネルギーX線吸収測定法（dual energy X-ray absorptiometry；DXA）から，除脂肪体重を測定し，それと身長

から除脂肪量指数を算出することも有用である．除脂肪量指数が低値（男性：$17\,kg/m^2$ 未満，女性：$15\,kg/m^2$ 未満）の場合に低栄養が示唆される．

- 血液・生化学検査においては，血清アルブミン濃度が $3.5\,g/dL$ 未満，血清トランスサイレチン（プレアルブミン）濃度が $10\,mg/dL$ 未満のときに低栄養と判定する．アルブミンは血中の半減期が約 20 日であるため長期的な栄養状態を反映するのに対して，トランスサイレチンは血中半減期が約 2 日と短い rapid turnover protein であるため短期的な栄養状態を把握するのに適している．

適切な栄養療法

- 栄養摂取経路としては，経口摂取が推奨される．高齢者では，摂食嚥下障害を伴う頻度が高く，これらの障害がある場合には，積極的な対処（義歯の作製，摂食嚥下訓練の実施など）を行う．
- エネルギー投与量（必要エネルギー量）は，高齢者では活動量，活動性疾患の有無，ストレスの程度などによって特に影響されるが，$30\sim35\,kcal/kg$ 体重/日とするのがよい．
- 蛋白質の投与量は，腎機能障害がなければ（推定 GFR が $60\,mL$/分以上であれば），$1.0\sim1.2\,g/kg$ 体重/日を基準とする．活動性疾患を合併している場合や低栄養が顕著な場合には，$1.2\sim2.0\,g/kg$ 体重/日に増量する．
- 食欲低下などを理由に経口摂取が進まない場合には，経口的栄養補助食品を適宜追加で摂取させることも推奨される．
- 骨量を維持するために，$600\,mg$/日以上のカルシウム摂取が推奨される．そのためには，乳製品，小魚，緑黄色野菜などの積極的な摂取が望ましい．
- 高齢者の場合，ビタミン K やビタミン C が不足しやすいこと，鉄，亜鉛，銅などの微量元素も不足しがちであることにも留意しておくことが重要である．

❸ 栄養管理における注意事項

- 高齢者の場合，経口摂取障害は予後不良の徴候である．①経口摂取が困難な高齢者の生存率は，経口摂取が可能な高齢者よりも低い，②食事形態および栄養投与別にみると，普通食，粥食，経管栄養，中心静脈栄養の順に生命予後が悪くなる，③経口摂取状況を十分，中等度，不十分とに分けると，その順に生命予後が悪くなること，などが知られている．
- 高齢の認知症患者において，経口摂取が進まなくなって低栄養に陥った場合，経管栄養もしくは中心静脈栄養の適応が検討される．ただし，それらの導入に際しては慎重な姿勢が望まれる．導入の必要性を，家族とともに十分に検討すべきである．
- 重度の低栄養状態にあった高齢者に対して，急速に栄養投与を行うとリフィーディング症候群がみられる．体内で水分や電解質が急激に移動することで，ビタミン B_1 やマグネシウムの血中濃度が低下して，意識障害，心不全，呼吸不全，脱力などが生じるものである．
- リフィーディング症候群はアルコール依存症患者，インスリンや利尿薬の使用患者で生じやすい．十分なビタミン投与後に，栄養投与を少量から開始することでその発生を予防できる．

（角田 亘）

サルコペニア・フレイルの栄養管理

① サルコペニア・フレイルの概要

▶ サルコペニア

- サルコペニアは，転倒・骨折，身体機能低下，摂食嚥下障害，認知機能低下，死亡などの健康障害のリスクが高まった進行性かつ全身性の骨格筋疾患である．
- サルコペニアは，骨格筋量の減少，筋力の低下，身体機能の低下を組み合わせて診断する．この診断法は健康障害の予測として優れていることが明らかになってきており，アジアや欧州のワーキンググループが提言している診断アルゴリズムでもこの考え方が主流になっている．
- サルコペニアには，ほかの原因が明らかでない一次性（または加齢性）と，加齢以外の（または加齢に加えて）原因が明らかな二次性がある．疾患，低活動，低栄養が原因の二次性のサルコペニアは高齢者でなくても生じる可能性がある．
- 65歳以上の地域在住高齢者の8〜10％がサルコペニアに罹患していると考えられている．
- 急性期病院での約11日間の入院中に14.7％の高齢者がサルコペニアを新規発症することが報告されている[1]．
- 回復期リハビリテーション病棟の入院患者の約50％がサルコペニアに罹患していると報告されており，サルコペニアの合併はADLや摂食嚥下障害の改善，自宅退院と負の関連があるとされる[2]．

▶ サルコペニアの診断

- アジア人のサルコペニアの診断基準として，AWGS2019（Asian Working Group for Sarcopenia 2019）の診断アルゴリズムがある（図7-1）．
- AWGS2019では，症例抽出 → 評価 → 診断 → 治療という一連のアルゴリズムを提唱しており，骨格筋量が評価できない環境においても「サルコペニアの可能性」という判定をもとに治療を行うことができるようになった．
- 症例抽出として，下腿周囲長やSARC-F・SARC-Calfといった評価法の使用を推奨している．設備の整った医療機関ではこれらに加えて，身体機能低下や意図しない体重減少，抑うつや認知レベル低下，繰り返す転倒，低栄養，慢性疾患の合併を症例抽出の項目として明記している．

(A) 一般の診療所や地域での評価

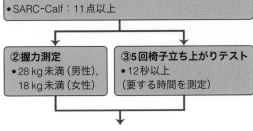

①症例の抽出
- 下腿周囲長：34 cm 未満（男性），33 cm 未満（女性）
- SARC-F：4点以上
- SARC-Calf：11点以上

②握力測定
- 28 kg 未満（男性），18 kg 未満（女性）

③5回椅子立ち上がりテスト
- 12秒以上（要する時間を測定）

＊判定：②か③のいずれかに該当すれば
「サルコペニア（可能性あり）」

- SARC-F：握力，歩行，立ち上がり，階段昇降，転倒既往の5項目からなり，それぞれに0〜2点を配点し身体機能が低下すると高得点となる．カットオフ値は4点以上である．
- SARC-Calf：SARC-Fに下腿周囲長を加えた評価であり，周囲長がカットオフ値以下の場合はSARC-Fの点数に10点を加える．カットオフ値は11点以上である．
- SPPB：バランステスト，歩行テスト，立ち上がりテストから構成され，0〜12点で評価する（パフォーマンスが下がると低得点となる）．

(B) 設備の整った医療施設での評価

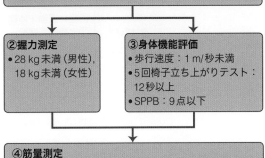

①症例の抽出
- 身体機能低下，意図しない体重減少，抑うつ，認知機能障害，繰り返す転倒，栄養症状，慢性疾患の存在
- 下腿周囲長：34 cm 未満（男性），33 cm 未満（女性）
- SARC-F：4点以上
- SARC-Calf：11点以上

②握力測定
- 28 kg 未満（男性），18 kg 未満（女性）

③身体機能評価
- 歩行速度：1 m/秒未満
- 5回椅子立ち上がりテスト：12秒以上
- SPPB：9点以下

④筋量測定
- DXA：7.0 kg/m² 未満（男性），5.4 kg/m² 未満（女性）
- BIA：7.0 kg/m² 未満（男性），5.7 kg/m² 未満（女性）

＊判定
- ②と④，もしくは③と④に該当すれば「サルコペニア（確定診断）」
- ②〜④のすべてに該当すれば「重度サルコペニア（確定診断）」

図 7-1　AWGS2019 のサルコペニア診断アルゴリズム

（Chen LK, et al：Asian Working Group for Sarcopenia：2019 Consensus Update on Sarcopenia Diagnosis and Treatment. J Am Med Dir Assoc 21：300-307. e2, 2010 より）

- 筋力は握力測定が推奨されている．握力は全身筋力を反映している．
- 身体機能は5回椅子立ち上がりテストや歩行速度，SPPB（short physical performance battery）が推奨されている．

▶フレイル

- フレイルは，加齢に伴いさまざまな臓器機能変化や予備能力の低下が生じ，外的ストレスに対する脆弱性が亢進した状態である．
- フレイルは生活の質を落とすだけでなく，ADLの低下，転倒・骨折，合併症の増悪，独居困難，入院，施設入所，死亡などの有害事象が生じやすい状態である．
- フレイルには身体的フレイル，認知的フレイル，社会的フレイル，オーラルフレイルなどがある．
- 身体的フレイルには，加齢による骨格筋量の減少や食思不振による慢性的な低栄養などが相互に影響している（フレイルの発生サイクル）．
- 多くの要因のなかでも，サルコペニアと低栄養が身体的フレイルの中核要因である．
- 地域在住高齢者だけでなく，急性期病院や回復期リハビリテーション病棟においてもフレイルを評価し，適切な予防や治療などの対策を行うことが重要である．

表 7-3　フレイルの評価（改訂日本版 CHS 基準）

項目	評価基準
体重減少	6 か月で 2 kg 以上の意図しない体重減少
筋力低下	握力低下：男性＜28 kg，女性＜18 kg
疲労感	（最近 2 週間）わけもなく疲れたような感じがする
歩行速度	通常歩行速度低下＜1.0 m/秒
身体活動	①軽い運動・体操をしていますか？ ②定期的な運動・スポーツをしていますか？ 上記の 2 つのいずれも「週に 1 回もなし」と回答

3 項目以上に該当：フレイル
1～2 項目に該当：前フレイル
該当なし：健常（ロバスト）
〔Satake S, et al：The revised Japanese version of the Cardiovascular Health Study criteria (revised J-CHS criteria). Geriatr Gerontol Int 20：992-993, 2020 より〕

▶フレイルの診断

- フレイルの評価にはさまざまなものが存在するが，現在，世界的に最もよく使用される診断は Fried らの提唱したものである（Cardiovascular Health Study；CHS 基準）.
- 「改訂日本版 CHS 基準」（表 7-3）では，①体重減少，②筋力低下，③疲労感，④歩行速度，⑤身体活動，を用いて評価する（握力低下のカットオフ値が AWGS2019 の基準と統一された）.
- 厚生労働省は 2020 年 4 月より，75 歳以上の後期高齢者を対象にフレイルに特化した健診を開始した（フレイル健診）. 健診は 10 種類 15 項目の問診を行い，フレイルの評価を行い，フレイルの予防や治療を早期に行うことを目的としている.

リハビリテーション診療におけるサルコペニアとフレイル

- 回復期リハビリテーション病棟の入院患者には高齢者が多く，入院（転棟）時にサルコペニアやフレイルを合併している患者は少なくない.
- サルコペニアやフレイルを合併している患者はリハビリテーション治療に難渋することが多い[2]. また，サルコペニアやフレイルでは栄養障害が伴っている. したがって，機能障害に対する治療（運動療法など）に栄養療法を加えることは必須である.

❷ 栄養管理（栄養状態の評価と栄養療法）

栄養状態の評価

- サルコペニア・フレイルの診断とともに栄養障害，特に低栄養の診断を行う.

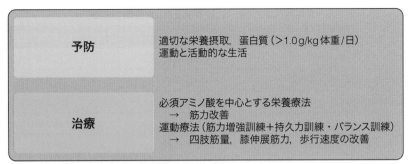

図 7-2　**サルコペニアの予防と治療**
（アジア太平洋地域フレイル管理ガイドラインをもとに著者作成）

表 7-4　**高齢者のサルコペニア・フレイル予防のために推奨される蛋白質摂取量（g/kg 体重/日）**

年齢	男性			女性		
	活動レベル			活動レベル		
	低	中	高	低	中	高
65〜74 歳	1.18〜1.58	1.38〜1.85	1.58〜2.12	1.11〜1.50	1.32〜1.79	1.52〜2.02
75 歳以上	1.14〜1.51	1.33〜1.76	－	1.09〜1.43	1.27〜1.70	－

〔厚生労働省「日本人の食事摂取基準」策定検討会：日本人の食事摂取基準（2020 年版）．2019 より〕

栄養療法

- サルコペニアや（身体的）フレイルに対する栄養療法は，運動療法とともに実施されることが多い．現時点で治療効果が検証された薬剤は存在しない．
- サルコペニアの予防としては，筋力増強訓練を中心とした運動療法，活動的な生活，に加え十分な蛋白質を含む適切な栄養摂取が推奨されている．
- サルコペニアの治療としても，必須アミノ酸の十分な投与を含む栄養療法に筋力増強訓練，持久力訓練，バランス訓練などの運動療法を組み合わせることが勧められている（図 7-2）．
- フレイルにおいては，The Asia-Pacific Clinical Practice Guidelines for the Management of Frailty で，意図しない体重減少を呈したフレイル高齢者には，食物の栄養価の強化，蛋白質やエネルギー補給を考慮することが推奨されている．
- 「フレイル診療ガイド 2018 年度版」でも，栄養教育・栄養補助食品の導入が勧められている．
- 体重や BMI ではなく，骨格筋量そのものが高齢者の予後と相関する．そのため，体重の維持ではなく，骨格筋量の維持や増量が本質的に重要である．
- 骨格筋量の維持のためには，高齢者は若年者より多くの蛋白質の摂取が必要である．
- 「日本人の食事摂取基準 2020 年版」では，高齢者のためのサルコペニア・フレイル予防のための蛋白質摂取量が初めて推奨された．性別や活動レベル，年齢に応じて数値設定されているが，大まかに 1 日体重 1 kg あたり 1.5 g 程度の蛋白質の摂取が推奨されている（表 7-4）．

表 7-5　**サルコペニア予防のための栄養素と必要量の推定**

栄養素	1 日の増加量	サルコペニアの減少率
エネルギー	100 kcal	3.9%
蛋白質	10.0 g	6.8%
バリン	1.0 g	11.8%
ロイシン	1.0 g	8.2%
イソロイシン	1.0 g	13.1%

蛋白質 10.0 g より BCAA1.0 g のほうがサルコペニア予防効果が高い可能性.
（国立長寿医療研究センター・老化に関する長期縦断疫学研究. 日老医誌 49：721-725,
2012 より）

- 分岐鎖アミノ酸（バリン，ロイシン，イソロイシン）などの必須アミノ酸を選択的に多く摂取することで，より少ない蛋白質の摂取量で骨格筋の減少を抑制できる可能性がある（表7-5）.
- ロイシン高濃度含有アミノ酸サプリメントも有用であることが報告されている[3].

❸ 栄養管理における注意事項

- サルコペニアやフレイル患者に対する栄養療法では，口腔機能や嚥下機能の評価を同時に行うべきである．口腔機能障害や嚥下障害を認める場合は，多職種でのアプローチが望ましい．歯科職種との医科歯科連携も重要である.

🔴 **文献**

1)　Martone AM, et al：The incidence of sarcopenia among hospitalized older patients：results from the Glisten study. J Cachexia Sarcopenia Muscle 8：907-914, 2017

2)　Yoshimura Y, et al：Sarcopenia is associated with worse recovery of physical function and dysphagia and a lower rate of home discharge in Japanese hospitalized adults undergoing convalescent rehabilitation. Nutrition 61：111-118, 2019

3)　Yoshimura Y, et al：Effects of a leucine-enriched amino acid supplement on muscle mass, muscle strength, and physical function in post-stroke patients with sarcopenia：A randomized controlled trial. Nutrition 58：1-6, 2019

（吉村芳弘）

3 侵襲に対する栄養管理

❶ 侵襲の概要

- 侵襲とは，生体の内部環境の恒常性を乱すような事象を指す．疾患や外傷のほか，手術療法，内視鏡的処置，採血，放射線検査などの医療行為も侵襲である．
- 重症感染症，多発外傷，重度熱傷，大手術などは高侵襲であり，採血や放射線検査は低侵襲である．
- 侵襲が高くなるほど，生体に強い影響を与えるようになる．
- 侵襲が加わると生体にはさまざまな防御反応が生じる（図7-3）．
- 侵襲に伴う疼痛刺激は求心性の知覚神経系を介して視床下部へ伝達される．
- これを受け視床下部は脳下垂体を刺激し，副腎皮質刺激ホルモン（adenocorticotropic hormone；ACTH）を分泌させる．
- 一方，疼痛刺激は脊髄交感神経を介して副腎髄質に伝達されカテコールアミン（アドレナリ

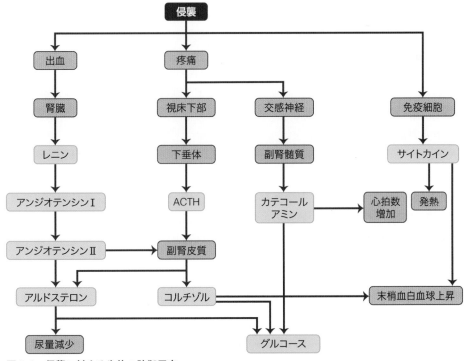

図7-3 **侵襲に対する生体の防御反応**

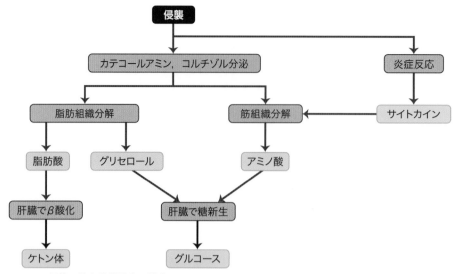

図 7-4 **侵襲に伴う栄養障害の機序**

ン，ノルアドレナリン）が分泌される．

- 侵襲に伴い出血による循環血液量減少があれば，腎臓からレニンが分泌され，レニン-アンジオテンシン-アルドステロン系が活性化される．
- その他，侵襲時には，異物排除や組織修復のために炎症反応を惹起させるような炎症性サイトカインおよび，過剰な炎症反応を制御する抗炎症性サイトカインが免疫細胞から産生・分泌される．
- これらの結果，侵襲時に生体は発熱，心拍数増加，尿量減少，末梢血中の白血球上昇を呈する．

侵襲に伴う栄養障害の原因・メカニズム

- 侵襲は生体の代謝や腸管に影響を及ぼすことで栄養障害を引き起こす．
- 侵襲時には，カテコールアミンに加え ACTH により副腎皮質からコルチゾルが分泌される．
- その結果，脂肪組織が脂肪酸とグリセロールに分解され，筋組織がアミノ酸に分解される（これを異化という）（図 7-4）．
- グリセロールとアミノ酸をもとにして肝臓でグルコースが産生され，生体のエネルギー源として利用される．
- 一方，脂肪酸は肝臓で β 酸化を受けることでケトン体が産生される．脂肪酸およびケトン体は心臓，腎臓，骨格筋などの臓器のエネルギー源として利用される．
- 侵襲のない通常時では，過剰な血中グルコースは内因性のインスリンにより肝臓や筋組織にグリコーゲンとして取り込まれる．
- 一方，侵襲時にはカテコールアミン，コルチゾルなどの影響でインスリン抵抗性が上昇している．インスリン抵抗性が上昇しているとインスリンが作用しづらく高血糖が遷延しやすくなる．
- また，侵襲時には腸管からの糖や脂質の吸収が障害される．
- これは腸管蠕動低下，胃の排出遅延，腸管血流低下が原因と考えられている．

- 腸管には多数の免疫細胞が存在し，腸内の細菌が生体に侵入しないようなバリア機能が備わっているが，侵襲時には腸管血流低下などによりこのバリア機能が破綻する．
- その結果，腸内の細菌が腸間膜リンパ節を介して全身へ侵入する bacterial translocation を引き起こし，全身性の炎症反応の契機となる．
- 炎症反応は炎症性サイトカインを介して筋蛋白合成を阻害し，オートファジー，アポトーシス，ユビキチンプロテアソーム系を活性化することで筋組織の分解を促進する．
- 侵襲に伴う炎症反応が強いほど筋組織の分解は亢進し，炎症反応が遷延すれば筋組織の分解も持続する．

❷ 栄養管理（栄養状態の評価と栄養療法）

- 侵襲の程度を把握しながら，栄養状態を評価し，栄養療法を行っていく必要がある．
- 前述したように，侵襲時には異化が亢進し内因性エネルギーの供給が亢進している．そのため，侵襲に対する栄養療法では外部からのエネルギー補給量を考える際には，内因性エネルギーの増加も考慮する必要がある．
- 内因性エネルギーと外部に投与されるエネルギーの合計量が消費エネルギー量を超えた場合，過剰エネルギー投与（overfeeding）の状態となる．

糖毒性とオートファジー

- Overfeeding は糖毒性，オートファジー障害といった生体にとって有害な影響を及ぼす．
- 過剰なエネルギー投与が継続し高血糖の状態が助長されると血管をはじめとする全身の組織に悪い影響が及ぶ糖毒性が生じる．
- グルコースの過負荷はミトコンドリア内の過剰な酸化ストレスを引き起こし，炎症反応も増悪させる．
- オートファジーは細胞内病原体や損傷した細胞小器官を分解することでアミノ酸を回収し，蛋白合成に再利用する生体内機構である．オートファジーは感染防御や細胞傷害の回復において重要な機能である．
- グルコースやアミノ酸の過負荷はオートファジーを抑制するため，overfeeding ではオートファジー障害を生じ，感染の助長，細胞傷害の修復遅延を引き起こす．
- オートファジーはインスリンによっても抑制されるので，高血糖に対してインスリン療法を行うとオートファジーはさらに抑制されてしまう．
- したがって，侵襲初期ではこれらの overfeeding による有害事象を避けるため，エネルギーは少量投与（permissive underfeeding）が推奨されている．

蛋白質投与

- 一般的には侵襲から1週間を目安にエネルギーの少量投与を行い，それ以降は消費エネルギー量相当のエネルギー投与を行う．
- 侵襲時には異化亢進により蛋白合成のための蛋白質必要量が増加している．そのため1.2〜

2.0 g/kg 体重/日を目標とした，高用量の蛋白質の投与が行われる．
- この際，蛋白質の過剰投与はアミノ酸の過負荷を引き起こすことでオートファジーを抑制し，蛋白合成をむしろ阻害する可能性がある．
- 蛋白質投与については目標設定量よりも少量から投与を開始し漸増する．侵襲から 1 週間を目安に目標設定量にする．

経腸栄養と経静脈栄養

- 侵襲時の栄養療法では，消化管が使用可能であれば早期からの経腸栄養開始が推奨されている．経腸栄養は腸管血流を増やし腸管機能を維持する効果がある．
- 血行動態が不安定な重症患者に経腸栄養を行うと，消化吸収に要するエネルギー必要量に見合った血流の確保が行われず，相対的虚血状態から腸管壊死を生じることがあるので注意を要する．
- 経腸栄養は経静脈栄養に比して overfeeding を生じにくいという利点もある．
- 消化管手術後などで，消化管が使用できない場合は，経静脈栄養を行う．
- 経口摂取が可能であれば可及的早期に経口摂取を開始する．
- 経口摂取，経腸栄養，経静脈栄養，それぞれ単独経路での栄養投与では目標栄養量を達成できないのであれば，経腸栄養＋経静脈栄養というように投与経路を併用する．

免疫調整栄養剤とプレバイオティクス

- 侵襲時の栄養管理を行う際には免疫調整栄養剤，プレバイオティクスの投与が考慮される．
- 免疫調整栄養剤としてアルギニン，グルタミン，ω3 系脂肪酸があげられる．
- アルギニン，グルタミンは免疫能強化，ω3 系脂肪酸は抗炎症作用の効果が期待される．
- しかしながら，アルギニンは敗血症患者の生命予後を悪化させることが判明しており，敗血症患者では使用すべきではない．
- グルタミンについては熱傷患者においては予後を改善させる報告があり使用されるが，腎障害を有する患者では生命予後を悪化させるため使用すべきではない．
- ω3 系脂肪酸は急性呼吸窮迫症候群（acute respiratory distress syndrome；ARDS）の予後を改善させるという報告と呼吸障害患者の予後を悪化させるという報告があり，有効性はまだ明確ではない．
- プレバイオティクスとは，細菌や真菌などの有益な微生物の成長または活動を誘発する食品中の化合物を指す．
- プレバイオティクスとして水溶性食物繊維，難消化性オリゴ糖があげられる．
- プレバイオティクスは上部消化管で分解や吸収を受けず大腸に到達し，大腸に存在する細菌叢の栄養源となり，腸内細菌叢の機能維持に働く．
- プレバイオティクスは感染や人工呼吸器関連肺炎（ventilator-associated pneumonia；VAP）を減少させる効果が報告されており，使用が推奨される．
- 侵襲時の栄養管理の概要を図 7-5 に示した．

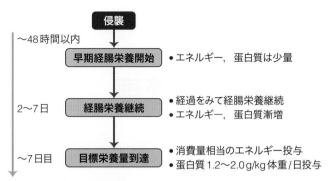

図 7-5　**侵襲時の栄養療法**
※経腸栄養が難しければ経静脈栄養で代用する.
※可能となれば経口摂取へ移行する.

③ 栄養管理における注意事項

- 侵襲の強い時期には過剰エネルギー投与を避けるため少量のエネルギー投与から栄養管理を行うことが重要である.
- 侵襲時には必要蛋白質量が増加しているため高用量の蛋白質投与を行う必要がある.

（新見昌央）

4 悪液質の栄養管理

① 悪液質の概要

- 急速に高齢化が進むわが国において，重複障害をもつ患者の栄養障害が注目されている．
- 急性疾患などに伴う短期間の急激な炎症惹起を「侵襲」，慢性疾患などに伴う長期間の微弱あるいは弱い炎症惹起を「悪液質（cachexia）」と呼ぶ．
- がん，心疾患，呼吸器疾患，腎疾患などの内部障害に起因する栄養障害は，悪液質の病態が関与すると考えられている．
- 悪液質では，病状の進行とともに多くの患者が食思不振や体重減少を経験し，徐々に不可逆的な栄養障害に陥る．中等度以上の食思不振は，がん患者の半数以上にみられると報告されており，体重減少はがんの原発部位や進行度によって差があるものの，がん患者の 30〜80％ に認められる．
- 悪液質では自覚症状の増悪や身体活動の低下，ADL や QOL の低下だけでなく，根治を目標とした疾患治療に際しその耐容能を著しく低下させ，予後悪化の促進因子となる．
- 近年では，がん患者だけでなく，非がん患者の悪液質に対する早期からの予防や治療の重要性が認識されている．

悪液質の原因・機序

- 悪液質はがんや慢性疾患の存在下で，体重と骨格筋量が減少する症候群であり，多くの症例で食思不振を伴う．
- 進行固形がん，特に肺がんや消化器がんにおいて発症頻度が高く，診断時に 3 割以上，終末期においては 8 割以上の患者に認められる．
- がん悪液質を有する患者では，がん治療への耐容能が低下し，生存期間が短く，QOL が低く，入院期間が延長し，医療費が増加する．
- 特に高齢担がん患者で悪液質の発症頻度が高く，身体機能低下に与える影響が大きい．
- がん悪液質の主な病態として，腫瘍組織によって惹起された慢性炎症が，中枢神経系を介した摂食嚥下障害，アミノ酸の消費増大，インスリン抵抗性を生じ，骨格筋合成を阻害することが考えられている．
- また，腫瘍から発生する液性因子，内分泌系の障害，身体活動の低下などの多くの要因が関与し，その病態は複雑である．
- 主要な疾患や診療科ごとの栄養障害の頻度を比較すると，悪性疾患で栄養障害が最も頻度が

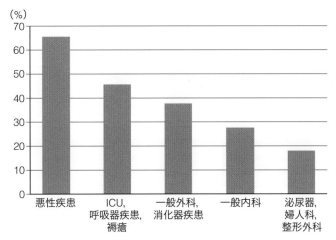

図 7-6　**主要な診療科（疾患）別の低栄養の頻度**

（Correia MI, et al：The impact of malnutrition on morbidity, mortality, length of hospital stay and costs evaluated through a multivariate model analysis. Clin Nutr 22：235-239, 2003 より）

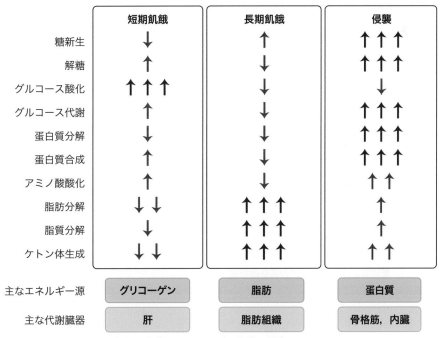

図 7-7　**短期飢餓、長期飢餓、侵襲でのエネルギー代謝の相違**

（Long CL, et al：Metabolic response to injury and illness：estimation of energy and protein needs from indirect calorimetry and nitrogen balance. JPEN J Parenter Enteral Nutr 3：452-456, 1979 より）

高い（図 7-6）.

- 短期飢餓，長期飢餓，侵襲におけるエネルギー代謝の相違を図 7-7 に示す．グルコース・脂質・蛋白質の合成や分解，主なエネルギー源，主な代謝臓器など，相違は多岐にわたる．栄養障害＝栄養摂取不足という単純な構図が成立しないことは明確である．
- 栄養障害の概念ツリーでも，悪液質は低栄養の項目としてあげられている（図 7-8）.

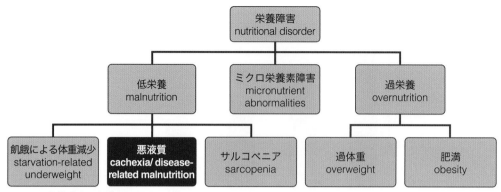

図 7-8　**栄養障害の概念ツリー**

〔Cederholm T, et al：To create a consensus on malnutrition diagnostic criteria：A report from the Global Leadership Initiative on Malnutrition（GLIM）meeting at the ESPEN Congress 2016. Clin Nutr 36：7-10, 2017 より〕

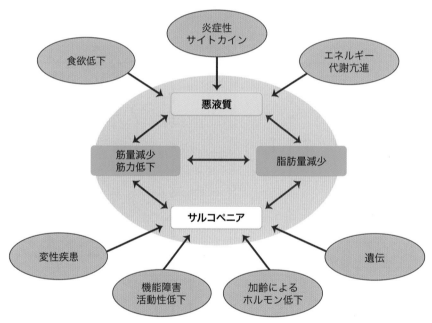

図 7-9　**悪液質とサルコペニアの病態の相違**

（網谷真理恵，他：【サルコペニアとフレイル ―臨床と研究の最前線―】悪液質とサルコペニア. Geriatr Med 52：393-396, 2014 より）

- 悪液質はがんだけではなく，慢性心不全や慢性呼吸不全などの慢性臓器不全や，慢性感染症，膠原病など全身炎症が長期間にわたり遷延した疾患や病態，でも生じる.
- 悪液質とサルコペニアでは共通する病態が多くみられるものの，加齢によるサルコペニア（一次性サルコペニア）のみでは食欲低下や体脂肪量の減少は生じないことが多い（図 7-9）.
- 悪液質の症状は多彩であり，体重減少，体脂肪減少，骨格筋減少，筋力低下，食欲低下，貧血，疲労感，全身持久力・身体機能の低下，抑うつ，自発性の低下，などがみられる.
- 悪液質は患者自身だけでなく，家族や介護者にとっても（適切な対応がなされたとしても）負担の大きい疾患といえる.

表 7-6　主な悪液質診断基準

	内容	診断基準
Evans WJ, 2008	● 対象は，一般疾患と悪性腫瘍 ● 基礎疾患に伴う複雑な代謝異常 ● 骨格筋減少を特徴 ● 成人では体重減少，小児では成長障害	体重減少≧5％（12か月）または BMI＜20 kg/m² があり，以下の5項目のうち3つを満たす 1. 筋力低下，2. 疲労，3. 食思不振，4. 除脂肪体重減少，5. 血液データ異常（CRP, IL-6, Hb, Alb）
Bozzetti F, 2009	● 対象は悪性腫瘍 ● 複雑な代謝異常 ● 慢性の意図しない体重減少 ● 食思不振，倦怠感，早期満腹感を生じやすい ● 通常の栄養療法に反応しにくい	● 体重減少≧10％（期間指定なし） Class 3：無症候性悪液質 Class 4：症候性悪液質 （食思不振，疲労，または早期満腹感）
Fearon K, 2011	● 悪性腫瘍に伴う多要因の症候群 ● 骨格筋減少を特徴 ● 通常の栄養療法では完全に回復せず，身体機能障害を生じる	● 体重減少＞5％（6か月） または ● 体重減少≧2％（6か月）かつ BMI＜20 kg/m² または骨格筋減少

悪液質の診断

- 現時点で複数の悪液質の診断基準が提唱されているが，5〜10％の体重減少率を主要所見とすることは共通している（表 7-6）．副所見についてはいくつかのバリエーションがあり，症状の有無を重視するもの，BMI と骨格筋減少を重視するもの，症状・骨格筋，および血液・生化学検査などすべて考慮するもの，がある．
- 実際には，骨格筋や血液・生化学検査などの副所見の比重はあまり大きくないと考えてよい．たとえば，がん悪液質の約9割の症例では，体重減少と BMI の項目を用いることで診断可能である．
- また，高齢の入院患者に Evans による 2008 年（表 7-6）の基準を適用した疫学研究では，急性感染症による CRP 上昇によって，有意な体重減少がなくても多くの患者が悪液質と診断されていた[1]．血液・生化学所見の取り扱いには注意が必要である．
- 一方で，体重と BMI は測定が簡便であるが，原疾患，性別，年齢，浮腫，胸腹水，合併症，治療の種類，治療に伴う身体活動低下などに影響を受け，時間的な変動もある．悪液質の病態を必ずしも反映しないことにも留意しなければいけない．
- がんの悪液質では病期分類と早期治療の重要性が提唱されている（図 7-10）．前悪液質という概念を用いることで，早期の予防や治療による悪液質への対処が示されている．

❷ 栄養管理（栄養状態の評価と栄養療法）

- 悪液質の進行の軌道は背景疾患によりさまざまであり，病態に応じた栄養管理が必要である（図 7-11）．
- がんの悪液質に対する栄養管理の戦略として，栄養状態を評価した上で，①前悪液質では，栄養指導，栄養強化食，栄養補助食品（抗炎症作用の期待）を提供する，②悪液質では，適

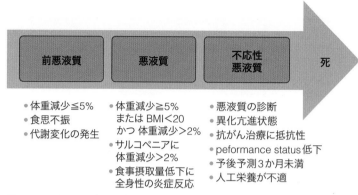

図 7-10　がんの悪液質の病期分類

（Fearon K, et al：Definition and classification of cancer cachexia：an international consensus. Lancet Oncol 12：489-495, 2011 より）

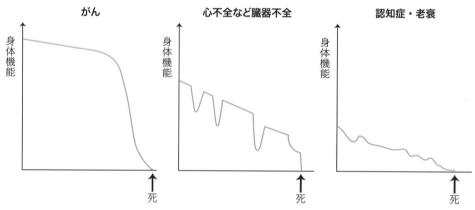

図 7-11　悪液質のステージの軌道は背景疾患により異なる

切なエネルギー量を設定し，必要な蛋白質量を経口補助食品や経腸栄養で確保し（抗炎症作用の期待），許容範囲内でできるだけ多くの蛋白質量を投与する，③不応性悪液質では，飢餓感や口渇の緩和など緩和的な栄養サポートを提供する，などがあげられる.

- 前悪液質や悪液質では栄養療法に運動療法を併用することも考慮する. 低強度の筋力増強訓練や持久力訓練を全身状態に応じて行う.

❸ 栄養管理における注意事項

- 不応性悪液質では積極的な栄養管理は患者負担を増す可能性があり，緩和医療とのバランスをとりながらリスクとベネフィットを慎重に評価する必要がある.

文献

1)　Zopf Y, et al：Assessing cachexia in older patients：Different definitions - But which one is the most practical for clinical routine? Arch Gerontol Geriatr 86：103943, 2020

（吉村芳弘）

5 摂食嚥下障害の栄養管理

1 摂食嚥下障害の概要

- 超高齢社会の到来や高度医療の進歩などにより，摂食嚥下障害は増加している．摂食嚥下障害は誤嚥性肺炎，窒息，低栄養，筋力低下，歩行能力低下，QOL 低下などさまざまな健康障害を引き起こす．さらには自宅退院率や死亡リスクにも影響する．
- 誤嚥性肺炎をきたすと低栄養が悪化する．低栄養により摂食嚥下機能もさらに悪化し悪循環に陥る．この悪循環を断ち切るために，適切な栄養療法と摂食嚥下訓練を含む早期からのリハビリテーション治療は重要である．
- 摂食嚥下障害のリハビリテーションの方針決定において最も重要なことは，摂食嚥下障害の原因や病態を正しく把握し，回復が可能か不可能かを判断することである．病態や重症度の正確な評価は，栄養管理にも直結する．
- 摂食嚥下障害の評価はスクリーニングと精密検査に分けられる．聖隷式嚥下質問紙は，栄養状態や摂食嚥下障害の問題を効率的に短時間でスクリーニングできる．
- 摂食嚥下障害の病態把握には，嚥下内視鏡検査（videoendoscopy；VE）や嚥下造影検査（videofluoroscopic examination of swallowing；VF）による嚥下機能評価が有用である．咽頭残留や誤嚥を確認するだけでなく，食形態や姿勢の調整などの代償法を用いて，咽頭残留や誤嚥を減らす視点（治療的検査）も重要である（図 7-12）．VF では食道期も評価し，逆流や通過障害の有無も確認する．
- 摂食嚥下障害の重症度評価や摂食状況のフォローアップには，10 段階の摂食状況のレベル（Food Intake LEVEL Scale；FILS）を用いるとよい（表 7-7）．経口摂取と代替栄養の併用状況も正確に把握できる．
- 摂食嚥下障害の治療には，まず原疾患の治療が優先される．摂食嚥下訓練において最良の方法は摂食嚥下を行うことである．また，必ずしも機能訓練だけにこだわらず，代償法，環境改善を原疾患や病態に応じて使い分ける（表 7-8）．

摂食嚥下障害の原因別の病態

- 摂食嚥下障害はさまざまな疾患に伴って生じる症候群である．一般的には，①機能的原因と②器質的原因に分けて説明される（表 7-9）．
- 機能的原因は，中枢神経系の障害である仮性球麻痺と球麻痺，末梢神経障害（反回神経麻痺，糖尿病性神経障害など），筋肉の障害（筋炎など）で起こる．Parkinson 病など錐体外路

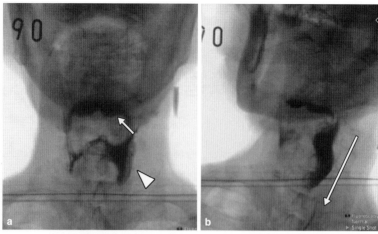

図 7-12　姿勢が摂食嚥下に及ぼす影響

80 歳台男性，誤嚥性肺炎（サルコペニアによる摂食嚥下障害）．
a：咽頭収縮力の減弱と食道入口部の開大不良による喉頭蓋谷（矢印）および梨状窩（矢頭）の残留がみられる．
b：左に傾く（頬杖をつく）姿勢で，食塊は咽頭の左側を通過し（矢印），咽頭残留は軽減している（姿勢による代償法）．FILS 3 → 7 に改善した．

表 7-7　摂食嚥下障害患者における摂食状況のレベル（Food Intake LEVEL Scale；FILS）

経口摂取なし	1	摂食嚥下訓練を行っていない
	2	食物を用いない摂食嚥下訓練を行っている
	3	ごく少量の食物を用いた摂食嚥下訓練を行っている
経口摂取と代替栄養	4	1 食分未満の（楽しみレベルの）嚥下食を経口摂取しているが代替栄養が主体
	5	1〜2 食の嚥下食を経口摂取しているが代替栄養も行っている
	6	3 食の嚥下食経口摂取が主体で，不足分の代替栄養を行っている
経口摂取のみ	7	3 食の嚥下食を経口摂取している
	8	特別食べにくいものを除いて，3 食経口摂取している
	9	食物の制限はなく 3 食を経口摂取している
	10	摂食嚥下障害に関する問題なし

（Kunieda K, et al：Reliability and Validity of a Tool to Measure the Severity of Dysphagia：The Food Intake LEVEL Scale. J Pain Symptom Manage. 46：201-206, 2013 より）

表 7-8　摂食嚥下障害の治療

原疾患の治療	
摂食嚥下訓練	改善する見込みあり → 機能訓練が中心 　間接訓練・直接訓練 改善しない・悪化が予想される 　→ 代償法，環境改善が中心 　姿勢や食形態の調整 口腔ケア，義歯調整・口腔内装置の作製，歯科治療 栄養管理（摂食嚥下機能に合わせて代替栄養も併用） 運動療法，呼吸器の訓練
薬物	悪影響を与えるものを減量・中止 摂食嚥下に好影響を与える薬剤の使用
手術	機能改善手術，誤嚥防止手術

表 7-9　摂食嚥下障害の原因

1. **機能的原因**
   1）中枢神経性
   　仮性球麻痺，球麻痺
   2）末梢神経性
   　反回神経麻痺，糖尿病性神経障害
2. **器質的原因**
   1）先天異常
   2）腫瘍，外傷
3. **医原性**
   1）薬剤
   2）栄養チューブ
   3）術後合併症
4. **心理的原因**

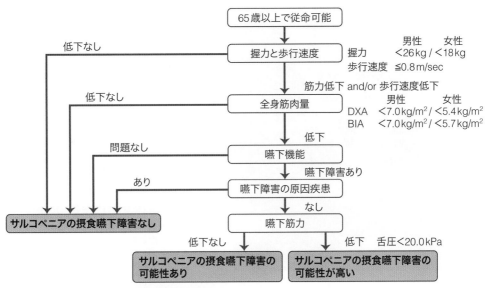

図 7-13 サルコペニアの摂食嚥下障害の診断フローチャート

65歳以上のサルコペニアと診断された患者を対象としている．摂食嚥下障害の原因疾患がない患者の嚥下筋力（舌圧）を評価し，「可能性あり（possible）」群と「可能性が高い（probable）」群に分けた．このフローチャートではサルコペニアの嚥下障害の確定診断（definite）を設定していない．
（Mori T, et al：Development and reliability of a diagnostic algorithm for sarcopenic dysphagia. JCSM Clinical Reports 2：e00017, 2017 より）

　系の関与もある．
- 器質的原因は，先天異常，腫瘍（およびその切除後），外傷などで起こる．
- 視点は異なるが，薬剤の副作用，経鼻栄養チューブによる摂食嚥下の制限，術後合併症などの医原性の摂食嚥下障害，心理的原因による摂食嚥下障害，なども臨床上重要である．
- 近年，サルコペニアの摂食嚥下障害が注目されている（図 7-13）[1]．咽頭収縮力の減弱や食道入口部の開大不全による咽頭残留や誤嚥が問題となる．高齢者では，サルコペニアは上記の摂食嚥下障害の原因に合併しうる．その予防や治療には，栄養管理と摂食嚥下関連の筋群の筋力増強訓練〔嚥下おでこ体操や頭部挙上訓練（シャキア法）など〕は重要である．

❷ 栄養管理（栄養状態の評価と栄養療法）

- 栄養状態の評価を行った上で栄養療法を行っていく．
- 摂食嚥下機能に合った嚥下調整食の選択が重要である．摂食嚥下障害が原因で，食事量が減っていることもある．摂食嚥下機能に合わせた経口補助食品の選択や，一時的な経管栄養や胃瘻の使用も検討し栄養状態の悪化を防ぐ．
- 酵素均質含浸法で作製された「あいーと®」は，自然な外観と風味を保ちながらも口腔内で容易に形が崩れる食品である．fMRI を用いた脳活動の評価では，報酬系の一部である左扁桃体の脳活動と食欲の間に相関がみられた．食品の見た目のよさは，食欲を喚起させる．
- 食事だけで十分な栄養摂取が困難な場合は，経口補助栄養剤も併用する．筋量の増加を期待して，蛋白質や分岐鎖アミノ酸（branched chain amino acid；BCAA）の含有量が多い補助栄

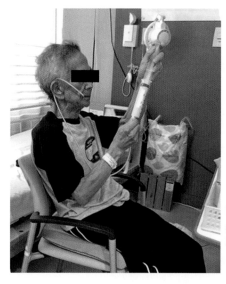

図 7-14　間欠的口腔食道経管栄養（OE 法）
62 歳, 男性, 延髄外側症候群による球麻痺. 重度の摂食嚥下障害に対する OE 法. チューブの自己挿入も可能であり, 在宅で経管栄養を併用しながら経口摂取を行っている（FILS 5）.

養剤の使用も検討する. 食事に油脂や中鎖脂肪酸（medium chain tryglyceride；MCT）などを付加すると, 摂取エネルギーを増やすことができる.

- 代替栄養を使用するときは, できる限り消化管を使用する. 絶食が続くと, 腸管粘膜の萎縮による免疫機能の低下や, bacterial translocation などさまざまな弊害が起こりうる.

- 経腸栄養剤は, 天然濃厚流動食と人工濃厚流動食に分けられる. 人工濃厚流動食は, 窒素源の違いにより, 半消化態栄養剤（蛋白質）, 消化態栄養剤（ペプチド）, 成分栄養剤（アミノ酸）に分類される.

- 半消化態栄養剤は臨床場面でよく使用される. 医薬品として医師が処方できるものと, 食品扱いのものがある. 前者では, 長期使用で微量元素などが不足することがあり注意を要する. ナトリウム含有量の不足による低ナトリウム血症にも注意が必要である. 投与エネルギーや目的に応じた選択（サルコペニア対策であれば BCAA を付加した補助栄養剤など）, 介護者の負担などを総合的に判断する必要がある.

- 経腸栄養剤の逆流が誤嚥性肺炎の原因になることがある. 半固形化栄養剤は, 逆流防止になるが, 注入時間短縮による介護負担軽減や満腹感も期待できる. 注入中や注入後は座位を保つようにする. 逆流, 下痢, 嘔吐が続くときは, 消化態栄養剤や成分栄養剤の持続注入が有効なこともあるが, 対応に苦慮することが多い.

- 間欠的口腔食道経管栄養（intermittent oro-esophageal tube feeding；OE 法）は, 重度の球麻痺の摂食嚥下障害にはよい適応である（図 7-14）. 経鼻胃管チューブの留置が継続困難な場合や, 胃の手術後などで胃瘻造設が困難な場合にも導入する.

❸ 栄養管理における注意事項

- 摂食嚥下機能の評価で咽頭残留や誤嚥を認めても, 安易に経口摂取困難と判断しない. 摂食嚥下障害の病態を把握し, 摂食嚥下訓練や栄養管理により摂食嚥下機能が改善する可能性を考慮する. 栄養管理の方法は, 摂食嚥下機能の状態に合わせて適宜見直す.

- 太い経鼻経管チューブ留置や，チューブの咽頭交差は，チューブ自体が摂食嚥下障害の原因となる．細いチューブ（8 Fr）を選択し，鼻腔と同側の咽頭に留置する．
- 摂食嚥下障害の臨床では，しばしば倫理的気づきをもった対応が求められる[2]．重度の摂食嚥下障害患者が「口から食べたい」と言う場合など，本人・家族・医療者など関係者のさまざまな価値観が対立する．多職種での臨床倫理カンファレンス（本人や家族が参加する場合もある）が有効なことがある．

🔴 文献

1) Fujishima I, et al：Sarcopenia and dysphagia：Position paper by four professional organizations. Geriatr Gerontol Int 19：91-97, 2019
2) 藤島一郎：摂食嚥下障害における倫理の問題．リハビリテーション医学 53：785-793, 2016

（國枝顕二郎・藤島一郎）

6 不動による合併症（廃用症候群）の栄養管理

1 不動による合併症（廃用症候群）の概要

- 不動による合併症とは，「身体の不活動に起因する二次的な障害」を総称するものである．不動による合併症は，さまざまな臓器にみられる．「廃用症候群」は同様の意味で用いられることがあるが，本テキストのシリーズでは「不動による合併症」として統一している．

- 不動による合併症として代表的なものには，筋力低下，筋萎縮，関節拘縮，骨萎縮，褥瘡，全身持久力低下，起立性低血圧，深部静脈血栓症，便秘，尿路感染症，意欲低下，うつ状態，認知機能低下，などがある．最近では，不動によって摂食嚥下に関連する筋群の筋力低下や咀嚼筋の筋力低下が生じて，結果的に摂食嚥下障害が発生することも注目されている．

- 不動による合併症のなかで，特に臨床的に高頻度に遭遇するものは，下肢体幹の筋力低下および筋萎縮である．これらは歩行能力の低下に直結して，ADL に多大なる悪影響を与える．不動によって筋への機械的刺激が減少すると，ユビキチン-プロテアソーム系などの筋蛋白分解経路が活性化されるのみならず，インスリンレセプター基質 1 がユビキチン化されることで筋蛋白合成も阻害される．

- 不動による合併症は，緩徐に進行することもあれば，急性疾患（肺炎，心不全など）の発症や手術療法をきっかけとして比較的急速に進行することもある．入院治療における安静臥床を原因として発症するものは，特に入院関連機能障害（hospitalization-associated disability）と称される．

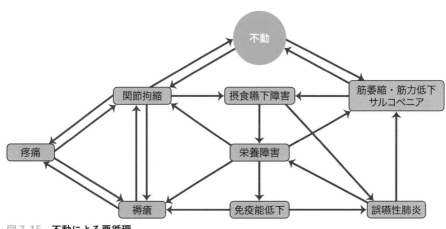

図 7-15　**不動による悪循環**

- 不動による合併症は，図7-15のごとくの悪循環を作り出すことで，心身機能を多面的に低下させる．
- 不動による合併症は，発症を予防することが重要である．もしくは，発症後より早期から治療を開始することが求められる．

不動による合併症に対する栄養管理の必要性

- 不動による合併症のうち，最も高頻度に遭遇する筋力低下および筋萎縮を予防する，もしくは改善させるためには，適切な筋力増強訓練と積極的な栄養管理の両者が必要不可欠となる．
- 栄養管理が不十分な状態で筋力増強訓練だけを行うと，逆に筋蛋白の崩壊が進むことがある．
- 栄養管理としては，「筋蛋白の崩壊を阻止しながら，筋蛋白の合成を促す」ことに焦点を当てるのがよい．そのためには必要エネルギー量を確保すること，十分な蛋白質を摂取すること，分岐鎖アミノ酸（必須アミノ酸）を摂取することが重要である．
- 不動を原因として，消化管運動低下や認知機能低下などによる食思不振，関連筋の筋力低下による摂食嚥下障害，消化管における吸収障害，などが生じる．その結果として低栄養状態が助長されることが少なくない．
- 低栄養状態は不動による合併症（筋萎縮，骨萎縮，褥瘡，尿路感染症など）の発症を促す．すなわち「不動 → 低栄養状態 → 不動による合併症の増悪 → 低栄養状態の増悪」という悪循環も生じうる．
- 不動による合併症の治療として，栄養状態を改善させることでこの悪循環を止めることが重要である．
- 実際には，不動による合併症の患者に対する栄養管理としては，まずは低栄養の是正から開始されることが多い．
- 栄養状態を改善させるためもしくは低栄養を是正するためには，必要があれば早期に経管栄養や中心静脈栄養を開始することも推奨される．

❷ 栄養管理（栄養状態の評価と栄養療法）

- 不動による合併症の患者に対しては，①全身状態の評価，②栄養状態の評価，③摂食嚥下機能の評価，④投与する栄養の内容決定（投与方法の決定を含む），⑤実際の栄養摂取状態の評価，⑥その後の定期的な評価（投与する栄養内容の見直し），を順次行っていく．
- 全身状態および栄養状態の評価として，下肢筋筋力のMMT (manual muscle testing) による評価，BMI測定などを行う．心肺持久力の評価としての6分間歩行テスト，生体電気インピーダンス法 (BIA) もしくは二重エネルギーX線吸収測定法 (DXA) による筋量測定も行うことが望ましい．不動による体重減少は，筋量の減少を示していることが多い．
- 摂食嚥下機能の評価では，経口摂取のみで十分な栄養を投与できるのか，それともほかの投与経路（経管栄養もしくは経静脈栄養）の併用もしくは移行が必要なのかを判断する．食欲低下の有無についても確認し，食欲低下がみられる場合はその理由も検討する．

- 栄養内容については，25〜30 kcal/kg 体重/日のエネルギーを投与すると同時に，1.2〜1.5 g/kg 体重/日の蛋白質を与えるようにする．
- 経口摂取を中心として栄養療法を行う場合は，実際の摂取量を必ず確認する．実際の摂取量が少ない場合には，栄養投与の方法を再考する．通常の食事摂取が少ない場合には，蛋白質と分岐鎖アミノ酸を高濃度に含む経口栄養製剤を併用するのもよい．
- 不動による合併症の患者に対しては，運動療法を含めて，身体活動量を増やすように働きかけることが重要である．なお，不動の状態が改善されて身体活動性が高まると，必要とするエネルギー量も増えることには留意する．

❸ 栄養管理における注意事項

- 不動による合併症の患者では，全身体力低下や活動性低下を原因として，食欲低下がみられることが少なくない．不動による合併症として認知機能が低下すると，それに伴って食欲低下が生じることもある．便秘が食欲低下につながることもある．現状としては食欲を増進させる薬物療法はない（ただし，シプロヘプタジン塩酸塩，プレドニゾロンの副作用として食欲増進が報告されている）．
- 経口摂取を過剰に制限することによって，不動による合併症の 1 つとして，摂食嚥下障害が出現する．したがって，安易に経口摂取を中止することは勧められない．

（新見昌央）

7 認知機能障害の栄養管理

① 認知機能障害の概要

- 認知症とは，認知領域が以前の機能レベルから低下し，その低下によって日常の社会生活や対人関係に支障をきたしている状態を指す．
- 認知症の症状には，認知機能症状と行動・心理症状（behavioral and psychological symptoms of dementia；BPSD）がある（図 7-16）．認知機能症状は脳の病的変化や障害により生じる症状であり，BPSD は脳機能低下を基盤として，本人の性格，生活歴，周辺環境，他者との交流などが絡み合って生じる症状である．適切なリハビリテーション診療を行うことで，認知機能の維持，穏やかな療養生活を目指したい．
- 認知症の経過には，さまざまな疾患が併発する．肺炎や尿路感染症を含む感染症，骨折・転倒などの運動器疾患などにより入院加療を受ける頻度が高い．
- 栄養状態を維持すること，歩行機能を維持することは，認知症のリハビリテーション診療の課題である．
- 認知症をきたす疾患・病態には，Alzheimer 型認知症（Alzheimer disease；AD），Lewy 小体型認知症（dementia with Lewy bodies；DLB），前頭側頭型認知症（frontotemporal dementia；FTD），血管性認知症（vascular dementia；VaD）のほか，多くの原因が含まれる．
- 慢性硬膜下血腫，正常圧水頭症などの脳神経外科的疾患，甲状腺機能低下症，ビタミン B 群（葉酸，ビタミン B_1・B_6・B_{12}）やビタミン D などが低値を示す例では，治療により認知症状が回復する例（treatable dementia）がある．

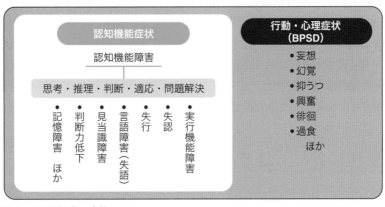

図 7-16 **認知症の症状**

- 認知症の前段階として，認知症ではないが加齢による認知機能低下を超えた認知障害を有する軽度認知障害（mild cognitive impairment；MCI）がある．MCI と認知症の違いは，日常生活が自立しているかどうかで判断される．
- MCI は年間 5〜15％が認知症に進行する一方，16〜41％は健常者に戻ると報告されており，経過観察が必要である．MCI の薬物療法は確立されていないが，生活習慣病の適正な管理，運動習慣や栄養管理，社会活動を中心としたライフスタイルの改善により認知障害が抑制される可能性がある．
- 2019 年に，WHO ガイドライン「認知症のリスク低減」が提唱された．本ガイドラインでは，高血圧，糖尿病を含む生活習慣病，活動量の低下，栄養障害などの認知症の危険因子が紹介された．中年期の肥満は高齢期での認知症の危険因子であり，メタボリックシンドローム対策が重要である．
- しかし，高齢期では，肥満・過体重はむしろ脳に保護的に働く（obesity paradox）．高齢期では低栄養を避けることが，認知症やフレイルの予防にも重要である．Obesity paradox の機序は明らかではないが，AD では診断の 10 年前から体重減少がみられることが関連するかもしれない．
- 認知症予防の視点から，地中海食や日本食といった食事パターンに注目が集まっている．メタアナリシスでは，地中海食に近い食事パターンをとっている群では，そうでない群と比較して，MCI および AD の発症リスクが低かった．
- わが国の久山町研究では，乳類，豆類，野菜類，海藻類を多く含む食事パターンでは，その後 15 年間の AD および VaD の発症のリスクが低いことが報告されている．
- 認知症と栄養素との関連では，葉酸，ビタミン B 群，ω3 不飽和脂肪酸などの栄養素，魚類・野菜・果物などの食品，適量のアルコール摂取，などで認知機能低下の抑制効果が報告されている．

❷ 栄養管理（栄養状態の評価と栄養療法）

- 栄養状態の評価法として，体重，BMI などの身体指標，アルブミン，リンパ球数などの各種の血液・生化学検査が有用である．MNA®-SF（mini nutritional assessment-short form）には評価項目に認知症の有無が含まれているが，認知症患者においても有用である．
- 食欲の評価として，SNAQ（simplified nutritional appetite questionnaire）などがよく用いられる．
- MNA®-SF で認知症の栄養状態を評価すると，MCI の状態から低栄養リスク群と低栄養群の割合が増加する（図 7-17）．また，MCI の状態からサルコペニアの有症率も増加しており，認知機能障害の進行とともに増加する．
- 高齢者の腎機能低下に配慮した上で，十分なエネルギーと蛋白質の摂取が望まれる〔第VII章-1「加齢による栄養障害の栄養管理」を参照（→ 104 頁）〕．

❸ 栄養管理における注意事項

- 認知症における低栄養（体重減少，低 BMI）は，認知機能低下，施設入所，死亡率の増加と関連する（図 7-18）．栄養管理は認知症の予防，診断，MCI〜進行期に至るすべてのステー

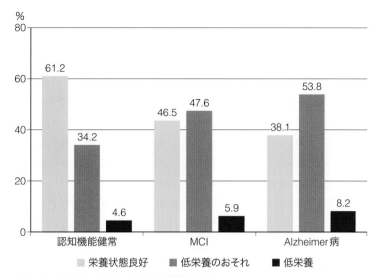

図 7-17　MNA®-SF における栄養状態の変化

(Kimura A, et al：Malnutrition is Associated with Behavioral and Psychiatric Symptoms of Dementia in Older Women with Mild Cognitive Impairment and Early-Stage Alzheimer's Disease. Nutrients 11：1951, 2019 より）

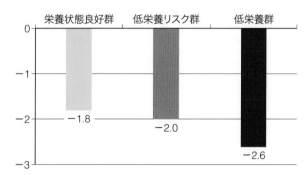

図 7-18　認知症における低栄養と認知障害

ベースライン時の MNA 別 MMSE 変化量（1 年後）.
〔Guerin O, et al：Nutritional status assessment during Alzheimer's disease：results after one year (the REAL French Study Group). J Nutr Health Aging 9：81-84, 2005 より作図〕

ジにかかわる課題である．また，認知症の病型によっても栄養管理の課題は異なる．

- AD では記憶と学習の障害が中心で，進行とともに遂行障害，視空間障害，失語などが出現する．摂食嚥下のプロセスにおける先行期（食べ物を認識し，何をどのように食べるかを判断する時期）の障害，たとえば「ストローなどを刺す」「食品パックの開封」などの障害が，軽度の AD でも 3 割近くに認められる．

- 認知症が進行するとより多くの障害が生じ，介護者の支援を要する．食具の失行により手づかみによる食事，一口量が調整できない，食べこぼしなどが起こる．

- さらに進行すると半数近くに摂食嚥下障害の徴候を認め，身体合併症や急性疾患発症のリスクが高まる．加えて，重症度にかかわらずアパシーを呈することが多く，食欲低下の原因となる．

- DLB では，病初期には記憶障害が目立たない場合もあり，注意障害，遂行機能障害，視空間認知障害がよくみられる．
- 病初期から嗅覚・味覚障害，起立性低血圧や便秘などの自律神経症状，抑うつ症状が認められることが多く，食欲・摂食量低下の原因となる．Parkinson 症状により舌運動機能が低下し，口腔期（食塊を口腔から咽頭に送り込む時期）における障害が多い．
- FTD は，脱抑制・常同行動などの行動障害を中心とする病型と，言語障害を中心とする病型に分かれる．本人の自覚に乏しいさまざまな BPSD のため，介護者の負担が大きい．
- 食行動異常の出現頻度が高く，早期から食欲の亢進と嗜好の変化がみられる．甘いものを欲する，特定の食品に固執することが多い．
- 介護者が過食や固執を遮るような発言や行動をすると，激越をきたすこともある．早期から介護保険サービスなどを利用して，行動様式の是正を計画するとよい．
- VaD は，脳血管障害に随伴して段階的に認知機能障害が悪化することが多い．病初期から歩行障害，不安定歩行と転倒，排尿障害，意欲低下，うつ，などの多様な症候が認められる．
- VaD では偽性球麻痺による摂食嚥下障害のため，固形物よりも液体を苦手とすることが多い．摂食嚥下障害の重症度に合わせて食形態の変更などを行って，適切な栄養管理のもと摂食嚥下訓練を行う．
- VaD では残存機能に対するリハビリテーション治療や環境調整が有効であることが多い．
- 食事は栄養を摂るためだけの場ではなく，コミュニケーションや，美味しさ・幸福感を介して生活の豊かさを得る場でもあることは，認知症でもまったく変わりはない．食事を楽しめる環境づくりや周囲の支援が大切である．

🖊 文献
- 日本神経学会(監修)：認知症疾患診療ガイドライン 2017．医学書院，2017
- 認知症に関する研修の普及および評価に関する調査研究事業(編)：認知症サポート医養成研修テキスト．2020
- WHO Guidelines Risk reduction of cognitive decline and dementia.
  https://www.who.int/publications/i/item/9789241550543
- Scarmeas N, et al：Nutrition and prevention of cognitive impairment. Lancet Neurol 17：1006-1015, 2018
- 枝広あや子，他：アルツハイマー病と血管性認知症高齢者の食行動の比較に関する調査報告：第一報—食行動変化について．日老医誌 50：651-660, 2013

（櫻井 孝）

栄養サポートチーム（NST）

1. 概要

- 栄養サポートチーム（nutrition support team；NST）とは，医師，看護師，歯科医師，歯科衛生士，管理栄養士，薬剤師，理学療法士，作業療法士，言語聴覚士など，多職種が協力して，安全かつ有効な栄養管理を行うための医療チームである．
- 質の高い NST 活動を行うためには，NST のメンバーがそれぞれの職種の専門性に応じて，栄養管理に関する高度の知識や技術を習得しておく必要がある．

2. NST の背景

- 1968 年に Dudrick らにより開発された中心静脈栄養法（total parenteral nutrition；TPN）が臨床応用されるに伴い，その有効性が明らかになると同時に重篤な合併症も頻発した．
- 合併症を予防し，さらに有効な栄養管理を実施するために，専門的な知識や技術を有する多職種で構成されたチーム医療が必要であると考えられるようになった．
- 1970 年代に米国で多職種からなる NST が初めて組織され，専任スタッフが連携して特に TPN 管理を中心とする栄養サポートが始まった．わが国でも 1970 年に完全静脈栄養研究会が発足し，大学病院を中心に TPN 管理を専門とするチーム医療が開始された．
- その後，入院患者の低栄養の実態に関する研究が世界中から次々と発表されるようになった．1974 年に Butterworth Jr. が発表した論文 "The skeleton in the hospital closet" は，入院高齢者の低栄養の実情を世界で初めて記した貴重な報告である．
- 1980 年代には，入院患者に対して正確な栄養評価が実施されていないこと，入院患者の栄養状態について医療従事者の関心が低く，栄養療法に関する知識や技術が不十分であること，これらが合併症の発症や入院期間の延長と関連していること，などが明らかとなった．
- これに対して TPN 管理だけでなく栄養評価や栄養療法など栄養全般を管理する多職種チーム（NST）の有用性が実証され，栄養療法の安全性や有効性を高める取り組みを行う NST が活動範囲を拡大した．
- 1998 年に静脈・経腸栄養研究会が学会となったことをきっかけに（現在の日本臨床栄養代謝学会の前身），2001 年から開始された日本静脈経腸栄養学会 NST プロジェクトの活動が全国の病院に認識され，NST がわが国において広く普及するに至った．
- 2006 年には栄養管理実施加算，2010 年には栄養サポートチーム加算がそれぞれ新設され，質の高い栄養管理に対する診療報酬面での充実が図られている．現在の全国の NST 稼働施設数は米国を超える 1,500 施設前後となっており，日本病院機能評価機構の施設基準認定にも採用されている（図1）．

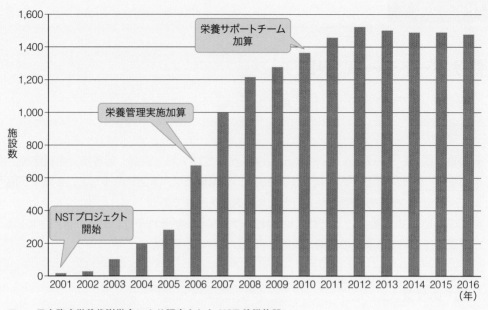

図1　日本臨床栄養代謝学会により認定された NST 稼働施設

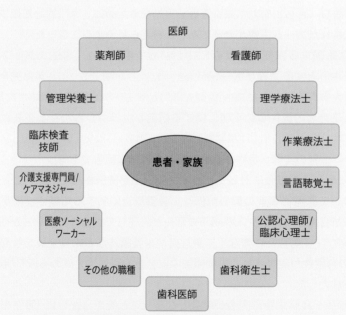

図2　患者・家族を中心とした NST の多職種連携

3. NST の実際

- NST の構成メンバーは多岐にわたるが，その構成はリハビリテーション医療チームそのものであるといえる（図2）.

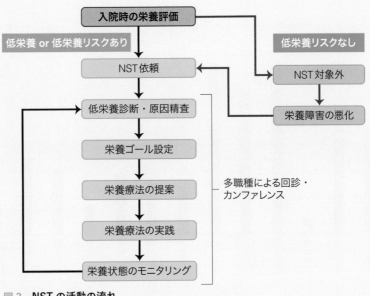

図3　**NST の活動の流れ**

- 多くの施設における NST では，医師，看護師，管理栄養士，薬剤師，歯科医師，言語聴覚士など特定の固定スタッフによる NST コアメンバーが組織され，各病棟やユニットに所属する一部流動的なメンバーである NST 委員と組織横断的な活動を行っている．
- NST の主な目的には，①低栄養診断および低栄養の原因精査，②適切な栄養ルートの選択，③適切な栄養療法の選択，③エネルギー摂取量や蛋白質摂取量の提案，④栄養ゴールの設定，⑤早期栄養療法や経口・経腸栄養の重要性の啓発，⑥栄養状態のモニタリング，⑦栄養管理に伴う合併症の予防・早期発見・治療，⑧栄養管理のコンサルテーション，⑨職員の栄養管理の啓発，⑩栄養管理上の新しい知識や技術の紹介・啓発，⑪リハビリテーション診療との協働などが含まれる．
- 主治医やほかの担当スタッフによる入院時の栄養評価で，低栄養や低栄養リスク状態と判断された際に，NST へ栄養管理を依頼する（図3）．この際の評価法には一定の基準はなく，施設ごとに異なっていることが多い．
- 回復期リハビリテーション病棟における NST 依頼理由としては，摂食量の低下，低アルブミン血症，摂食嚥下障害，低体重などが多い（図4）．
- 主治医や病棟から NST に依頼があると，多職種による回診やカンファレンスを通して，低栄養診断・原因精査，栄養ゴール設定，栄養療法の提案，栄養療法の実践，栄養状態モニタリングが行われる（図3）．モニタリングで問題があれば，再び低栄養診断・原因精査に戻り，このサイクルを繰り返す．
- NST は褥瘡対策チーム，摂食嚥下チーム，呼吸療法チーム，排泄ケアチーム，医療安全委員会，など他の多職種チームとも連携して患者情報の共有を行いながら栄養管理を行う．

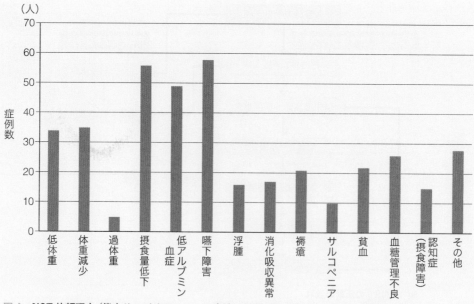

図4 NST 依頼理由（熊本リハビリテーション病院，2019 年のデータによる，重複あり）

4. NST の臨床効果

- NST の効果については，さまざまな観点から検討が行われている.
- NST 活動により適切な栄養評価の実施割合が上昇することが示されている.
- NST 稼働施設と非稼働施設の入院患者を対象とした調査では，栄養評価の実施率は NST 稼働施設で 68％，非稼働施設で 7％と有意差があった[1].
- 栄養状態の評価と必要栄養量の計算の実施の割合は，NST の管理により有意に高くなり，適切な栄養療法が実施され，合併症も減少する[2].
- NST 稼働施設のほうが非稼働施設に比べ TPN 実施中の overfeeding（過剰栄養）が少なく，高血糖や肝酵素上昇などの合併症が少ない[1]. また，投与栄養量や投与蛋白質量の目標達成割合も大きい[2].
- NST が栄養管理を行うことで，TPN 実施患者のカテーテル合併症（機械的，感染性）が有意に減少する[2].
- 経腸栄養の患者では，NST 管理群のほうが非管理群に比べ，1 日あたりの機械的合併症，消化器系合併症，代謝性合併症が有意に少なく[3]，肺炎などの感染性合併症も有意に少なかった[4].
- 胃瘻を造設された患者の調査では，入院から経腸栄養開始までの日数が，NST 導入前の平均 22 日から，導入後は平均 6 日に短縮し，高カロリー輸液の施行率が 1/6 に低下した[5]. また，平均在院日数も短縮し，再入院も減少し，胃瘻からの離脱時期も早くなった.
- 栄養関連の合併症の減少や，栄養状態の改善，入院期間の短縮や再入院数の減少などの効果により NST は医療費削減にも効果がある.

文献

1) Fetters SB, et al：An audit of the provision of parenteral nutrition in two acute hospitals：team versus non-team. Scott Med J 45：121-125, 2000

2) Traeger SM, et al：Total parenteral nutrition by a nutrition support team：improved quality of care. JPEN J Parenter Enternal Nutr 10：408-412, 1986

3) Brown RO, et al：Enteral nutritional support management in a university teaching hospital：team vs nonteam. JPEN J Parenter Enteral Nutr 11：52-56, 1987

4) Powers DA, et al：Nutritional support team vs nonteam management of enteral nutritional support in a Veterans Administration Medical Center teaching hospital. JPEN J Parenter Enteral Nutr 10：635-638, 1986

5) 清水敦哉, 他：NST 導入による医療経済効果：PEG 造設を必要とした急性期脳血管障害症例における検討. 静脈経腸栄養 19：87-90, 2004

（吉村芳弘）

各種疾患のリハビリテーション
診療における栄養管理

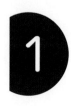

脳血管障害

❶ 脳血管障害の概要

- 従来は脳出血が多いことがわが国における脳血管障害の特徴であったが，近年は出血性脳血管障害の割合は減少しており，虚血性脳血管障害が75%，脳出血が20%，くも膜下出血が5%とされている．
- 脳血管障害発症後の流れとして，急性期病院から在宅復帰する患者が40〜50%，回復期リハビリテーション病棟やその他の病院・施設へ転院・転所する患者が30〜40%，死亡退院が数%とされている（図8-1）．
- 低栄養は脳血管障害急性期の6〜60%に認められる．有病率に幅があるのは，脳血管障害のタイプ・重症度，合併症の有無，低栄養の診断方法，診断のタイミング，などに要因があるからである．
- 脳血管障害における栄養障害にはさまざまな要因が考えられる（表8-1）．低栄養では，発症前からの高齢化に伴う要因，発症後の栄養状態を悪化させる要因，発症後の身体活動の低下に伴う要因，などが含まれる．
- 低栄養は虚血性，出血性いずれの脳血管障害においても予後不良の因子である．低栄養は虚血性脳血管障害のメカニズムに影響を与え，脳梗塞からの回復を阻害するだけでなく，褥瘡や尿路・呼吸器感染症など全身性合併症のリスクを高め，入院期間を延長し，死亡率を高め，医療費を増大させる．
- 過栄養は病前からの糖質，脂質などの過剰摂取から生じ，肥満や生活習慣病を伴っている．

❷ 脳血管障害のリハビリテーション診療における栄養管理

- 低栄養や過栄養は脳血管障害のリハビリテーション治療の成績を低下させるため，脳血管障害のリハビリテーション診療においては栄養管理は必須である．
- 脳血管障害のリハビリテーション診療には，急性期，回復期，生活期の流れがある．急性期から長期的な予後を見据えたシームレスな栄養管理が必要である．
- 急性期から的確な栄養管理を実践することで，回復期のリハビリテーション治療の効果を高め，生活期におけるADLやQOLを高めることができる．
- 脳血管障害の急性期では栄養状態の評価や栄養療法が遅れがちである．回復期リハビリテーション病棟に転棟後の脳血管障害患者には低栄養が多く認められている．
- 回復期リハビリテーション病棟における疾患別の低栄養の割合は，虚血性脳血管障害

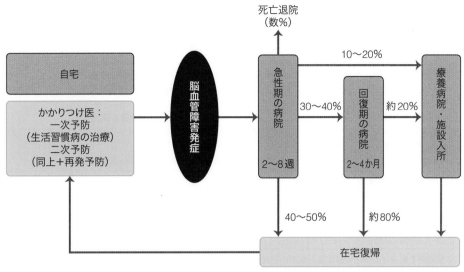

図 8-1　脳血管障害の診療の流れ

表 8-1　脳血管障害における栄養障害

低栄養	● 病前からの低栄養（高齢者，糖尿病，脳血管障害の既往など） ● 後遺症の影響による摂取（投与）不足（うつによる食欲低下，認知機能低下，摂食嚥下障害，視覚性無視，麻痺，失行，意識障害など） ● 高度侵襲（外科的治療，呼吸器感染，尿路感染，脳室シャント感染など） ● 回復期における活動量増加による需要の増大 ● ビタミン D 摂取不足，合成の低下（中心静脈栄養管理，屋外外出行動制限による日光曝露減少） ● 栄養摂取不足（エネルギー，蛋白質，水分）
過栄養	● 病前からの過栄養（肥満，生活習慣病など） ● 病前からの摂取過剰（エネルギー，糖質，脂質，飽和脂肪酸，塩分，アルコールなど）

56.1%，脳出血 42.1%であり，脳血管障害のタイプにより多少の差異がある[1]．

● 回復期リハビリテーション病棟において低栄養が存在すると ADL の回復が遅れ自宅復帰率が低下するなど，リハビリテーション治療の成績が悪化することが明らかにされている．

❸ 栄養管理（栄養状態の評価と栄養療法）(表 8-2)[2]

栄養状態の評価

● 入院時に栄養評価を行う．脳血管障害のタイプや重症度，意識レベル，病前の栄養歴，体重減少の有無，摂食嚥下機能，口腔状態，などを同時に評価する．

栄養療法

● 意識障害や摂食嚥下障害のある場合，全身状態が不安定な場合では一時的な禁食も検討すべ

表8-2 **脳血管障害に関連する栄養管理の推奨項目**

A. 強く推奨する
- すべての脳血管障害患者に栄養療法の適応があり，病期や病態，意識障害，摂食嚥下機能に応じた栄養療法を実施する．
- 病歴，身体所見，身体計測，血液・生化学データなど複数の指標を組み合わせて評価する．
- 脳血管障害患者の入院時低栄養状態は，入院後の感染性合併症および褥瘡発症率の上昇，平均在院日数延長，ADL低下，死亡率上昇と関連する．
- 消化管には異常がないことが多いので，原則として経口摂取，経腸栄養を実施する．
- 意識障害がなく病状が安定している場合は，摂食嚥下機能の評価を行い可能な限り早期に経口摂取，経腸栄養を開始する．
- 脳血管障害患者では誤嚥のリスクが高いので，摂食嚥下機能の評価は必須である．

B. 一般的に推奨する
- 広範な脳梗塞や重度の脳出血があり，脳浮腫進行に伴う嘔吐の危険が高い場合は，病態が安定してから，発症後1週間を目安に経腸栄養を開始する．
- 早期に経腸栄養が開始できなかったり，十分なエネルギー投与ができるようになるのに時間がかかったりする場合は静脈栄養を併用する．

(静脈経腸栄養ガイドライン第3版を参考に著者作成)

きであるが漫然とした禁食にならないように注意する．
- 脳血管障害患者の栄養療法で優先すべきことを表8-3にまとめた．
- 脳血管障害発症後7日以上にわたって十分な経口摂取が困難な患者では，経管栄養（早期には経鼻胃管，長期には胃瘻）または中心静脈栄養を行うことは妥当である．
- 中心静脈のルートとしては鎖骨下静脈が第一選択とされてきたが，近年は末梢挿入型中心静脈カテーテル（peripherally inserted central catheter；PICC）を用いた静脈栄養を実施する施設が増加している．PICCは主に上腕尺側皮静脈よりカテーテルを穿刺・挿入するため，合併症が少なく，長期的に使用できる．
- 積極的な口腔ケアは誤嚥性肺炎のリスクを低下させる．
- 回復期リハビリテーション病棟において歯科衛生士が病棟専従で口腔管理を行うことで，ADLが改善すること，早期の退院が実現すること，自宅退院復帰率が上昇すること，院内死亡が低下すること，などが明らかになっている[3]．
- リハビリテーション治療の阻害要因となっている低栄養やサルコペニアに対する栄養療法の基本は，十分なエネルギーの投与と良質かつ十分な蛋白質の摂取である．良質な蛋白質には分岐鎖アミノ酸（branched chain amino acids；BCAA）などの必須アミノ酸が含まれる．
- 栄養療法は筋力増強訓練を含む運動療法の効果を高める．骨格筋量の増加を促進するためにはこれらの栄養素の摂取タイミングも重要である．具体的には筋力増強訓練の前後に糖質を含む良質な蛋白質の栄養補助食品を追加摂取させるようにする．
- ロイシン高濃度含有アミノ酸サプリメントを併用した低負荷の筋力増強訓練ではADLが有意に改善することが示されている．
- 脳血管障害患者の片麻痺肢では異化が亢進しているが，必須アミノ酸の投与で異化を抑えられる．
- 骨格筋量減少はADLを低下させること，栄養療法で骨格筋量が増加してADLが改善することが判明している．
- 積極的な栄養療法は脳血管障害のリハビリテーション治療の成績を上昇させ，ADLは改善

表 8-3　**脳血管障害のリハビリテーション診療における栄養療法のポイント**

1. 絶食期間の短縮
2. 経口摂取の早期開始
3. （経鼻胃管からの）経腸栄養
4. 静脈栄養
5. 必要エネルギーの充足
6. 十分な蛋白質の摂取
7. 強化型栄養療法

する[4]．積極的な栄養療法には，必要エネルギー量を確保した上で，エネルギー量と蛋白質量を強化した栄養補助食品を投与する強化型栄養療法も含まれる．

- 回復期リハビリテーション病棟に入院した脳血管障害患者において，管理栄養士が個別に頻回に栄養療法を行うと，栄養状態，ADL，摂食嚥下障害がより改善する[5]．
- 急性期もしくは回復期では積極的な栄養療法を行うことで，褥瘡の発生頻度の減少，総エネルギー摂取量・総蛋白摂取量の増加を認めることが報告されている[6]．

④ 栄養管理の注意事項

- 脳血管障害の急性期では低血糖（60 mg/dL 以下）に注意する．重度の低血糖は永続的な神経障害を生じるため直ちに補正すべきである．脳血管障害急性期では血糖値を 140〜180 mg/dL に保つことが望ましいとされている．
- 脳血管障害における栄養療法の大きな阻害因子として摂食嚥下障害がある．脳血管障害患者における摂食嚥下障害は脳血管障害に伴う神経障害によるものだけでなく，意識障害，失認，注意障害などの原因によることもある．
- 運動療法などのリハビリテーション治療が進むと，必要エネルギーが増大するため，定期的な栄養処方の見直しを行う必要がある．
- リハビリテーション治療を要する患者では，糖尿病や高血圧などなんらかの食事制限が必要な併存疾患の合併がしばしばみられる．併存疾患の治療や管理も考慮した栄養療法が必要である．
- 脳血管障害に他の疾患や障害が重複する場合，それらの治療と低栄養に対する栄養療法が両立しない場合がある．その際，介護度を下げて自立を促すために低栄養の治療を優先させることもある．重複障害がある場合，優先順位を考慮した栄養療法の実施が必要となる．

文献

1) 吉村芳弘，他：回復期リハビリテーションにおける栄養サポートの効果．Jpn J Rehabil Med 55：309-316，2018
2) 日本静脈経腸栄養学会（編）：静脈経腸栄養ガイドライン，第 3 版．照林社，2013
3) Shiraishi A, et al：Hospital dental hygienist intervention improves activities of daily living, home discharge and mortality in post-acute rehabilitation. Geriatr Gerontol Int 19：189-196, 2019
4) Rabadi MH, et al：Intensive nutritional supplements can improve outcomes in stroke rehabilitation. Neurology 71：1856-1861, 2008

5)　Shimazu S, et al：Frequent and personalized nutritional support leads to improved nutritional status, activities of daily living, and dysphagia after stroke. Nutrition 83：111091, 2021

6)　Geeganage C, et al：Interventions for dysphagia and nutritional support in acute and subacute stroke. Cochrane Database Syst Rev 10：CD000323, 2012

（吉村芳弘）

2 大腿骨近位部骨折

① 大腿骨近位部骨折の概要

大腿骨近位部骨折の基本的事項

- 大腿骨近位部骨折は，骨脆弱性を基盤にして高齢者に多く発生する骨折である．歩行能力の低下をきたすことが多く，介護が必要となる原因の1つとして非常に重要な疾患である．
- 大腿骨近位部骨折は，わが国の高齢者人口の増加に伴い症例数が経年的に増加しており，2030年には約30万人に達すると推定されている[1]．
- 1998年から開始された日本整形外科学会の全国調査結果によると[2]，発症年齢は1998年では平均78.7歳であったが，2018年には平均82.4歳と高齢化がみられる．女性が男性の約3.3〜3.8倍と多く，転子部骨折が頚部骨折よりも多く発生している．転子部骨折のほうが頚部骨折よりも平均発症年齢が高い．
- 大腿骨近位部は，近位から順に，①大腿骨頭，②大腿骨頚部，③大腿骨転子部，④大腿骨転子下，⑤大腿骨骨幹部に分けられる．
- 大腿骨頭は球状で，骨盤側の寛骨臼と股関節を形成する．大腿骨頚部は大腿骨頭の下方の細くなった部分を指し，転子部に連続する．外側に大きく突出する部分を大転子，内側に小さ

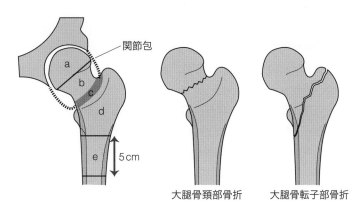

図 8-2　**大腿骨近位部骨折の分類**
a：大腿骨頭骨折，b：大腿骨頚部骨折，c：大腿骨頚基部骨折，d：大腿骨転子部骨折および大腿骨転子間骨折，e：大腿骨転子下骨折．
〔井樋栄二，他（編）：標準整形外科学．第14版，p804，図38-56を参考に作成〕

く突出する部分を小転子と呼ぶ. 転子部の遠位で大腿骨骨幹部に連続する部分を転子下と呼ぶ.

- 大腿骨近位部骨折は, 骨折線が通る部位によって頚部骨折と転子部骨折に分けられる. 骨折線は頚部骨折では関節包内に, 転子部骨折では関節外にある (図 8-2). この違いにより, 両者の間で治療法や骨折治療の予後が異なる.

- 骨折受傷後の出血量は, 頚部骨折では関節包内のスペースが限られているため比較的少量であるが, 転子部骨折は関節包外骨折であるため周囲組織へ出血が広がり, 貧血や局所の腫脹が高度になることが多い.

- 大腿骨近位部骨折は, 高齢者において, 骨粗鬆症による骨脆弱性を背景として軽微な外力で発生する. 受傷原因は「立った高さからの転倒」が最も多く, 80%近くを占める.

- 骨粗鬆症が高度な場合には, 脚をひねったり, つまずいたりした程度でも受傷することがあり, 外傷歴が明らかでないケースも存在する.

- 大腿骨近位部骨折の典型的な症状は, 転倒後に股関節部の疼痛が生じ, 歩行や体動が困難となる. 大腿骨転子部骨折では強い疼痛を訴えるが, 大腿骨頚部骨折で転位が軽度な場合には, 疼痛の訴えが少なく歩行可能なこともある. 注意を要する.

診断と治療

- 高齢者が転倒後に股関節部の疼痛を訴える場合には, 大腿骨近位部骨折が強く疑われる. 単純 X 線により診断する. 胸腰椎圧迫骨折, 骨盤骨折 (恥坐骨骨折) などとの鑑別が必要である.

- 多くは単純 X 線で容易に診断が可能であるが, 転位がない骨折の場合には CT や MRI が必要となることがある.

- 骨折型の分類には, 大腿骨頚部骨折では Garden 分類 (図 8-3), 大腿骨転子部骨折では, Evans 分類や AO 分類などが用いられる.

- 大腿骨近位部骨折では 90%以上の症例で手術療法が行われる[2]. 保存療法では長期の安静や免荷が必要となり, 筋力や心肺機能の低下, 誤嚥性肺炎, 褥瘡, 認知症などが併発する可能性が高く, 予後は不良である.

- 手術療法は受傷後できるだけ早期に行うことが望ましい. 術後早期は, 貧血, 感染, 誤嚥性肺炎, せん妄, 電解質異常, 尿路感染症, 深部静脈血栓症・肺塞栓症などの合併症に注意しながら, 早期離床・早期荷重歩行を目指す. また, 後に反対側の骨折を生じるリスクが高いため, 骨粗鬆症の治療も必要となる.

- 大腿骨頚部骨折の手術療法では, 非転位型骨折 (Garden 分類 stage Ⅰ, Ⅱ) には骨接合術が, 転位型骨折 (Garden 分類 stage Ⅲ, Ⅳ) には人工骨頭置換術が一般的である.

- 骨接合術の術後合併症としては, 骨癒合不全 (偽関節) や二次性の大腿骨頭壊死症がある. 転位型骨折ではその可能性がより高くなる.

- 人工骨頭置換術は, 骨接合術に比して手術侵襲が大きいが, 術後は早期から荷重歩行が可能である. 主な術後合併症としては, 脱臼, インプラント周囲骨折, 異所性骨化, 感染などがあげられる.

- 転子部骨折は関節包外の骨折であるため, 血流が豊富で骨癒合は比較的良好である. 一般的

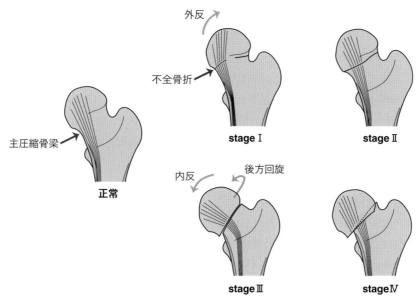

図 8-3　**大腿骨頚部骨折（Garden 分類）**
（Garden RS：Low-angle fixation in fractures of the femoral neck. J Bone Joint Surg Br 43：647-663, 1961 より）

には骨接合術が行われる.
- 術後の主な合併症としては，内固定材料のカットアウト（骨外への突出）や整復位損失などがある．偽関節の発生率は 0.5〜2.9％程度である[1]．骨癒合後の内固定材料の抜釘は，頚部骨折と同様，無症状の高齢者では通常行われない．術後は，整復・内固定が良好であれば，早期荷重が可能である.
- 適切な治療を行っても受傷前の ADL レベルに復帰できないこともある．歩行能力回復には受傷前の歩行能力，年齢，骨折型，筋力，認知症が影響し，受傷前と同じ歩行能力を獲得できるのは，約半数程度であり，受傷後 1 年以内の死亡率は，10〜30％であるとされている.

リハビリテーション診療

- 早期の手術療法が推奨されているが[1]，入院から手術までの待機期間はわが国では平均 4〜5 日間と比較的長い．合併症を予防するためにも，術前から積極的なリハビリテーション治療を行っていく.
- 上肢・健側下肢・患側足関節などの可動域訓練や筋力増強訓練，呼吸器合併症予防のための呼吸器に対する訓練，口腔内ケア，などを行うことが望ましい.
- 術後はできるだけ早期に座位をとらせ，患肢も含めた関節可動域訓練・下肢筋力増強訓練を開始する．荷重開始時期や荷重量は，術式，骨折型，骨脆弱性，患者の理解度，術前 ADL，などによって異なるが，可能なかぎり早期からの起立訓練と歩行訓練を行う.
- 人工骨頭置換術後に脱臼が生じることがある．脱臼が生じやすい姿位は個々に異なるので，執刀医に確認しておく必要がある.

❷ 大腿骨近位部骨折のリハビリテーション診療における栄養管理

- 高齢者の大腿骨近位部骨折では，栄養状態が不良な症例がしばしばみられる．加齢に伴う食欲低下，歯の欠損，咀嚼力低下，摂食嚥下機能の低下，消化機能低下などが原因となる．食事摂取量が不足しがちで，受傷前からすでに低栄養状態であることも多い．
- 骨折受傷後は，疼痛，せん妄や認知機能障害，摂食嚥下機能障害などによって食事摂取に障害が生じ，骨折や手術による侵襲，リハビリテーション診療に伴う必要エネルギー量の増大などから，さらに低栄養状態に陥りやすい．
- 低栄養状態では，歩行能力の低下，肺炎，敗血症，褥瘡，せん妄，認知機能低下などの周術期合併症が増加する．また，サルコペニアの合併，リハビリテーション治療期間や入院日数の延長，退院時 ADL の低下，死亡率の上昇，などに関連するとされている．
- したがって，リハビリテーション診療における栄養管理は重要である．
- 経口的な栄養療法により，合併症の発生率や死亡率の低下，リハビリテーション治療期間の短縮，などの効果が明らかにされている．
- 「大腿骨頚部/転子部骨折診療ガイドライン」[1]においても，「栄養介入により大腿骨近位部骨折患者の死亡率の低下・血中蛋白質量の回復・リハビリテーション治療期間の短縮が期待できる（Grade B）」として，栄養療法を行うことが推奨されている．
- 大腿骨近位部骨折では，反対側の骨折などの二次骨折のリスクが高いため，リハビリテーション診療においては，転倒や骨折を予防することも重要となる．運動療法などとともに栄養療法を適切に行う必要がある．

❸ 栄養管理（栄養状態の評価と栄養療法）

- 前項に記載したように，大腿骨近位部骨折の高齢者では，受傷前からすでに低栄養状態であることが多く，さらに受傷後に栄養状態が悪化することも多い．入院直後から栄養サポートチームも加えた多職種での栄養管理を行う．

栄養状態の評価

- 大腿骨近位部骨折患者に対する栄養状態の評価には，MNA®-SF（mini nutritional assessment-short form），MUST（malnutrition universal screening tool），NRS2002（nutritional risk screening 2002）などが用いられる．
- MNA®-SF は 65 歳以上の高齢者を対象とした評価法であり，術後の ADL や死亡率などとも相関することが報告されている．過去 3 か月間の食事量の減少，体重減少，精神的ストレスや急性疾患の有無，自力歩行の可否，神経・精神的問題の有無，体格指数（body mass index；BMI）の 6 項目について評価する．12〜14 点で栄養状態良好，8〜11 点で低栄養のおそれあり，0〜7 点で低栄養と判断する．
- また，栄養状態の評価では，身長・体重・BMI・体脂肪率などの身体計測，血清アルブミン・総コレステロール・CRP 値・血清クレアチニン・尿素窒素・総リンパ球数などの血液・生化学検査，食事摂取量の記録，などを行う．

栄養療法

- 術後はできるだけ早期に経口摂取を開始する.
- 必要エネルギー量を算出する方法としては, Harris-Benedict の式から基礎エネルギー消費量（basal energy expenditure；BEE）を算出し, これに活動係数とストレス係数を乗じて推定する方法, 25〜30 kcal/kg 体重/日を基準としてストレスの程度に応じて増減する方法などが用いられる. いずれにしても, 必要エネルギー量は, 術後の経過や訓練量によって変化するため, 定期的に確認して見直す必要がある. 蛋白質投与量は 1.2〜2.0 g/kg 体重/日の範囲で, 腎機能を確認しながら調整する.
- また, 骨粗鬆症の治療に対して, カルシウム, ビタミン D, ビタミン K などの投与を考慮する.

❹ 栄養管理の注意事項

- 高齢の骨折患者では術前から複数の基礎疾患を有していることがほとんどである. 特に低栄養, 骨粗鬆症, サルコペニア, 糖尿病, 腎機能障害などがあると骨折リスクが高くなることが知られており, 栄養管理においても考慮する必要がある. それらの治療も大切である.
- また, 摂食嚥下障害を合併することが多いため, 反復唾液嚥下テスト, フードテスト, 改訂水飲みテストなどで評価を行い, 必要であれば摂食嚥下訓練を行い, 誤嚥性肺炎の予防に努める.

引用文献
1) 日本整形外科学会診療ガイドライン委員会, 他(編)：大腿骨頚部/転子部骨折診療ガイドライン. 改訂第 3 版, 南江堂, 2021
2) 日本整形外科学会骨粗鬆症委員会：大腿骨近位部骨折全国調査結果. 2018 年発生例調査結果.

参考文献
・ 日本リハビリテーション栄養学会(監修)：リハビリテーション栄養診療ガイドライン 2018 年版. 医歯薬出版, 2018
・ Malafarina V, et al：Nutritional status and nutritional treatment are related to outcomes and mortality in older adults with hip fracture. Nutrients 10：555, 2018

（大橋鈴世）

3 脊髄損傷

① 脊髄損傷の概要

- 発生数は 100 万人あたり 30〜120 人とされ，高齢化の進んだ地域では多くなる傾向がある．
- 男女比はおおよそ 7：3，四肢麻痺と対麻痺の比率は 4：1 である．
- 受傷年齢は 20 歳台に小さなピークがあり，70 歳台が最多である．
- 外傷性脊髄損傷は，以前は交通事故や高所からの転落が多かったが，近年は高齢者が転倒して受傷する頻度が最も高い．
- 非外傷性の頚髄損傷が増加している．非外傷性のものとしては脊髄出血・梗塞などの血管疾患，脊椎疾患，腫瘍などがある．
- 損傷の高位により四肢麻痺・対麻痺が生じ，損傷の度合いにより完全損傷，不全損傷に分かれる．
- 正常な運動・感覚機能が認められる最も低い髄節をもって神経学的損傷高位と診断される．機能障害の評価には Frankel による重症度分類，ISNCSCI（international standards for neurological classification of spinal cord injury）などが使用される．
- 頚髄損傷の 15〜40％に摂食嚥下障害が合併する．
- 仙骨部，坐骨部，踵部に褥瘡が発生しやすい．

② 脊髄損傷のリハビリテーション診療における栄養管理

- 脊髄損傷のリハビリテーション診療においては，①受傷時点での栄養障害（低栄養），②慢性期での肥満，③サルコペニア肥満，などに留意した栄養管理を行う．
- 人口の高齢化により高齢者の転倒による脊髄損傷が増加している．受傷時点ですでに栄養不良でサルコペニアあるいはフレイルの状態であると，転倒するリスクが増大する．頚髄損傷で回復期リハビリテーション病棟に入院した患者においては 71.4％に栄養障害あるいは栄養障害の可能性があるとの報告がある．
- 損傷高位が高いほど必要エネルギー量が低下し，特に若年者の頚髄損傷では慢性期に肥満を呈しやすく，メタボリックシンドロームをはじめとする合併症の対策が必要である．
- 脊髄損傷のサルコペニアや肥満に注目した研究では 72.1％に肥満，56.6％にサルコペニア，41.9％にサルコペニア肥満が認められている．

❸ 栄養管理（栄養状態の評価と栄養療法）

急性期

- 急性期では，基礎代謝量は呼気ガス分析装置を用いた間接熱量測定に基づいて推定するべきである．
- 受傷レベル以下の骨格筋麻痺は，代謝活動を低下させるため，実際の必要エネルギー量は予測値より少なくとも 10% 低いとされる．
- 間接熱量測定ができない場合は，入院時の体重を Harris-Benedict の式に適用し，ストレス係数 1.2，活動係数 1.1 を用いて総消費エネルギー量を推定する．
- 急性期の蛋白質の必要量は理想体重 1 kg あたり 2 g/日とされている．
- 循環・呼吸状態，受傷部位の安定性，脊髄ショック期のイレウス，摂食嚥下障害の有無，などにより栄養療法の具体的な内容を決定していく．
- 頚髄損傷では摂食嚥下機能の評価を行い，機能障害の程度に応じた摂食嚥下訓練を開始する．
- 回復期病棟入院時の栄養状態が ADL の改善の程度と関連しているとの報告があり，急性期においてできるだけよい栄養状態を保つことが求められる．

回復期・生活期

- 回復期・生活期では，必要エネルギー量の減少のため，過体重・肥満となりやすく，糖尿病，脂質異常症，循環器疾患のリスクが高くなる．
- 栄養状態の評価では，定期的な体重測定が必要である．通院時に必ず体重測定を実施する．
- 筋量，体脂肪率，骨塩量などの体組成測定を二重エネルギー X 線吸収測定法（DXA）あるいは生体電気インピーダンス法（BIA）で定期的にモニターし，肥満，サルコペニア，サルコペニア肥満，骨粗鬆症の予防・是正に努めるのが理想的である．
- 脊髄損傷における肥満の基準として，腹囲（94 cm 以上），BMI（22 kg/m^2 以上），体脂肪率（男性 25%，女性 35% 以上）などが用いられる．
- リハビリテーション治療時に必要とされる 1 日のエネルギー量は体重 1 kg あたり四肢麻痺で約 22.7 kcal，対麻痺で約 27.9 kcal である．蛋白質の必要量は，褥瘡や感染症，サルコペニアがない限り，1 日体重 1 kg あたり 1 g 程度である．
- 褥瘡を合併した場合は，エネルギー量 30〜40 kcal/kg 体重/日，蛋白質量 1.2〜1.5 g/kg 体重/日の摂取を目標とする．
- 肥満，運動不足，食事習慣，喫煙習慣などの改善可能な要因に関しては，積極的に対処する．残存機能に応じたスポーツ活動，身体活動，さらに就学をはじめとした社会活動が活動量不足を補うために有用である．

❹ 栄養管理の注意事項

- 損傷高位により，回復期には摂食嚥下障害に対する訓練が必要になる．

- 活動量・抗重力位の減少に伴い，骨粗鬆症や長管骨骨折の有病率が増加する．ビタミンD とカルシウムは，過剰摂取に注意しつつ，計画的に十分な摂取を行う必要がある．
- 慢性的な便秘に対する食物繊維の摂取量の目標値は 15 g/日程度（健常人の目標値よりやや少なめ）とするのが有用であるとされる．
- 車いすでの ADL が自立している場合，損傷高位より上のレベルの筋量・筋力の維持がプッシュアップ力の維持，安全な移乗の維持を可能にする．また，褥瘡の予防につながる．
- サルコペニア肥満の場合，筋力不足の上に体重の過負荷が加わって活動量が落ち悪循環に陥る．

文献

- 古澤一成：脊髄損傷のリハビリテーション医療総論―本邦の脊髄損傷の特徴を生かしたリハビリテーション．Jpn J Rehabil Med 56：524-530, 2019
- Academy of Nutrition and Dietetics. Evidence Analysis Library. Spinal Cord Injury(SCI)guideline. SCI：Executive summary of recommendations（2009）
  https://www.andeal.org/topic.cfm?menu=5292&cat=3486
- Tanaka M, et al：Relationship between nutritional status and improved ADL in individuals with cervical spinal cord injury in a convalescent rehabilitation ward. Spinal Cord 57：501-508, 2019
- Pelletier C, et al：Sarcopenic obesity in adults with spinal cord injury：A cross-sectional study. Arch Phys Med Rehabil 97：1931-1937, 2016

（岸本 浩・百崎 良）

Parkinson 病などの神経・筋疾患

1 神経・筋疾患の概要

- Parkinson 病（Parkinson disease；PD），脊髄小脳変性症（spinocerebellar degeneration；SCD），筋萎縮性側索硬化症（amyotrophic lateral sclerosis；ALS），多系統萎縮症，進行性筋ジストロフィーなどの神経・筋疾患においては，その病状の進行に伴って摂食嚥下障害が顕著になることが多い．
- PD の摂食嚥下障害では，口腔から咽頭への送り込み困難（寡動による），嚥下反射惹起遅延，喉頭挙上減弱，上部食道括約筋の弛緩不全などがみられる．ただし，摂食嚥下障害の程度と Hoehn-Yahr の重症度分類とが必ずしも相関するわけではない．
- また，自律神経障害による食事性低血圧から失神が生じて，食物を誤嚥して窒息するリスクがある．
- SCD の摂食嚥下障害では　舌や頬の巧緻性低下による咀嚼コントロール不良（食塊形成不十分），早期咽頭流入，咽頭収縮力低下，嚥下と呼吸の協調性低下などがみられる．
- ALS の摂食嚥下障害では，舌運動障害，咀嚼力低下，流涎，咽頭収縮力低下，嚥下反射の遅延，喉頭挙上不全などが特徴的である．
- PD では，口腔の乾燥，嗅覚や味覚の障害，内服薬（レボドパ製剤，ドパミン受容体作動薬など）の副作用としての悪心から食欲が低下することもある．うつやアパシーの合併が，食事摂取量の減少につながることもある．
- 上肢運動機能の低下（PD の振戦，SCD の肢失調，ALS の筋力低下など）や姿勢障害（PD の前かがみなど）によって，摂食動作が障害されることもある．
- 消化器系障害として PD では，自律神経障害を原因とした消化管運動障害（便秘からの腹部膨満感，胃の排泄能低下からの胃もたれや悪心・嘔吐，麻痺性イレウスなど）がみられる．これらの症状は食欲低下を誘起して，結果的に食事摂取量を減少させる．

2 神経・筋疾患のリハビリテーション診療における栄養管理

- PD などの神経・筋疾患では摂食嚥下障害および消化器系障害により，低栄養が高頻度にみられる．
- PD における低栄養の頻度は 50〜65％である．
- ALS の 16〜50％，成人した筋ジストロフィーの 50％以上に低栄養がみられる．ALS の場合，病初期から病中期にかけては基礎代謝量が増加して体重減少がみられることが多く，低栄養

の程度〔BMI（body mass index）の低下〕が死亡率と相関すると報告されている．

- PD などの神経・筋疾患患者においては，低栄養によって不動による筋萎縮が進み，身体活動性がさらに低下する悪循環が生じうる．
- 神経・筋疾患に多くみられる栄養障害はリハビリテーション治療の障害となる．したがって，その栄養管理は重要である．

❸ 栄養管理（栄養状態の評価と栄養療法）

- PD などの神経・筋疾患に対しては，発症後早期から定期的に栄養状態，摂食嚥下機能，消化器系機能などを評価して，低栄養に陥らないように積極的な栄養療法を継続的に行うことが望ましい．
- 血清アルブミン濃度，血清総リンパ球数，BMI，皮下脂肪測定などから栄養状態を評価する．
- 摂食嚥下障害が疑われる場合には，嚥下内視鏡もしくは嚥下造影を行うのがよい．進行性の神経・筋疾患では，摂食嚥下障害が徐々に増悪していくことが多い．
- 摂食嚥下の動作や姿勢に問題がないか否かを評価する．
- 必要エネルギー量は，基礎エネルギー消費量（身長，体重，年齢から算出される）に基づいて決定する．低栄養の場合は，投与エネルギー量を増加させる必要がある．
- 摂食嚥下障害がある場合には，食事の性状（きざみ食，とろみなど）を調整するのがよい．
- 便秘がある場合（特に PD）には，穀類・イモ類・デンプン類などに多く含まれる食物繊維を多く摂取すること，水分を多く摂取すること，運動量をふやすこと，などを指導する．緩下剤を投与するのもよい．
- PD に対する投薬の副作用として悪心が強い場合は，制吐薬（ドンペリドンなど）を投与する．
- PD などの神経・筋疾患に対しても，摂食嚥下訓練として間接訓練〔アイスマッサージ，氷なめ訓練，咳訓練，嚥下関連筋を鍛える頭部挙上訓練（シャキア法）や嚥下おでこ体操，など〕と食物を用いた直接訓練を行うのがよい．
- PD の摂食嚥下障害では，メトロノームを用いた直接訓練，Lee Silverman voice treatment，呼気筋力の訓練が有効である．レボドパの内服によって嚥下反射が改善することもある．
- 摂食嚥下障害が顕著な場合は，経皮内視鏡的胃瘻造設術（percutaneous endoscopic gastrostomy；PEG）の施行を検討する．栄養状態が悪化（血清アルブミン濃度が 3.0 g/dL 以下になる）する前に PEG を行う．特に ALS の場合は，体重が発症前体重の 90％以下になる前に PEG を行うことが望ましい．

❹ 栄養管理の注意事項

- PD では，少量かつ頻回に食事を摂取させるとよい．On-off 現象がある場合には，on 時に食事を摂れるように摂取時間を調整する．
- PD では，脱水になると服薬下での発熱，意識障害，錐体外路症状，自律神経症状などを呈する悪性症候群のリスクが高まるので，十分な水分摂取を促す．

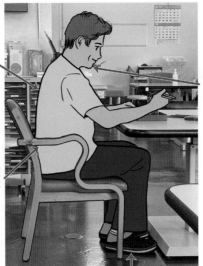

背筋をピンと伸ばす（前屈しない．お尻を背面につける）

顎を引く（顎を突き出さない）

肘掛けのある椅子を使う（体が左右に傾かないようにする）

足底をしっかりと床につける

図 8-4　Parkinson 病における摂食時の望ましい姿勢

- PD の場合，蛋白質を摂取すると血中でアミノ酸濃度が高まり，それが血液脳関門でレボドパと拮抗する（レボドパの脳内への移行を阻害する）．そのため，レボドパ内服中の PD 患者に対しては，日中の蛋白質摂取を極力制限して，夕食時に必要分の蛋白質を摂取させることが望ましい．

- ビタミン B_6 は，レボドパを分解する L–ドパ脱炭酸酵素の補酵素である．ビタミン B_6 を摂りすぎるとレボドパの分解が進んでしまうため，レボドパを内服している場合には，ビタミン B_6 を摂りすぎないようにする．また，レボドパは，制酸薬や牛乳と同時に服用すると，レボドパの吸収が阻害されることに注意する．

- PD の場合，食事中の姿勢を矯正することで，摂食嚥下機能が改善する（誤嚥のリスクが減る）ことがある（図 8-4）．

- ALS の場合，胃瘻造設に関しては advanced care planning として，患者本人がそれを施行するか否かを先に決定しておくことが望まれる．ALS で非侵襲的呼吸補助療法（noninvasive positive pressure ventilation；NPPV）が導入されている場合は，経鼻胃管の使用は困難であり胃瘻が必須となる．侵襲的呼吸補助療法（tracheostomy positive pressure ventilation；TPPV）が導入される場合においても，胃瘻が最も安全なエネルギー投与ルートである．

（角田　亘）

下肢切断

① 下肢切断の概要

- 下肢切断は，切断部位によって骨盤切断，股関節離断，大腿切断，膝関節離断，下腿切断，足関節離断，足部切断に分類される．
- 下肢切断は先天性と後天性に分類され，後者は原因別に，外傷性，腫瘍性，糖尿病性，末梢血管性に分類される．原因としては，糖尿病や閉塞性動脈硬化症に起因する末梢動脈疾患（peripheral arterial disease；PAD）によるものが最も多く，次いで外傷，腫瘍などがある．近年は，高齢者の PAD による下肢切断が増加している．
- 糖尿病における皮膚潰瘍，壊死などの足病変の原因は，末梢神経障害，PAD による虚血，両者の混在，などである．糖尿病患者では 10～15% に PAD を合併し，その発生リスクは健常人の 3～4 倍，下肢切断に至るリスクは 30 倍といわれている．また，より高位での追加切断や対側下肢の切断に至る場合も少なくない．
- PAD による下肢切断者の 2 年生存率は 50～60%，5 年生存率は 30～40% であり，死因の多くは心血管系の合併症である．全身疾患としての管理が重要である．

② 下肢切断のリハビリテーション診療における栄養管理

- PAD の原因である生活習慣病が重積した状態はメタボリックシンドロームといわれており，この病態進行はメタボリックドミノと呼ばれている．下肢切断はこのドミノの最下流に存在する．このドミノの崩れを防ぐためには，運動療法を中心としたリハビリテーション治療において適切な栄養管理を行う必要がある．
- 切断年齢が高齢化しており，加齢による一次性サルコペニアを生じている可能性がある．加えて，合併する慢性炎症性疾患に伴う悪液質，低栄養，不動による合併症などから，二次性サルコペニアを併発している場合が多い．サルコペニアに対しても栄養管理が大切である．
- PAD による切断では，低体重（BMI＜18.5）があると義足使用率と歩行維持率がともに低いという報告がある．栄養管理が ADL に直結する可能性がある．
- 糖尿病では中性脂肪値が高いと下肢切断率が有意に上がる，脂質異常症の治療薬が四肢切断リスクを低減させるとの報告があり，脂質異常症のコントロールが切断率を下げる可能性がある．
- 下肢虚血患者では HbA1c 6.8% 以上だと下肢切断リスクが高いとの報告があり，血糖コントロールが切断率を下げる可能性がある．

- 下肢切断の予防として，脂質異常症や糖尿病に対する栄養管理は重要である．

❸ 栄養管理（栄養状態の評価と栄養療法）

- 体重は，栄養状態を評価する上で重要な指標である．下腿切断後では，測定した体重をそのまま評価に用いると，体重が過少に評価されてしまう．栄養状態の評価としてBMIを算出する際には，切断していない場合の本来の体重（実体重）を用いる．
- 実体重を求める際には，切断レベルに応じた体重補正値を用いて，次の式で計算を行う必要がある．

  実体重（kg）＝現体重（kg）×〔1＋体重補正値（%）/100〕

- 体重補正値は，股関節離断18.5%，大腿切断11.8%，膝関節離断7.1%，下腿切断5.3%，足関節離断1.8%（大腿・下腿切断の場合，それぞれ大腿骨・脛骨の中央を基準としているため，断端の長さによって近位の補正値を使用）である（図8-5）．たとえば現体重60 kgの下腿切断患者の場合，切断前の実体重は，60×（1＋5.3/100）＝63.18 kgである．
- 両下肢切断の患者では，身長も測定することが不可能であり，標準体重やBMIを算出することが困難となる．その場合，まっすぐに腕を伸ばした姿勢で正中線から中指先端までの距離（デミスパン）により身長を推測することが可能である．
- デミスパンを用いた身長の推測の式は以下となる．

  男性：〔1.40×デミスパン（cm）〕＋57.8（cm）
  女性：〔1.35×デミスパン（cm）〕＋60.1（cm）

- 切断後は筋量減少のため安静時エネルギー消費量（resting energy expenditure；REE）が低下する可能性が高い．若年者では下肢切断の有無にかかわらず，REEは25 kcal/kg現体重程度との報告がある．切断後のREEは，現体重×25 kcal/日で推定する．
- 過栄養の場合は減量を目標とした栄養療法のプランを，低栄養の場合は栄養改善を目標とした栄養療法のプランを作成する．糖尿病，脂質異常症，慢性腎臓病などがある場合には，合

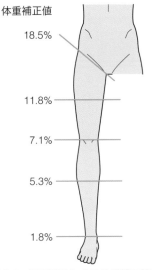

体重補正値

18.5%

11.8%

7.1%

5.3%

1.8%

図8-5 切断高位による体重補正値

併症に即した栄養療法を行う.

- 切断により移動が制限される場合や義足歩行の適応外となった場合，活動によるエネルギー消費量が減少する．エネルギー消費量より摂取量が多いと栄養の過剰摂取となる可能性がある．切断後のエネルギー必要量は，現体重で推定した REE に加え，併存疾患や活動量を考慮して決定することが望ましい.

- 義足歩行の適応でリハビリテーション治療を実施する場合，切断レベルが高位になればなるほど，義足歩行時のエネルギー消費量が増加する．正常歩行を 3 METs とすると，下腿切断歩行では 3.3〜4.2 METs（1.1〜1.4 倍），大腿切断歩行では 4.9〜6 METs（1.6〜2 倍）程度のエネルギーを消費する.

- 高齢者における蛋白質摂取量の推奨値は，1.0 g/kg 体重/日である．高齢者の切断では慢性疾患の合併が多いため，1.2〜1.5 g/kg 体重/日を必要とすることがある．慢性腎障害を合併する場合でも，末期腎不全を除き，1.0〜1.2 g/kg 体重/日が推奨される.

- 十分なエネルギーと蛋白質摂取がなされていること，急性炎症がないことを前提として，皮膚潰瘍や断端創部の治癒を促進する目的で，亜鉛，アルギニン，アスコルビン酸（ビタミン C）などの摂取も考慮する.

- サルコペニアを有する患者では，分岐鎖アミノ酸・ビタミン D を含有する栄養補助食品と運動療法の併用が，骨格筋量増加や身体機能向上に寄与する．特に義足歩行適応の場合には積極的に投与を検討する.

❹ 栄養管理の注意事項

- PAD の重症症例では，切断前から下肢虚血による疼痛などで食思不振が生じやすい.
- また，切断後には創部痛や幻肢痛に加え，体の一部を失った喪失感や切断後の生活に対する不安などから食思不振が継続する可能性がある.
- 栄養管理とともに，疼痛管理と精神心理面および社会的側面のサポートも重要である.

（藤原　大）

小児疾患（脳性麻痺）

① 脳性麻痺の概要

- 脳性麻痺とは，受胎から生後4週以内までの間に生じた，脳の非進行性病変に基づく，永続的なしかし変化しうる運動および姿勢の異常である．その症状は満2歳までに発現する．進行性疾患や一過性の運動障害，または将来正常化するであろうと思われる運動発達遅延は除外する（厚生省脳性麻痺研究班，1968年）．
- 運動発達の遅滞や異常を認めた場合，2歳ごろまでを目処に評価を行い，他疾患との鑑別をする．運動発達が正常化することもあるため，1歳までの早期診断は困難なことが多い．
- 発症に関連するリスク因子として，早産，低出生体重，子宮内感染，多胎，胎盤機能不全，新生児仮死，帝王切開，高・低血糖，脳室周囲白質軟化症，脳室内出血，脳出血，出生後の感染，痙攣，高ビリルビン血症，などがある．
- 運動麻痺の部位別に，四肢麻痺，両麻痺，片麻痺，対麻痺，病型別に痙直型，失調型，弛緩型，アテトーゼ型，混合型に分類される．
- 運動麻痺以外には摂食嚥下障害，視覚障害，聴覚障害，呼吸障害，知的障害，言語障害，てんかん，などを合併しやすい．また，姿勢異常が年余にわたって続くと脊柱側弯症のような骨格変形や関節拘縮，脱臼，胃食道逆流などの二次的障害を引き起こす．
- ごく軽症で日常生活に支障のないものから重度心身障害を呈するものまで症状は幅広く，症状の内容や程度によって治療法が異なる．
- 運動機能の改善や発達支援を主な目的に運動療法，手術療法，装具療法，痙縮治療，機能的電気刺激療法などが実施されている．

② 脳性麻痺のリハビリテーション診療における栄養管理

- 脳性麻痺では，なんらかの摂食嚥下障害を抱えていることが多く，その要因や重症度はさまざまである．全身状態，姿勢の状態，呼吸状態なども評価しながら栄養状態を評価し，それぞれの障害に合わせた食物形態，栄養摂取方法（経腸栄養，経静脈栄養）を選択する．
- 脳性麻痺のリハビリテーション診療において，栄養管理を適切に行うことは，生命維持のためだけでなく，児の身体的および精神的な成長発達の促進，病的骨折や褥瘡の予防，などにに直結するため非常に重要である．
- 低栄養状態が続くと，体重減少や体重増加不良だけでなく，活動性の低下，筋緊張の変化，免疫能低下による易感染状態などにより児のQOLが著しく低下するリスクが生じる．適正

①**身体発育の状態**

身体計測：身長，体重，頭囲
　　　　　上腕周囲長，上腕三頭筋部皮下脂肪厚，側
　　　　　弯や変形の有無
全身状態：呼吸器・循環器・消化器の状態
神経学的症状：麻痺，筋緊張の状態
精神・運動面の発達状況，ADL の状態
心理社会的状況：抑うつ，不安，緊張

②**栄養摂取の状態**

摂取経路：経口，経腸（胃瘻，小腸瘻，経鼻胃管，経
　　　　　鼻十二指腸チューブ），経静脈栄養
摂取栄養：内容，量，栄養素
食形態　：普通食，きざみ食，ペースト食
　　　　　とろみの有無，液体
摂取スケジュール：時間，投与量，投与速度
摂取環境：家庭環境，食事提供者，集団保育の有無

栄養状態の評価

③**血液・生化学検査，尿検査**

蛋白質（総蛋白質，アルブミン，BUN, Cre, NH_3）
RTPs (rapid turnover proteins)
糖代謝（血糖，HbA1c，乳酸，血液ガス）
脂質（総コレステロール，中性脂肪，LDL, HDL）
電解質 (Na, K, Cl)
免疫（リンパ球数）
微量元素（鉄，亜鉛，銅，マグネシウム，セレン）

④**低栄養の兆候**

顔色の変化や活気の減少
体格　　　　：やせ，低身長
皮膚所見：乾燥，浮腫，湿疹，色素沈着，点状出血
毛髪，爪の異常：脱毛，脱色，爪の形態・色
皮下脂肪の減少
筋量の減少

図 8-6　**脳性麻痺に対する栄養状態の評価**

な栄養管理が必要である．

- また，過栄養状態による肥満は，運動機能の低下や骨格変形に影響する可能性があるため注意する．

❸ 栄養管理（栄養状態の評価と栄養療法）

- 図 8-6 のように，①身体発育の状態，②栄養摂取の状態，③血液・生化学検査，尿検査，④低栄養の兆候，の 4 つの視点から栄養状態を評価する．

- 栄養状態の評価の基本として身体計測は重要である．成長曲線へのプロットから成長パターンを判別する．Waterlow 分類（同身長の児の標準体重に対する体重実測値の比と同年齢の児の身長に対する身長実測値の比）を用いた栄養状態の分類を参考に，低栄養状態が比較的短期間なのか，慢性的なのかを判断する．

- 体格の指標となる年齢ごとの BMI を用いた標準体重は，重度心身障害児の場合，必ずしも理想体重として合致するわけではないため，リラックスした状態での皮下脂肪厚や筋の触診を行い，機能改善や運動発達などの経時変化も考慮し総合的に評価する．

- 脳性麻痺児の栄養療法では，年齢によって基礎代謝量と必要水分量が変化することに留意した上で，必要エネルギー量，水分量，栄養素について検討する．

- 小児の推定必要エネルギー量は，日本人食事摂取基準 2020 年版を参考に推定式［基礎代謝量（年齢別基礎代謝基準値×体重）×身体活動レベル係数＋エネルギー蓄積量（成長に伴う組織増加分のエネルギー）］を用いて算出される．

- 重度心身障害児の場合，前述のとおり標準的な体格基準がなく，神経学的症状，呼吸状態，成長の度合い，など個人差が大きいため一般的な方法での算出は困難である．

- 同程度の体格であっても，アテトーゼが主体の筋緊張の変動が激しい児，不随意運動のある児，移動能力を有する児，易刺激性で呼吸努力の強い児では必要エネルギー量が多い．痙直

性優位で筋緊張変動の乏しい児，移動能力のない児，気管切開，人工呼吸器管理の児では必要エネルギー量は少ない傾向にある．

- 安静時エネルギー消費量（年齢別基礎代謝基準値×体重）を呼気分析法で実測して基礎代謝量の近似値とすることも勧められているが，実施可能な施設が限られる．
- 口分田は，麻痺の型，筋緊張の変動，呼吸状態を参考に基礎代謝量（年齢別基礎代謝基準値×体重）の1〜2倍程度の範囲に当面のエネルギー必要量を設定し，その後，定期的に栄養状態評価を反復しながら調整していく方法を提唱している．この場合，体重は原則として現体重を使用するが，必要に応じて望ましい目標体重を使用することも可能である．

❹ 栄養管理の注意事項

- 経腸栄養剤を使用している場合，小児では体重あたりの必要栄養素が成人よりも多いにもかかわらず必要エネルギー量が少ないため，単一の栄養剤のみで長期栄養管理を継続すると微量元素や必須脂肪酸，ビタミンなどの欠乏をきたしやすいことに注意する．
- 摂食嚥下障害に伴う食形態の制限や偏食傾向が強い場合も，特定の栄養素不足を回避する必要がある．
- 水分摂取が困難な児，流涎が多く口腔内分泌物の常時吸引を要する唾液嚥下困難な児では必要水分量の摂取にも注意する．
- 脳性麻痺では，思春期以降に脊柱側弯症を合併しやすく，胸郭変形に伴う食物の通過障害が生じたり，加齢に伴って摂食嚥下機能が退行する場合も少なくない．栄養状態の評価のなかでこれらの問題を早期に発見していくことも大切である．

文献

- 公益社団法人 日本リハビリテーション医学会(監修)：脳性麻痺リハビリテーションガイドライン．第2版，金原出版，2014
- Waterlow JC：Classification and definition of protein-calorie Malnutrition. Br Med J 3：566-569, 1972
- 厚生労働省：日本人の食事摂取基準(2020年版)「日本人の食事摂取基準」策定検討会報告書．https://www.mhlw.go.jp/content/10904750/000586553.pdf
- Scarpato E, et al：Nutritional assessment and intervention in children with cerebral palsy：A practical approach. Int J Food Sci Nutr 68：763-770, 2017
- 口分田政夫：障害児の栄養・水分・電解質．北住映二，他(編)：子どもの摂食・嚥下障害—その理解と援助の実際．pp189-198，永井書店，2010

（上出杏里）

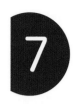

リウマチ性疾患

❶ リウマチ性疾患の概要

- 関節リウマチ（rheumatoid arthritis；RA）や膠原病などのリウマチ性疾患は，原因不明の多臓器の慢性炎症性疾患である.
- RAの本態は，多関節の炎症性滑膜炎である. 抗リウマチ薬，免疫抑制薬，生物学的製剤，ステロイドなどで治療し寛解を目指すが，長期罹患例や高齢者など疾患コントロールが困難な例では，次第に関節が変形して関節可動域制限・筋力低下・筋萎縮をきたす.
- RAにおけるリハビリテーション治療は，関節変形が進行した例に行われることが多いが，早期の炎症がある間でも，全身の関節可動域保持訓練や大腿四頭筋の等尺運動などの筋力増強訓練は大切である.
- 全身性強皮症（systemic sclerosis；SSc）では，皮膚や肺など多臓器の線維化が生じる. 手指や呼吸器の機能障害をきたした場合にリハビリテーションが有用となる.
- 多発筋炎/皮膚筋炎（polymyositis/dermatomyositis；PM/DM）では，四肢近位筋に，筋力低下，筋萎縮をきたすほか，重症例では呼吸筋や嚥下筋の障害をきたす.
- Sjögren症候群では，涙腺・唾液腺の炎症・破壊による涙や唾液の分泌低下が生じる. その結果，舌の乾燥・発赤，舌の亀裂による疼痛，味覚障害，異味症，食思不振が出現する.
- リウマチ性疾患で，ステロイド投与が継続されている場合，筋力低下，骨粗鬆症，易感染性が生じやすいので注意を要する.

❷ リウマチ性疾患のリハビリテーション診療における栄養管理

- リウマチ性疾患では，病態や病状により適切なリハビリテーション診療が必要であるが，下記に示すような栄養障害が生じるため，それらの栄養管理は必須となる（表8-4）.
- リウマチ性疾患では疾患活動性が高いと体力が消耗し，食思不振，体重減少が出現する.
- RAでは病早期から炎症や寡動のため筋量が減少する. 視診では判別できなくても，体組成は筋量減少，脂肪過多に傾いている.
- RAでは，BMIが低いことが死亡リスクを上昇させ，低アルブミン血症が感染症のリスクを上昇させる. 他のリウマチ性疾患でも同様の傾向がある.
- 全身性強皮症では皮膚硬化などのため，手指や肘の可動域制限，開口障害をきたす. 腸管病変が生じると，腹部膨満，便秘下痢，吸収不良が出現し，体重減少，栄養障害が進行する.
- PM/DMでは筋力低下や筋萎縮が生じる. 重症例では摂食嚥下機能の障害が出現する.

表 8-4　リウマチ性疾患の栄養管理に関連する事項

疾患/薬剤	関連事項
関節リウマチ	● 病早期の高疾患活動性時期には，体力消耗，体重減少 ● 早期から筋量減少などの体組成に変化 ● 進行期での関節変形による食事摂取困難，活動低下，筋量減少の進行
全身性強皮症	● 開口障害 ● 難治性逆流性食道炎，摂食嚥下障害 ● 腸管病変（腸管蠕動運動低下，吸収不良）による腹満，便秘，体重減少，栄養障害（低栄養）
多発筋炎/皮膚筋炎	咽頭喉頭筋群の障害による摂食嚥下障害
骨粗鬆症	炎症，ステロイド，寡動などによる
グルココルチコイド	骨粗鬆症，糖尿病，高血圧症，脂質異常症，感染症のリスク
メトトレキサート	関節リウマチなどで使用．副作用低減のための葉酸併用，サプリメントによる葉酸摂取過多では薬効減弱
タクロリムス/シクロスポリン	CYP3A4 で代謝．グレープフルーツジュースなどにより血中濃度が上昇

- Sjögren 症候群では齲歯が多発する．舌痛や味覚障害のために，食欲が減退する．
- リウマチ性疾患においては，各種の要因で骨粗鬆症が生じやすい．RA では 70% にビタミン D 不足があり，40% が骨粗鬆症薬を使用しているとされる．
- 疾患活動性がコントロールされると，特にステロイドを投与している場合には，食欲は亢進，体重が増加し，糖尿病，高血圧症，脂質異常症が出現することがある．

❸ 栄養管理（栄養状態の評価と栄養療法）

- 栄養状態の評価を行い，低栄養に対しては十分なエネルギー量と蛋白質量を投与する．過栄養や高血糖・脂質異常症がある場合にはエネルギー量を調整した栄養療法を行う．
- 筋量を補うような，また骨粗鬆症の予防になるような栄養療法が必要となる．
- 全身性強皮症の腸管病変例では，少量分割での摂取，食物繊維の少ない食事，さらに病期が進行すると経中心静脈栄養管理が必要となる例がある．
- 青魚に含まれるエイコサペンタエン酸（eicosapentaenoic acid；EPA）は RA に対する炎症抑制効果が報告されている．
- RA や全身性強皮症など，手指や肘関節の障害がある場合には，食事を摂取する環境を整える．万能カフ，柄に角度のついたスプーンやフォーク，オープナーなどの自助具を用いて食べやすくする工夫も必要である．

❹ 栄養管理の注意事項

- RA 患者の 3 割近くがサプリメントを服用しているとの報告があるが，臨床試験で効果と安全性が確認されたものはない．
- ステロイドの投与が行われている場合，高血圧症，糖尿病，脂質異常症が合併していると，

心血管障害のリスクがあることに注意が必要である.

- RA に対して, メトトレキサート (methotrexate; MTX) が中心的治療薬として処方され, 葉酸が副作用低減目的に使用される. 一方, 葉酸の過量摂取は MTX の効果を減弱させる. 通常の食事では葉酸を摂取過剰になることはないが, 葉酸を多く含むことを利点とした野菜ジュースやサプリメントを摂取すると過剰となる. MTX の効果減弱をきたす可能性があるので注意を要する. 製品により含有量が異なるので確認する必要がある.

- RA や膠原病で広く使用されるタクロリムスやシクロスポリンは, グレープフルーツジュースに含まれるフラノクマリン誘導体が小腸上皮細胞に存在する CYP3A4 を不可逆的に阻害する. 一緒に摂取すると薬効が増強される. 柑橘類の種類によって含まれている同物質の濃度は異なるため, その患者の嗜好に合わせた指導をする.

(中島亜矢子・百崎 良)

8 慢性心不全

① 慢性心不全の概要

- 慢性心不全は，慢性の心筋障害により心臓のポンプ機能が低下し，主要臓器の酸素需要量に見合う血液量を拍出できない状態である．
- 病態は循環不全による全身臓器や器官の機能障害，レニン-アンジオテンシン系や交感神経系の活性化，炎症性サイトカインの活性化などである．
- 結果として，栄養状態の悪化，筋量の減少や筋力の低下，身体機能の低下が生じる．
- 左心不全では収縮不全と拡張不全が注目され，収縮不全を HFrEF（heart failure with reduced ejection fraction），拡張不全を HFpEF（heart failure with preserved ejection fraction）と呼ぶ．
- 個々の症例において，心筋機能（収縮機能，拡張機能）・心膜機能・弁膜機能・心房機能などを評価して，それぞれの病態を理解するよう努めることが重要である．
- 慢性心不全ステージ別に治療を行う．
- アンジオテンシン変換酵素（angiotensin converting enzyme；ACE）阻害薬，アンジオテンシンⅡ受容体拮抗薬（angiotensin Ⅱ receptor antagonist；ARB），左室収縮機能不全であればβ遮断薬，心房細動による頻脈を伴う場合ではジギタリス，肺うっ血所見や全身浮腫など体液貯留による症状が明らかである場合には，ループ利尿薬・サイアザイド系利尿薬・スピロノラクトンを用いる．
- NYHA 心機能分類Ⅳ度では，カテコールアミン，ホスホジエステラーゼⅢ阻害薬，利尿薬，カルペリチドなどの薬剤の非経口投与を行い，状態の安定化を図る．
- その他，心臓再同期療法（cardiac resynchronization therapy；CRT）などのペースメーカ，持続性血液濾過透析（continuous hemodiafiltration；CHDF）や体外限外濾過法（extracorporeal ultrafiltration method；ECUM）など血液浄化法，大動脈内バルーンパンピング（intra-aortic balloon pumping；IABP）や体外式カウンターパルセーション（enhanced external counterpulsation；EECP）など圧補助手段，経皮的心肺補助法（percutaneous cardiopulmonary support；PCPS）や補助人工心臓（ventricular assist system；VAS）など流量補助手段，心臓移植，などの治療法がある．詳細は成書を参考にされたい．

② 慢性心不全のリハビリテーション診療における栄養管理

- 心不全のリハビリテーション診療において，①心機能低下の進行の抑制，②症状，運動能力，の改善，③再入院の防止と生命予後の改善，などが大きな目的となる．また，心身機能

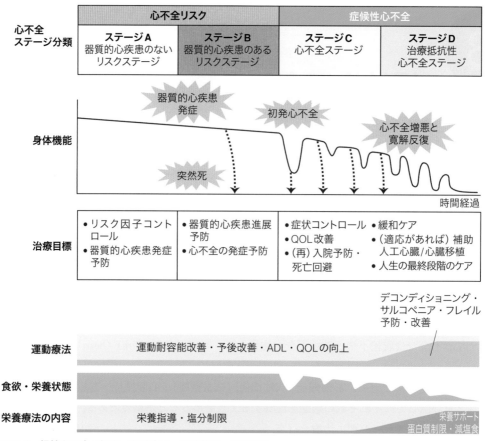

図 8-7 慢性心不全の経過，運動療法，栄養状態・栄養療法

〔厚生労働省：脳卒中，心臓病その他の循環器病に係る診療提供体制の在り方に関する検討会．脳卒中，心臓病その他の循環器病に係る診療提供体制の在り方について（平成 29 年 7 月）．http://www.mhlw.go.jp/file/05-Shingikai-10901000-Kenkoukyoku-Soumuka/0000173149.pdf（2018 年 3 月掲載）より引用改変〕

の回復とともに ADL や QOL の向上を図ることも大切である（図 8-7）．

- 心不全発症後は，心不全の病態悪化が栄養障害を増悪させる．また，栄養障害の進行が心不全の重篤化を促進する．両者における負のスパイラルが起こり，身体機能と栄養状態は並行して悪化し，終末期に近づくにつれて栄養状態はさらに悪くなる．したがって，リハビリテーション診療において栄養管理は重要な位置を占める．

- 栄養状態を表す血清アルブミンやコレステロールなどは，年齢や心不全の重症度とは独立した予後の予測因子となる．

- 心不全患者における身体活動能力の低下では，以前から悪液質と呼ばれる消耗状態が知られていたが，近年サルコペニアやフレイルも関与することが注目されている．

- 以上のことより，心不全のリハビリテーション診療においては運動療法とともに栄養管理が特に重要であることが理解される．

- 現状では心不全患者の栄養管理についてガイドラインを作成するに足る科学的知見の蓄積は得られていないが，日本心不全学会において「心不全患者における栄養評価・管理に関するステートメント」が作成されているので参考にされたい．

❸ 栄養管理（栄養状態の評価と栄養療法）

- 慢性心不全患者の至適 BMI について確立されたエビデンスは存在しない．BMI 25 kg/m² 以上の肥満は心不全の発症リスクとなる一方で，心不全患者では BMI が低いほど予後が不良で，逆に BMI が高いほど予後がよいことが報告されており，"obesity paradox"として知られている．
- 慢性心不全の基本的食事パターンとして「魚，野菜，果物，ワイン，全粒穀物」を中心とした地中海食が推奨されている．心不全患者では基礎代謝が亢進しており，エネルギーバランスが負になることから必要なエネルギー量は通常より多くなる．
- 慢性心不全ステージ A，B の心不全患者の減塩の目標値は 1 日 6 g 未満と定められている．しかしながら，必要以上に厳格な塩分制限はかえって食欲を低下させ，栄養状態の悪化をきたしやすくなる．特に高齢患者では注意が必要である．
- 塩分制限食にこだわるのではなく，患者の栄養状態や食事摂取量を個別に評価し，実際の塩分摂取量を考慮した上で，可能な範囲で塩分摂取量を減じることが望ましい．
- 体液貯留によるうっ血は心不全の主たる臨床像の 1 つであることから，心不全における水分制限の必要性については，塩分制限と同様に指導されていることが多い．心不全患者における水分制限については明確なエビデンスはないが，飲水制限に関してはステージ C，D では考慮され，ステージ A，B の心不全患者では原則不要である．
- 蛋白質の摂取量については，蛋白質異化の亢進を考慮して摂取量を増加させ，1.2〜1.5 g/kg 体重/日とすることが推奨されている．
- ただし，蛋白質の過剰摂取に対する懸念として腎機能悪化が考えられることから，eGFR 60 mL/分/1.73m² 未満，慢性腎臓病グレード 3b の中等度以上の腎機能障害を有する場合には，0.6〜0.8 g/kg 体重/日の蛋白質制限を考慮する．
- 慢性心不全ではビタミンや微量元素も不足しやすいことが知られている．コエンザイム Q_{10}，カルニチン，タウリン，抗酸化剤，あるいは成長ホルモンや甲状腺ホルモンといったホルモン療法の効果がこれまで報告されている．しかしながら，現在までのところ，いずれも少数例での検討であり，現時点では確立されたエビデンスは存在しない．

❹ 栄養管理の注意事項

- 心不全の病態悪化が栄養障害を増悪させるのみならず，栄養障害の進行が心不全の重篤化を促進する．
- 栄養療法にあたっては，エネルギー摂取量，塩分・水分摂取量，蛋白質やビタミン・微量元素の摂取量などについての考慮が必要である．
- 患者の心機能や心不全の状態は刻々と変化し，合併症（腎障害など）も多様であることから，連日の体重・血圧・脈拍測定に加えて，浮腫や息切れの程度，BNP 濃度の変化，など個別に頻繁にチェックしながらの栄養管理が必要である．

🔵 文献
- 日本心不全学会ガイドライン委員会(編)：心不全患者における栄養評価・管理に関するステートメント．2018

（上月正博）

9 慢性呼吸不全

① 慢性呼吸不全の概要

- 慢性閉塞性肺疾患（chronic obstructive pulmonary disease；COPD）は全身性疾患といえる．全身性に炎症があり，末梢血中の TNF-α や IL-6 などの炎症性サイトカインなどが上昇している．異化亢進作用により脂肪・筋などの減少を引き起こしうる．
- COPD では閉塞性換気障害に基づく肺過膨張により呼吸筋のエネルギー消費量の増大がある一方，過膨張による横隔膜平低化による消化器圧迫，摂食時の息切れによる摂食嚥下障害[1]，などにより摂取エネルギー低下をきたすため，エネルギーバランスとしては負になっている．
- また，摂食調節にかかわる内分泌ホルモンの分泌動態にも変化が生じている．
- 厚生労働省の班研究では，COPD の 30％に BMI 20 以下の体重減少があり，重症度に従ってこの比率は上昇している．

② 慢性呼吸不全のリハビリテーション診療における栄養管理

- 栄養障害は呼吸筋力，運動耐容能，QOL などとも密接に関連しており，慢性呼吸不全のリハビリテーション診療において栄養管理は重要な項目となる．
- 慢性呼吸不全において栄養障害の合併が病態や予後に悪影響を及ぼすことは以前より指摘されているが，COPD 以外の慢性呼吸器疾患における栄養管理については限られた知見しか存在しない．
- ガイドラインなどでは，リハビリテーション診療の観点からは，栄養管理単独での治療効果は限定的であり，運動療法との併用が推奨されている[2]．

③ 栄養管理（栄養状態の評価と栄養療法）

栄養状態の評価

- 栄養管理の基本となるのは栄養状態の評価であり，表8-5 に COPD で推奨される栄養評価項目を示す．
- スクリーニングとして主観的包括的評価法（subjective global assessment；SGA）や MNA® （mini nutritional assessment）などを用いて評価を行い，必要に応じて客観的栄養データ評価法

表 8-5 **COPD で推奨される栄養状態の評価項目**

● **必須の評価項目**
- 体重（％IBW，BMI）
- 食習慣
- 食事摂取時の臨床症状の有無

● **行うことが望ましい評価項目**
- 食事調査（栄養摂取量の解析）
- 簡易栄養状態評価表（MNA®-SF）
- ％上腕囲（％AC）
- ％上腕三頭筋部皮下脂肪厚（％TSF）
- ％上腕筋囲（％AMC：AMC＝AC－π×TSF）
- 体成分分析（LBM，FM など）
- 血清アルブミン
- 握力

● **可能であれば行う評価項目**
- 安静時エネルギー消費量（REE）
- Rapid turnover protein（RTP）
- 血漿アミノ酸分析（BCAA/AAA）
- 呼吸筋力
- 免疫能

IBW：軽度低下 80 ≦ ％IBW ＜ 90，中等度低下 70 ≦ ％IBW ＜ 80，高度低下 ％IBW ＜ 70
BMI：低体重＜18.5，標準体重 18.5～24.9，体重過多 25.0～29.9
〔日本呼吸器学会 COPD ガイドライン第 5 版作成委員会：COPD（慢性閉塞性肺疾患）診断と治療のためのガイドライン 2018．p100 より〕

（objective data assessment；ODA）を用いる．

- ODA では，血清蛋白などの血液・生化学的検査に加えて，BMI などの身体計測，体成分分析による骨格筋量評価体成分分析，呼気ガス分析装置を用いた間接熱量測定，なども行う．
- 体重が理想体重の 90％未満では栄養療法の適応となる．80％未満や進行性の体重減少を認める場合は，絶対的な栄養療法の適応である．

栄養療法

- 必要エネルギー量は通常，実測安静時エネルギー消費量（resting energy expenditure；REE）の 1.5 倍に設定される．体重，筋量の増加のためには 1.5 倍以上が推奨されている．
- 必要エネルギー量は予測式より求めた基礎エネルギー消費量（basal energy expenditure；BEE）に活動係数 1.3 とストレス係数 1.3 を乗じて求める Harris-Benedict の式がある．ただし，この式では，必要エネルギー量を過小評価する可能性が指摘されているので注意を要する．
- 十分なエネルギー量が摂取ができない場合，経腸栄養剤の併用や分食（1 回あたりの食事量を少なくし，1 日に 4～6 回程度に分けて食事を摂ること）も考慮する．
- 必要栄養素の投与量と割合については，糖質は必要エネルギー量の 30％程度，脂質は必要エネルギー量の 35～50％程度，蛋白質は 1.2～1.5 g/kg 体重で必要エネルギー量の 15～20％，を目標とする．
- COPD 患者では血漿分岐鎖アミノ酸（branched chain amino acid；BCAA）濃度の低下がみられることから，異化抑制や蛋白合成促進作用がある BCAA を強化した BCAA 強化経腸栄養

剤（エレンタール®配合内用剤）が有用である.

- 換気不全による高炭酸ガス血症を有する場合は，呼吸商の小さい脂質を主体とする経腸栄養剤（プルモケア®-EX）が使用可能である.
- 脂質の胃内滞留時間が長いために腹満感を生じる場合は，著しい換気不全がなければ，糖質と脂質の比率についてはこだわらなくてもよい.
- 抗炎症作用の観点からは，ω3系脂肪酸が炎症性サイトカインの産生を抑制するとともに炎症性エイコサノイドの産生も抑制するとされている. ω3系脂肪酸強化経腸栄養剤としてのラコール®NF配合経腸用液がCOPDに対して抗炎症効果をもつことが報告されている.

❹ 栄養管理の注意事項

- COPDでは，末梢血アルブミン濃度の低下は有意ではなく，トランスサイレチン（プレアルブミン）などrapid turnover proteinがよい指標となる. 体重，骨格筋量，脂肪量の低下を示すマラスムス型の蛋白・エネルギー栄養障害を認めることに留意する.
- COPDでは，オッズ比1.84倍と二次性サルコペニアの主要な原因疾患となっており，軽症群でも約1/4に，最重症群では1/2以上にサルコペニアが合併する[3].

引用文献

1) Gonzalez Lindh M, et al：Prevalence of swallowing dysfunction screened in Swedish cohort of COPD patients. Int J Chron Obstruct Pulmon Dis 12：331-337, 2017
2) Ferreira IM, et al：Nutritional supplementation for stable chronic obstructive pulmonary disease. Cochrane Database Syst Rev 12：CD000998, 2012
3) Costa TM, et al：Sarcopenia in COPD：relationship with COPD severity and prognosis. J Bras Pneumol 41：415-421, 2015

参考文献

- 3学会合同呼吸リハビリテーションに関するステートメントワーキンググループ：日本呼吸ケア・リハビリテーション学会，日本呼吸理学療法学会，日本呼吸器学会 呼吸リハビリテーションに関するステートメント. 日本呼吸ケア・リハビリテーション学会誌 27：95-114, 2018
- 日本静脈経腸栄養学会ガイドライン作成委員会：慢性呼吸不全. 日本静脈経腸栄養学会（編）：静脈経腸栄養ガイドライン. 第3版, pp274-281, 照林社, 2014

（浅井一久・川口知哉）

10 慢性腎臓病

❶ 慢性腎臓病の概要

- 慢性腎臓病（chronic kidney disease；CKD）は，①糸球体濾過量（glomerular filtration rate；GFR）の値にかかわらず，腎障害を示唆する所見（検尿異常，画像異常，血液異常，病理所見など）が3か月以上存在する場合，または，② GFR 60 mL/分/1.73 m^2 未満が3か月以上持続する場合に診断可能となる．両者の条件が満たされることもある．
- わが国の成人における CKD 患者数は約1,330万人と推計される．
- CKD 発症あるいは腎障害進行の危険因子として，高齢，CKD の家族歴，過去の健診における尿異常・腎機能異常・腎形態異常，脂質異常症，高尿酸血症，NSAIDs（非ステロイド性抗炎症薬）などの常用，急性腎不全の既往，高血圧症，耐糖能障害や糖尿病，肥満およびメタボリックシンドローム，膠原病，感染症，尿路結石，などがある．
- CKD 治療の第1の目的は，患者の QOL を著しく損なう末期腎不全（end-stage kidney disease；ESKD）へ至ることを阻止する，あるいは ESKD へ至る時間を遅らせることである．
- CKD 治療の第2の目的は，心血管疾患の発症危険因子である CKD を治療することにより，心血管疾患の新規発症を抑制する，あるいは既存の心血管疾患の進展を阻止することである．
- ESKD は血液透析，腹膜透析あるいは腎移植といった腎代替療法を必要とする．
- CKD のエンドポイントである ESKD や心血管疾患を抑制するためには，病態の連鎖を断ち切る集学的治療が必要であるとされている．

❷ 慢性腎臓病のリハビリテーション診療における栄養管理

- 腎臓のリハビリテーション診療では，腎疾患や透析医療に基づく身体的・精神的影響を軽減させ，症状を調整し，生命予後を改善し，心理社会的ならびに職業的な状況を改善することがポイントとなる．
- 運動療法，食事療法と水分管理，薬物療法，教育，精神・心理的サポート，などを行う長期にわたる包括的なプログラムであり，ADL・QOL の向上が大きな目標となる．
- CKD 患者の食事療法（蛋白制限食）は末期腎不全から腎代替療法導入までの期間を延ばすために有効である．
- CKD 患者の高齢化を反映して，サルコペニア・フレイルが大きな問題になっている．標準的な保存期 CKD の食事療法は蛋白質制限が中心であるが，サルコペニア・フレイルの防止・改善のためには十分な蛋白質の摂取が推奨されている．CKD 患者に食事療法として蛋

表 8-6　CKD の食事療法基準

ステージ (GFR)	エネルギー (kcal/kgBW/日)	蛋白質 (g/kgBW/日)	食塩 (g/日)	カリウム (mg/日)
ステージ 1 (GFR≧90)	25〜35	過剰な摂取をしない	3≦ <6	制限なし
ステージ 2 (GFR 60〜89)		過剰な摂取をしない		制限なし
ステージ 3a (GFR 45〜59)		0.8〜1.0		制限なし
ステージ 3b (GFR 30〜44)		0.6〜0.8		≦2,000
ステージ 4 (GFR 15〜29)		0.6〜0.8		≦1,500
ステージ 5 (GFR<15)		0.6〜0.8		≦1,500
5D (透析療法中)	別表			

注) エネルギーや栄養素は，適正な量を設定するために，合併する疾患（糖尿病，肥満など）のガイドラインなどを参照して病態に応じて調整する．性別，年齢，身体活動度などにより異なる．
注) 体重は基本的に標準体重 (BMI＝22) を用いる．

ステージ 5D	エネルギー (kcal/kgBW/日)	蛋白質 (g/kgBW/日)	食塩 (g/日)	水分	カリウム (mg/日)	リン (mg/日)
血液透析 (週3回)	30〜35[注1, 2]	0.9〜1.2[注1]	<6[注3]	できるだけ少なく	≦2,000	≦蛋白質 (g) ×25
腹膜透析	30〜35[注1, 2, 4]	0.9〜1.2[注1]	PD 除水量 (L)×7.5 + 尿量 (L)×5	PD 除水量 + 尿量	制限なし[注5]	≦蛋白質 (g) ×25

注1) 体重は基本的に標準体重 (BMI＝22) を用いる．
注2) 性別，年齢，合併症，身体活動度により異なる．
注3) 尿量，身体活動度，体格，栄養状態，透析間体重増加を考慮して適宜調整する．
注4) 腹膜吸収ブドウ糖からのエネルギー分を差し引く．
注5) 高カリウム血症を認める場合には血液透析同様に制限する．
（日本腎臓学会：慢性腎臓病に対する食事療法基準 2014 年版．東京医学社，2014，p2，表 1，2 より）

白質制限を実施しているときに，結果として低栄養状態になる PEW（protein-energy wasting）という病態も提言されている．蛋白質制限以外にも炎症，ビタミン不足，尿毒性物質蓄積，代謝性アシドーシス，など多くの要因が複雑に関与すると考えられている．

- したがって，CKD 患者のリハビリテーション診療において栄養管理は重要な項目となる．2019 年に日本腎臓学会から「サルコペニア・フレイルを合併した保存期 CKD の食事療法の提言」，日本透析医学会から「サルコペニア・フレイルを合併した透析期 CKD の食事療法」が発刊されているので，参考にされたい．

❸ 栄養管理（栄養状態の評価と栄養療法）

- CKD を考慮しながら，栄養状態の評価を行い，栄養療法を行っていく．
- 「慢性腎臓病に対する食事療法基準 2014 年版」では，GFR によるステージがあり，エネル

表 8-7　サルコペニアを合併した CKD における蛋白質摂取量の考え方

CKD ステージ (GFR)	蛋白質 (g/kgBW/日)	サルコペニアを合併した CKD における蛋白質の考え方 (上限の目安)
G1 (GFR ≧ 90)	過剰な摂取を避ける	過剰な摂取を避ける (1.5 g/kgBW/日)
G2 (GFR 60～89)		
G3a (GFR 45～59)	0.8～1.0	G3 には，蛋白質制限を緩和する CKD と，優先する CKD が混在する（緩和する CKD：1.3 g/kgBW/日，優先する CKD：該当ステージ推奨量の上限）
G3b (GFR 30～44)	0.6～0.8	
G4 (GFR 15～29)		蛋白質制限を優先するが病態により緩和する (緩和する場合：0.8 g/kgBW/日)
G5 (GFR < 15)		

注) 緩和する CKD は，GFR と尿蛋白量だけではなく，腎機能低下速度や末期腎不全の絶対リスク，死亡リスクやサルコペニアの程度から総合的に判断する.
(慢性腎臓病に対する食事療法基準 2014 年版の補足)
(日本腎臓学会：サルコペニア・フレイルを合併した保存期CKDの食事療法の提言. 日腎会誌 61：525-556，2019 より)

ギー，蛋白質，食塩，カリウムの摂取推奨量が示されている（表 8-6）.

- エネルギーや栄養素については，表 8-6 の脚注において，合併する疾患（糖尿病，肥満など）のガイドラインなどを参照して病態に応じて調整すること，性別，年齢，身体活動度などにより異なること，などが記載されている.
- 特に蛋白質については腎機能による画一的な指導は不適切である.
- CKD の標準的食事療法を実施中にサルコペニア・フレイルを合併した場合は，腎機能低下速度が遅く（−3 あるいは−5 mL/分/1.73 m^2・年），末期腎不全の絶対リスクが低い場合では，蛋白質制限を緩和してよいと考えられる. 緩和する上限の目安としては，ステージごとに表 8-7 のような蛋白質摂取量が示されている.
- いずれのステージにおいても，画一的な指導は不適切であり，食事療法と運動療法のアドヒアランスと栄養学的指標・腎関連指標をモニタリングし，十分なエネルギー摂取量の確保と運動療法を徹底することが重要である.
- また，これらの指標から食事療法の変更の効果を総合的に評価して，柔軟に対応することが重要である.

❹ 栄養管理の注意事項

- 個々の症例において，GFR や尿蛋白量だけではなく，腎機能低下速度，末期腎不全および総死亡の絶対リスクを評価して，蛋白質制限の優先度と緩和度を検討することが必要である.
- サルコペニアもフレイルも比較的新しい疾患概念で，診断基準も改訂されている現状である. これらを合併した CKD の食事療法についても十分なエビデンスはなく，現時点で適正な推奨量を提示することは困難である.

🔖文献

- ・　日本腎臓学会．サルコペニア・フレイルを合併した保存期 CKD の食事療法の提言．日腎会誌 61：525-556，2019
- ・　日本透析医学会：サルコペニア・フレイルを合併した透析期 CKD の食事療法．透析会誌 52：397-399，2019
- ・　日本腎臓学会：慢性腎臓病に対する食事療法基準 2014 年版．東京医学社，2014

（上月正博）

11 慢性肝疾患

① 慢性肝疾患の概要

- 肝臓は消化管より吸収された栄養素の代謝を担う臓器であり，慢性肝疾患ではさまざまな代謝異常や栄養障害が認められる．
- 肝硬変患者は，肝臓内のグリコーゲン貯蔵量が減少していることから，一晩の絶食（就寝による絶食）でも健常者の2〜3日の絶食状態に相当する飢餓状態となりやすい．
- 分岐鎖アミノ酸（branched chain amino acid；BCAA），カルニチン，ビタミンDは，肝硬変で不足しやすい栄養素である．これらの栄養素の欠乏は，サルコペニア（身体的フレイル）の発症にかかわる．

② 慢性肝疾患のリハビリテーション診療における栄養管理

- 慢性肝疾患においてもリハビリテーション診療は必要である．その中において栄養管理は慢性肝疾患の基本治療であるため，すべての患者に対して適切な栄養管理を行っていく必要がある．
- 慢性肝疾患患者におけるサルコペニアの発症には活動量の低下だけでなく，慢性肝疾患特有の代謝異常が関係しており，サルコペニア改善には運動療法と栄養療法を併用することが重要である．

③ 栄養管理（栄養状態の評価と栄養療法）

- 栄養状態の評価を行って栄養療法を行っていく．慢性肝疾患において栄養療法はADLやQOLの向上にきわめて大きな役割を果たしている．
- 肝硬変患者における栄養管理は，「肝硬変の診療ガイドライン2020」にて推奨されている栄養療法フローチャート（図8-8）に準じて検討することが望ましい．
- 血清アルブミン値が3.5 g/dL以下の状態，もしくはChild-Pugh分類（脳症の有無と程度，腹水の有無と程度，血清アルブミン値，プロトロンビン活性値に基づく）でclass B（中等症）もしくはclass C（重症）の状態にある肝硬変患者は低栄養状態にあると判断される．図8-8に従い分割食，就寝前補食（late evening snack；LES）やBCAA補充療法を検討する．
- 握力と筋量を評価し，日本肝臓学会の「肝疾患におけるサルコペニアの判定基準」に準拠してサルコペニアを評価する．サルコペニアの合併を認める患者にも，図8-8に従い食事・

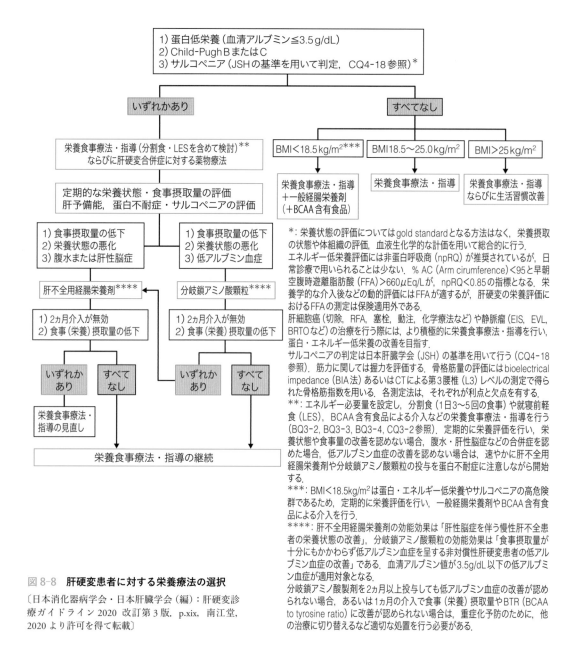

図 8-8　**肝硬変患者に対する栄養療法の選択**
〔日本消化器病学会・日本肝臓学会（編）：肝硬変診療ガイドライン 2020 改訂第 3 版．p.xix，南江堂，2020 より許可を得て転載〕

栄養療法を検討することが推奨される．

▶必要エネルギー量・必要蛋白質量

- 必要量は標準体重に基づき下記の計算式により算出する．

  推奨必要エネルギー量：25〜35 kcal/kg 標準体重/日

  推奨必要蛋白質量：1.0〜1.5 g/kg 標準体重/日

- 耐糖能異常を合併している場合は，エネルギー摂取量を 25 kcal/kg 標準体重/日とする．

- 蛋白不耐症（肝性脳症）を認める場合は，蛋白摂取量 0.5〜0.7 g/kg 標準体重/日とし，BCAA

高含有経腸栄養剤を併用する.

▶分割食・就寝前補食（LES）

- 飢餓状態の予防を目的に前述の式から算出された必要エネルギー量と必要蛋白質量を1日4〜7回に分割して投与する分割食が推奨されている.
- 1日の総摂取エネルギーより 200 kcal を就寝前に摂取する LES も推奨されている.
- LES により，肝硬変患者の栄養状態が改善し，体蛋白質量が増加する.

▶BCAA

- BCAA の補充は，低アルブミン血症の改善や肝性脳症の改善に有用であり，図 8-8 に従い BCAA 顆粒製剤と BCAA 高含有肝不全用経腸栄養剤を適切に使用することが推奨される.
- BCAA は筋蛋白合成作用を有することから，サルコペニアの進展予防にも有用である.
- 低アルブミン血症や肝性脳症を認めない場合，BCAA 関連製剤は保険適用外である．しかし，そのような場合でもサルコペニアや BMI＜18.5 を認める患者には，BCAA 含有経腸栄養剤（食品）が推奨される.

▶カルニチン・ビタミン D

- カルニチンは，長鎖脂肪酸をミトコンドリア内に運搬し β 酸化を介してエネルギー産生を促進する.
- カルニチン補充療法により，肝硬変患者の筋量が増加する.
- カルニチン補充療法により，肝硬変患者の有痛性筋痙攣が改善する.
- ビタミン D の欠乏は，骨粗鬆症だけでなく，肝予備能の低下や予後にかかわる.
- ビタミン D 補充療法が，肝硬変患者の肝機能，予後，健康関連 QOL に及ぼす影響は明らかではないが，欧州のガイドラインでは肝硬変患者に合併する骨粗鬆症に対してビタミン D 製剤の投与が推奨されている.

④ 栄養管理の注意事項

- 肝硬変患者では，生の魚介類からビブリオ・バルニフィカス菌による敗血症や壊死性筋膜炎を起こして致死的となる場合がある．生の魚介類は控えることが望ましい.
- 就寝前にエネルギーを摂取する LES により，肥満が出現したり耐糖能異常の悪化を認める場合がある．LES 導入後は体重や血糖値の変化に留意すべきである.
- BCAA 補充により血中アンモニア値の上昇を認める場合がある．血中アンモニア値の変化に留意すべきである.
- カルニチンと糖尿病用薬の併用により低血糖症状が現れる場合がある.
- ビタミン D 補充により，高カルシウム血症や急性腎障害が現れる場合がある.

📖 文献

・　日本消化器病学会・日本肝臓学会(編)：肝硬変診療ガイドライン 2020 改訂第 3 版．南江堂，2020
・　川口 巧，他：肝疾患におけるサルコペニアの治療．日消誌 115：439-448，2018
・　西口修平，他：肝疾患におけるサルコペニアの判定基準(第 1 版)．肝臓 57：353-368，2016
・　Kawaguchi T, et al：Branched-chain amino acids as pharmacological nutrients in chronic liver disease. Hepatology 54：1063-1070, 2011

（川口 巧・鳥村拓司）

12 糖尿病・メタボリックシンドローム・肥満

❶ 糖尿病・メタボリックシンドローム・肥満の概要

糖尿病

- 糖尿病は，インスリン作用の不足に基づく慢性の高血糖状態を主徴とする代謝疾患である．
- 膵β細胞破壊によるインスリン分泌不足を原因とするⅠ型と，脂肪蓄積によるインスリン抵抗性の増加を主たる原因とするⅡ型に分類される．成人糖尿病患者の大部分はⅡ型である．
- 糖尿病の症状としては疲労感，空腹感，口渇感（多飲），頻尿（多尿），傷の難治性などがある．高血糖にもかかわらず無症状のこともある．
- 糖尿病の診断基準は以下のとおりである．
  ①朝の空腹時血糖値が 126 mg/dL 以上．
  ②75 g 経口ブドウ糖負荷試験 2 時間値が 200 mg/dL 以上．
  ③随時で測定した血糖値が 200 mg/dL 以上．
  ④ HbA1c が 6.5%以上．
  ①〜③のいずれかと④が確認された場合には，糖尿病と診断される．①〜④のいずれかのみが確認された場合には，別の日に再検査を行う．
- 糖尿病の（慢性）合併症としては，小血管障害として網膜症，腎症，末梢神経障害があり，大血管障害として虚血性心疾患，脳血管障害，末梢動脈疾患がある．
- 糖尿病を治療する目的は，上記の合併症を予防する（もしくはその悪化を予防する）ことである．

メタボリックシンドローム

- メタボリックシンドローム（metabolic syndrome；MS）とは，「内臓脂肪蓄積とそれによるインスリン抵抗性の増加を原因として，脂質異常，高血圧，高血糖をきたした状態」を指す．
- 日本動脈硬化学会などによって提唱された MS の診断基準は，以下の①〜④である．
  ①腹囲（ウエスト周囲径）が男性は 85 cm 以上，女性は 90 cm 以上．
  ②中性脂肪（トリグリセリド）値が 150 mg/dL 以上または HDL コレステロール値が 40 mg/dL 未満．
  ③収縮期血圧が 130 mmHg 以上または拡張期血圧が 85 mmHg 以上．
  ④空腹時血糖が 110 mg/dL 以上．

①があり，②〜④のうちの2項目を満たした場合に，MS と診断される．

- 内臓脂肪量を測定するために腹部 CT もしくは MRI が，インスリン抵抗性を測定するためにグルコースクランプ法が施行されることがある．
- MS を積極的に治療することで，糖尿病の発症と動脈硬化の進展が抑制されて，心血管疾患や脳血管障害の発症リスクが低下するものと期待される．

肥満

- 肥満とは，「体脂肪組織に脂肪が過剰に蓄積した状態」であり，わが国では BMI が 25 以上の場合（欧米では 30 以上の場合）に肥満と診断される．
- 肥満が存在し，それに起因もしくは関連する健康障害（耐糖能異常，脂質異常症，高血圧，冠動脈疾患，脳梗塞，脂肪肝，睡眠時無呼吸症候群など）を合併している場合は，"肥満症"と診断される．
- 肥満もしくは肥満症を放置すると，糖尿病，脂質異常症，高血圧の増悪から心血管系疾患発症の危険性が高まる．したがって，肥満もしくは肥満症は，医学的な治療を要する病態である．

❷ 糖尿病・メタボリックシンドローム・肥満の リハビリテーション診療における栄養管理

- 糖尿病・MS・肥満に対して行われるリハビリテーション診療において，栄養管理はきわめて重要な役割を果たしている．
- 糖尿病では，栄養管理と運動療法が大切である．これらの方法で，十分な血糖コントロールが達成されない場合に薬物療法（経口薬の投与もしくはインスリンの投与）が開始される．
- MS もしくは肥満（肥満症）については，原則的に栄養管理と運動療法で対処する．
- 糖尿病・MS・肥満（肥満症）に対する栄養療法（食事療法）は，摂取エネルギーの制限が中心となる．
- 栄養素〔炭水化物（糖質），脂質，蛋白質〕はバランスよく摂取する．

❸ 栄養管理（栄養状態の評価と栄養療法）

摂取エネルギーの制限

- 患者個々に応じて，「1日あたりの適正なエネルギー量」を算出して，これをエネルギー制限の目標値とする．
- 1日あたりの適正なエネルギー量（kcal/日）は，「目標体重（kg）×エネルギー係数」として算出される（表 8-8）．
- 目標体重（kg）は，身長と年齢に基づいて算出される．
- エネルギー係数は，「労作の量」から決定されるものであり，①軽い労作であれば，係数は 25〜30（kcal/kg 目標体重），②普通の労作であれば，係数は 30〜35（kcal/kg 目標体重），③重い労作であれば，係数は 35〜（kcal/kg 目標体重）となる．ただし，高度の肥満に対しては，

表8-8　**1日あたりの適正なエネルギー摂取量の算出方法**

1. 目標体重 (kg) の決定
- 総死亡が最も低いBMIは年齢によって異なり，一定の幅があることを考慮して，以下の式から算出する．
- 65歳未満：〔身長 (m)〕^{2}×22
- 65歳以上：〔身長 (m)〕^{2}×22〜25
- 75歳以上の後期高齢者については，フレイルの有無，ADLレベル，併発症，体組成，摂食状況などの要素を考慮して目標体重を決定する．

2. 身体活動レベルと病態によるエネルギー係数 (kcal/kg) の決定
　　①軽い労作 (大部分が座位の静的活動)：25〜30
　　②普通の労作 (座位中心であるが，通勤・家事，軽い運動を含む)：30〜35
　　③重い労作 (力仕事，活発な運動習慣がある)：35〜
- 高齢者についてフレイルを予防するためには，身体活動レベルより大きい係数を設定する．
- 肥満について減量をはかる場合には，身体活動レベルより小さい係数を設定する．
- 目標体重と現体重との間に大きな乖離がある場合には，柔軟に係数を変更するのがよい．

3. 総摂取エネルギー量の算出
- 総摂取エネルギー量 (kcal/日) ＝目標体重 (kg)×エネルギー係数 (kcal/kg)

〔日本糖尿病学会 (編・著)：糖尿病治療ガイド2020-2021を参考に作成〕

活動係数を20 (kcal/kg 目標体重) とするのがよい．

バランスのよい栄養摂取

- 栄養素のバランスは，「炭水化物 (糖質)：脂質：蛋白質＝55〜60％：20〜25％：15〜20％」とするのが理想的である．ただし，ここであげた3つのエネルギー産生栄養素の"理想のバランス"は，健常人の平均摂取量に基づいて勘案されたものであり，この栄養素比率が糖尿病の予防と管理に有効であることを示すエビデンスはない．

- 栄養素をバランスよく摂取するためには，「糖尿病食事療法のための食品交換表」を用いるのがよい．

- 食品交換表には，①日常で摂取される食品のそれぞれが主な栄養素の組成によって4群 (Ⅰ〜Ⅳ群) の6表に分類されている，②80 kcalを1単位として，各食品について1単位に相当する重量が示されている，③各表の食品1単位あたりに含まれる栄養素量の平均を算定して示した，という特徴がある．

- 食品交換表を使用する場合，「指示された摂取エネルギー量を80で除する」ことで，1日の指示単位が決定される．たとえば，指示エネルギー量が1,600 kcal/日であれば，指示単位は20単位/日となる．例として表8-9に，「指示単位が20単位/日で，炭水化物 (糖質) の割合を55％もしくは60％にしたときの各表の単位配分の例」を示す．

- 食物繊維には，食後の血糖値上昇を緩やかにする作用がある．炭水化物の摂取量にかかわらず，食物繊維を20 g/日以上摂取することが推奨されている．

- 適切な量のビタミンとミネラルの摂取も推奨されている．これについては，「日本人の食事摂取基準 (2020年版．厚生労働省による)」を参考にするとよい．

表 8-9　**1 日の指示単位が 20 単位（1,600 kcal）で，炭水化物（糖質）の割合を 55％もしくは 60％にしたときの各表の単位配分**

糖尿病食事療法のための 食品交換表の表番号	炭水化物の割合	
	55％	60％
表1	9 単位	10 単位
表2	1 単位	1 単位
表3	5 単位	4.5 単位
表4	1.5 単位	1.5 単位
表5	1.5 単位	1 単位
表6	1.2 単位	1.2 単位
調味料	0.8 単位	0.8 単位
栄養素のエネルギー比率 （炭水化物：蛋白質：脂質）	55：18：27	60：18：22

表1：穀物，いも，炭水化物の多い野菜と種実，豆（大豆を除く）
表2：くだもの
表3：魚介，大豆とその製品，卵，チーズ，肉
表4：牛乳と乳製品（チーズを除く）
表5：油脂，脂質の多い種実，多脂性食品
表6：野菜（炭水化物の多い一部の野菜を除く），海藻，きのこ，こんにゃく
調味料：みそ，みりん，砂糖など

表 8-10　**主な食品の glycemic index（GI）**

glycemic index 値		食品
高い （70 以上）	100	ブドウ糖
	87	米菓（せんべい）
	78	米粥
	78	ジャガイモ（茹で）
	76	スイカ
	75	白パン
	73	米飯（精白米）
中程度 （56〜69）	65	砂糖（ショ糖）
	65	ポップコーン
	64	カボチャ（茹で）
	63	サツマイモ（茹で）
	59	パイナップル
低い （55 以下）	53	ビーフン
	52	トウモロコシ
	50	オレンジジュース
	49	スパゲッティ
	39	牛乳（全脂）
	34	豆乳
	16	大豆

④ 栄養管理の注意事項

- 糖尿病・MS・肥満（肥満症）に対する運動療法としては，中等度の持久力訓練と筋力増強訓練を行うことが推奨される．
- 肥満高齢者においては，エネルギー摂取制限のみを行うと脂肪量のみならず全身の筋量も減少してしまうため，適切な運動療法を必ず併用するように留意する．
- MS や肥満（肥満症）の患者では，食行動に問題があることが多い．たとえば，目の前に置かれた食べ物は，必ず残さずに食べてしまう，何かを食べることでストレスを解消させるなどがある．
- この点を患者自身に認識させてから，徐々に修正を試みていくのがよい．認知行動療法を導入するのも 1 つの方法である．
- MS や肥満（肥満症）の患者では，いわゆる"早食い"がみられることが多い．これに対しては「よく噛んで，時間をかけて食事を摂る」ように指導するのがよい．そうすることで満腹感が形成されやすくなり，過食が修正される．
- グラフ化した体重日記と十分な咀嚼（30 回咀嚼法）を組み合わせたプログラムとしてボウル法がある．
- 食事療法もしくは運動療法が功を奏さなかった高度肥満に対する治療薬として，食欲抑制薬

であるマジンドールが投与されることがある．マジンドールは，視床下部の摂食中枢に直接作用することで食欲を抑制するとともに，消化吸収能も低下させる．ただし，アンフェタミンに似た薬剤であるため，依存性の出現に注意が必要である．

- 同じエネルギー量を有する食品であっても，栄養素の構成の違いなどにより血糖値の上昇度が異なる．この上昇度を示唆する指数として，glycemic index（GI）が考案されている．
- GI は，「（その食品 50 g を摂取したときの血糖曲線下面積）÷（50 g ブドウ糖を摂取したときの血糖曲線下面積）×100」として算出される．
- GI が低い食品を摂取すれば血糖値が上昇しにくくなる（表 8-10）．GI が高い食品を摂取して食後に血糖値が上昇すると，インスリンの過剰分泌が生じて高インスリン血症が助長される．
- 食事を摂っていない時間が長くなるほど，次の食事の後の血糖値が高くなる傾向がある．朝食を抜かず，1 日に 3 回の食事をするように指導する．
- 就寝前の時間になると，脂肪蓄積を促す蛋白質である BMAL1 の活性が高まる．夜遅い時間には食事を摂らないようにすることが望ましい．
- 糖尿病性腎症の合併によって腎機能が低下し始めたら，摂取蛋白質量を 0.8〜1.0 g/kg 目標体重以下に制限するのがよい．

🔵 文献

- 日本糖尿病学会（編・著）：糖尿病治療ガイド 2020-2021．文光堂，2020
- 日本糖尿病学会（編・著）：糖尿病食事療法のための食品交換表．第 7 版，文光堂，2013

（吉村芳弘）

⑬ がん

❶ がんの概要

▌ がん（悪性腫瘍）の基本的な知識

- 1981 年以来，がんは日本人の死亡原因の第 1 位である．
- 国民の 2 人に 1 人が生涯のうちにがん（悪性腫瘍）に罹患し（2017 年），男性では 4 人に 1 人，女性では 6 人に 1 人ががんで死亡する（2019 年）．
- 早期発見や治療法の進歩により生存率が向上し，5 年相対生存率は男性 62.0％，女性 66.9％（2009〜2011 年にがんと診断された人）である．
- がんは不治の病から慢性疾患に様相を変えつつあり，リハビリテーション医学・医療の主要な対象疾患の 1 つになっている．
- がん患者では多臓器不全が死因の約 8 割，がん悪液質が死因の 2 割を占める．
- がんが進行すると，肺がんや肺転移による呼吸機能低下，肝臓がんや肝転移による肝性脳症，脳腫瘍・脳転移による意識障害などの多臓器不全を生じ，死に至る．
- EPCRC（European Palliative Care Research Collaborative）のガイドラインでは，がん悪液質は，「通常の栄養サポートでは完全に回復することができず，進行性の機能障害に至る，骨格筋量の持続的な減少（脂肪量減少の有無を問わない）を特徴とする多因子性の症候群」と定義されている．

▌ がんと栄養

- がんに対する免疫応答により，炎症性サイトカイン（IL-1，IL-6，TNF-α など）が増加，中枢神経系に作用して食思不振が生じる．食事摂取量が低下するとともに，安静時エネルギー消費量が上昇し，体重が減少する（図 8-9）．
- 骨格筋に関しては，腫瘍産生因子である蛋白質分解誘導因子（proteolysis-inducing factor；PIF）がユビキチン-プロテアソーム系に作用し，筋蛋白・筋線維の分解を促進，除脂肪体重が減少し，骨格筋の萎縮が生じる（図 8-9）．
- 飢餓では脂肪組織の減少が主であり骨格筋の大きな喪失を伴わず，安静時のエネルギー消費は低下する．一方，がん悪液質では，骨格筋の合成と分解のバランスが負に傾き，骨格筋の多大な喪失を呈するとともに，安静時エネルギー消費が亢進する点が大きな違いである．
- がん患者全体の 50〜75％が悪液質を呈し，進行期がんにおいては 80％が悪液質あるいは体

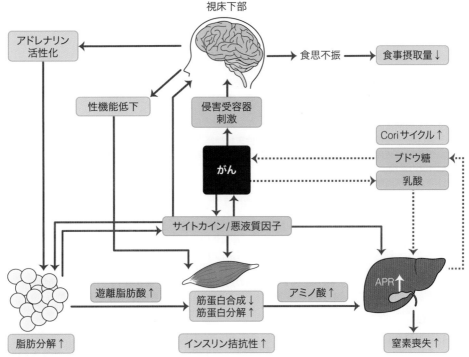

図 8-9　がん悪液質のメカニズム

APR：acute phase reactant
（Fearon KC, et al：Cancer cachexia：mediators, signaling, and metabolic pathways. Cell Metab 16：153-166, 2012 より一部改変）

重減少をきたしていると報告されている.
- がん悪液質は予後悪化因子であり，化学療法や放射線療法への耐性を低下させ，抗がん薬治療の効果を減弱させる. 有害事象，治療中断，術後合併症が増加し，生存率にも影響を及ぼす.

がんの治療

- 診断方法は原発巣により異なる. 血液・生化学検査，画像検査，病理学的検査などを組み合わせて行う.
- がんの三大治療法は手術療法，がん薬物療法，放射線療法である.
- 大多数の固形がんでは早期に発見された場合には，手術による根治が十分に期待できるため，手術療法が第一選択となる.
- がん薬物療法には，化学療法（従来の細胞傷害性抗がん薬），分子標的療法，免疫療法，内分泌療法などの種類がある.
- 放射線療法には，外部照射と内部照射がある. 手術と同様に局所に対する治療であるが，組織を切除せずに治療することができる.

表 8-11　リハビリテーション診療の対象となるがんに関連する障害の種類

- **がんそのものによる障害**
  - 1) がんの直接的影響
    - 原発性・転移性脳腫瘍：高次脳機能障害，摂食嚥下障害，片麻痺
    - 原発性・転移性骨腫瘍：切迫骨折・病的骨折
    - 原発性・転移性脊髄・脊椎腫瘍：脊髄圧迫症状（四肢麻痺，対麻痺，膀胱直腸障害）
    - 腫瘍の直接浸潤：神経障害（腕神経叢麻痺，腰仙部神経叢麻痺，神経根症）
    - がん性疼痛：侵害受容性（内臓痛・体性痛）疼痛，神経障害性疼痛
  - 2) がんの間接的影響（遠隔効果）
    - がん性末梢神経炎（運動性・感覚性多発性末梢神経炎）：しびれ，運動・感覚神経麻痺
    - 悪性腫瘍随伴症候群：小脳性運動失調，筋炎に伴う筋力低下
- **がん治療の過程において起こりうる障害**
  - 1) 不動・不活動による全身の機能低下
    - 化学・放射線療法，造血幹細胞移植：運動耐容能，四肢筋力低下，拘縮
  - 2) 手術
    - 骨・軟部腫瘍（患肢温存術後，四肢切断術後）：歩行障害，上肢・下肢切断
    - 乳がん（乳房切除・温存術）：肩関節拘縮，癒着性関節包炎
    - 乳がん・婦人科がん・泌尿器がん（腋窩・骨盤内リンパ節郭清）：上肢・下肢続発性リンパ浮腫
    - 頭頸部がん術後：摂食嚥下障害，構音障害，発声障害
    - 頸部リンパ節郭清後：副神経麻痺（僧帽筋の筋力低下，萎縮，翼状肩甲），癒着性関節包炎
    - 開胸・開腹術（肺がん，食道がんなどの消化器がん）：呼吸器合併症，摂食嚥下障害
  - 3) 化学療法
    - 有害事象：末梢神経障害，筋肉痛，関節痛
  - 4) 放射線療法
    - 有害事象：脳壊死，脊髄障害，末梢神経障害，皮下硬結，リンパ浮腫，開口障害，摂食嚥下障害

〔辻 哲也：がん．日本リハビリテーション医学教育推進機構，他（監）：リハビリテーション医学・医療コアテキスト．第2版，p288，医学書院，2022 より〕

がんのリハビリテーション診療の概要

- がんのリハビリテーション診療とは，「がん治療の一環としてリハビリテーション診療に関わる専門の職種により提供される医学的ケアであり，がん患者の身体的，認知的，心理的な障害を診断・治療することで，自立度を高め，QOL を向上させるものである」と定義される．
- がん患者では，がんの進行もしくはその治療の過程でさまざまな機能障害が生じ，ADL が制限され，QOL が低下する．機能障害は，がん自体による障害とがん治療過程において起こりうる障害とに大別される（表 8-11）．
- リハビリテーション診療の内容は病期によって，予防的・回復的・維持的・緩和的の 4 つに分けられる．周術期や治癒を目指した化学・放射線療法から進行がん・末期がん患者まで，また，原発巣・治療目的・病期などによらず，リハビリテーション診療は必要である．

❷ がんのリハビリテーション診療における栄養管理

- がんの進行とともに多くの患者が，食思不振や体重減少を経験する．中等度以上の食思不振は，がん患者の半数以上にみられると報告されている．
- 脳腫瘍，頭頸部がん，食道がんにおいては，がん自体や治療により摂食嚥下障害を生じる可能性があり，摂食嚥下機能の評価や栄養管理が必要である．また，造血幹細胞移植や放射線

療法および化学療法中・後には，食思不振・口腔粘膜炎・消化器系の症状により，体重減少が起こりやすいので栄養管理が必要である．

- がんのリハビリテーション診療において栄養管理は重要な事項となっている．
- がん患者においても栄養管理の原則に基づき，できるだけ経口・経腸栄養を推奨し，経静脈栄養は補助的手段として行う．欧州臨床栄養代謝学会（European Society for Clinical Nutrition and Metabolism；ESPEN）ガイドラインにおいても，経口・経腸栄養が第一選択とされている．
- 頭頸部がんや食道がんで経口摂取が困難な場合は，経鼻胃管や経皮内視鏡的胃瘻造設術（percutaneous endoscopic gastrostomy；PEG）による胃瘻からの経管栄養が推奨されている．
- 消化管の通過障害などで経腸栄養が困難な場合に限り，経静脈栄養が推奨されている．
- がん患者に対する至適なエネルギー投与量は，悪液質に該当しない場合には，「基礎エネルギー消費量×活動係数×ストレス係数」で計算し，栄養療法のゴール設定に見合ったエネルギー量を追加する（悪液質の場合は後述）．
- がんのリハビリテーション診療チームのコアメンバーはリハビリテーション科医，理学療法士，作業療法士，言語聴覚士，義肢装具士，医療ソーシャルワーカーなどで構成される．治療担当科医師，病棟・外来看護師とともに栄養サポートチーム，口腔ケアチーム，緩和ケアチームとも緊密にコミュニケーションをとり，栄養管理，口腔内衛生の保持，症状の緩和，精神心理面を含めた包括的なアプローチ（サポーティブケア）を行う．

❸ 栄養管理（栄養状態の評価と栄養療法）

周術期

- 周術期のリハビリテーション診療の目的は，術前および術後早期からの治療により，術後の合併症を予防し，後遺症を最小限にして，スムーズな術後の回復を図ることである．リハビリテーション医療チームの術前や術後早期からの積極的なかかわりが望まれる．
- 運動療法（持久力訓練や筋力増強訓練）とともに栄養状態を評価し栄養療法を行っていく．これらにより，身体機能を整えておくことが術後の合併症の軽減やスムーズな回復につながる．
- 術後回復能力を強化する目的で周術期管理に関するプロトコールである ERAS（enhanced recovery after surgery）が提唱されている．
- 複数の専門の職種が協力して術前絶飲食期間の短縮，術前炭水化物（糖質）負荷，術後早期の経口栄養開始，術後疼痛管理，術後早期の離床を進めるものである．消化器がんを中心に，ERAS 導入により，手術後の回復を促進し早期に術前の状態に戻せることが報告されている．

放射線や化学療法中・後

- がん自体やがん治療の副作用による疼痛・しびれ，がん関連倦怠感（cancer-related fatigue；CRF），悪心，下痢，口腔粘膜炎による食欲の減退，などにより栄養状態の悪化や睡眠障害

が生じやすい．また，骨髄抑制によりクリーンルームに隔離されると精神的ストレスで意欲の低下をきたしてしまう．

- その結果，昼間でもベッド上で臥床しがちで不活動となると，全身の筋力低下・筋萎縮や体力・持久力の低下を生じる．いわゆる「不活動の悪循環」が出現するので，治療中や治療後の身体活動性の維持・向上を目的とした運動療法を積極的に行う．
- ESPEN のがん患者の栄養に関するガイドラインでは，栄養療法は運動療法と併用して行うことを推奨している．

■ がん悪液質（第VII章-4「悪液質の栄養管理」を参照➡ 118 頁）

- がん悪液質は，前述の EPCRC の悪液質ガイドラインによるステージ分類により，前悪液質，悪液質，不応性悪液質の3つのステージに分類される．
- 炎症性サイトカインにより，安静時エネルギー消費が亢進するとともに，食思不振からエネルギー摂取量が低下し，体重が減少して栄養障害に陥る．
- 一方，PIF により骨格筋の萎縮が進行すると，サルコペニアが生じる．全身倦怠感もあいまって活動性が低下して不活動になると，サルコペニアがさらに進行する悪循環に陥ってしまう．
- 食思不振の症状の有無とともに，栄養状態の評価として，体重減少，BMI，筋量・サルコペニアの有無を定期的にチェックする．最初のステージである前悪液質の時期から，運動療法や栄養療法を中心とした集学的なアプローチを行う必要がある．
- 体重減少に対しては，摂食を妨げていると考えられる要因を明らかにして治療を行い，栄養状態の改善につなげる．
- 要因としては，がんの進行に伴う疼痛，呼吸困難，化学療法やオピオイドなど治療に関連する悪心，便秘，味覚障害，口内炎，精神・心理的問題，などがあげられる．
- 必要に応じて，栄養補助食品の活用や経腸栄養剤の使用も検討する．
- 不応性悪液質になる以前の前悪液質・悪液質の状態であれば，1日エネルギー消費量は，通常どおり，基礎エネルギー消費量×活動係数×ストレス係数で計算する．
- 活動係数は，他疾患と同様に日中の活動量や訓練の強度や時間により設定する．ストレス係数は 1.1〜1.3 に設定する．栄養改善を目指す場合には，栄養療法のゴール設定に見合ったエネルギー量を追加する．
- 悪液質により炎症反応が高値な場合には安静時消費エネルギー量の亢進がみられるが，活動性の低下により，総エネルギー消費量は低下している（ESPEN ガイドライン）．通院患者：30〜35 kcal/kg 体重/日，寝たきり患者：20〜25 kcal/kg 体重/日が推奨されている．

④ 栄養管理の注意事項（緩和ケアが主体となる時期）

- 余命半年未満の末期がん患者におけるリハビリテーション診療の役割は，「余命の長さにかかわらず，患者とその家族の希望（hope）・要望（demands）を十分に把握した上で，身体に負担が少ない ADL の習得とその時期におけるできる限り質の高い生活を実現すること」である．

- 生命予後が月単位で，前悪液質や悪液質の段階では，不応性悪液質に至る前に，できる限り栄養状態を維持すべく栄養管理を行い，杖や装具，福祉機器を利用しながら残存機能でできる範囲の ADL 拡大を図るべくリハビリテーション診療を行う．
- 生命予後が週単位になると，がんが徐々に進行し，全身倦怠感や食思不振などの自覚症状が強くなる．症状緩和目的に投与されるオピオイド製剤などの影響，がんの浸潤や脳転移などに伴う嚥下障害，などが原因で経口摂取が困難となる．栄養状態は悪化し，悪液質も進行し，不応性悪液質に陥る．
- この時期には，病状の進行とともに，運動機能・運動耐容能・ADL が低下し活動量が減少していくので，症状の緩和や精神・心理面のサポート（緩和的治療）が中心となる．
- エネルギー投与量は 1 日 200～600 kcal 程度とし，積極的なエネルギー投与を控えて，水分やエネルギーの過剰投与で下肢の浮腫や喘鳴を生じさせないようにする．

文献

- がんの統計編集委員会（編）：「がんの統計'19」．がん研究振興財団，2019
- Fearon K, et al：Definition and classification of cancer cachexia：an international consensus. Lancet Oncol 12：489-495, 2011
- Arends J, et al：ESPEN guidelines on nutrition in cancer patients. Clin Nutr 36：11-48, 2017
- 日本緩和医療学会 緩和医療ガイドライン委員会：終末期がん患者の輸液療法に関するガイドライン 2013 年版．金原出版，2013
- Bozzetti F, et al：ESPEN Guidelines on Parenteral Nutrition：non-surgical oncology. Clin Nutr 28：445-454, 2009

（辻　哲也）

誤嚥性肺炎

① 誤嚥性肺炎の概要

- 人口の高齢化に伴い肺炎による死亡者数が増加し続けている．わが国における肺炎死亡者の多くは 65 歳以上の高齢者であり，日本人の死因の第 3 位となっている．
- 高齢者の肺炎のほとんどは加齢に伴う摂食嚥下機能の低下（歯牙欠損，喉頭下垂，嚥下関連筋群の筋力低下，咽喉感覚障害など）を背景とした誤嚥性肺炎であると考えられる．
- 誤嚥性肺炎はもともと身体機能が低く，低栄養や低筋量を有する高齢者に多く，サルコペニアを合併していることが多い．誤嚥性肺炎の多くはサルコペニアを背景としたサルコペニア肺炎ともいうべき病態である．サルコペニアに対する対応としては適切な栄養管理と身体活動が重要であり，誤嚥性肺炎に対しても同じことがいえる．
- 誤嚥性肺炎のリスク因子は摂食嚥下機能の低下であることは間違いないが，誤嚥したからといって必ずしも誤嚥性肺炎になるわけではない．誤嚥性肺炎を予防するには誤嚥を減らすことに加え，良好な栄養状態，免疫力，喀出力などの防御機構を整えることも重要である．
- 肺炎の典型的症状は発熱，咳，痰などであるが，意欲低下，食欲低下などの非特異的な症状のみがみられることも多いのが誤嚥性肺炎の特徴である．
- 誤嚥性肺炎の診断には肺炎の確認（画像診断や炎症反応，肺炎症状の有無）とともに摂食嚥下障害と誤嚥の確認が必要である．
- しかしながら，誤嚥のリスクである摂食嚥下障害を認めても，肺炎が誤嚥によって生じていることを直接確認することは困難な場合が少なくない．
- これに対して，日本呼吸器学会の「医療・介護関連肺炎診療ガイドライン」では，摂食嚥下障害ならびに誤嚥が証明された（あるいは，強く疑われた）患者に生じた肺炎を誤嚥性肺炎と定義している（図 8-10）．
- 肺炎の重症度分類でよく用いられているのは市中肺炎診療における重症度分類である A-DROP（表 8-12）であるが，誤嚥性肺炎の重症度評価には院内肺炎診療における重症度分類である I-ROAD（表 8-13）のほうが適しているとされる．
- I-ROAD は I（Immunodeficiency：免疫不全），R（Respiration：呼吸不全），O（Orientation：意識障害），A（Age：高齢），D（Dehydration：脱水）の 5 つからなる評価法で，3 項目以上満たす場合，重症と判定される．

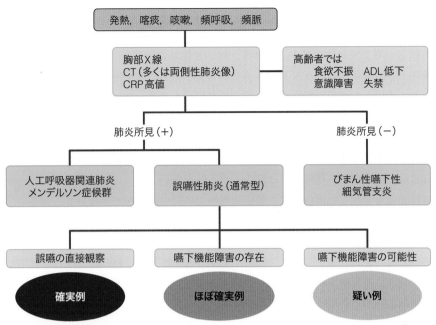

図 8-10 **誤嚥性肺炎の診断フローチャート**
〔日本呼吸器学会医療・介護関連肺炎診療ガイドライン作成委員会（編）：医療・介護関連肺炎診療ガイドライン．2011，p34，図 8-1 より〕

表 8-12 **A-DROP システム**

A (Age)	男性 70 歳以上，女性 75 歳以上
D (Dehydration)	BUN 21 mg/dL 以上または脱水あり
R (Respiration)	SpO_2 90 % 以下（PaO_2 60 torr 以下）
O (Orientation)	意識障害あり
P (Pressure)	血圧（収縮期）90 mmHg 以下

軽症　：上記指標のいずれも満たさないもの．
中等度：上記指標の 1 つまたは 2 つを有するもの．
重症　：上記指標の 3 つ以上を有するもの．ただし意識
　　　　障害・ショックがあれば 1 項目のみでも重症と
　　　　する．
超重症：上記指標の 4 つまたは 5 つを有するもの．

表 8-13 **I-ROAD システム**

I (Immunodeficiency)	悪性腫瘍または免疫不全状態
R (Respiration)	SpO_2＞90 % を維持するために FiO_2＞35 % を要する
O (Orientation)	意識レベルの低下
A (Age)	男性 70 歳以上，女性 75 歳以上
D (Dehydration)	乏尿または脱水

・上記項目が 2 項目以下で肺炎重症度規定因子（下記）と併
　せて評価する．
　1) CRP≧20 mg/dL
　2) 胸部 X 線写真陰影のひろがりが一側肺の 2/3 以上
　該当なし：軽症群（A 群）
　該当あり：中等症群（B 群）
・上記項目が 3 項目以上：重症群（C 群）

❷ 誤嚥性肺炎のリハビリテーション診療における栄養管理

- 誤嚥性肺炎の発症自体が摂食嚥下機能の低下を示している．したがって，摂食嚥下訓練を含む摂食嚥下障害に対する包括的なリハビリテーション治療が必要になる．その中にあって，経口摂取不良による低栄養リスクに加え，炎症に伴う低栄養の急性増悪が予想されるため，栄養管理はきわめて重要な事項となる．

❸ 栄養管理（栄養状態の評価と栄養療法）

- 栄養状態に対しては体重減少，低体重，経口摂取状況，炎症の程度を踏まえて評価を行う．10%以上の体重減少やBMIで18.5未満の低体重がみられる場合は，重度の低栄養と判断する．
- 低栄養の要因として経口摂取障害に伴う栄養摂取不足と，急性炎症に伴う侵襲がある．どちらの影響が大きいかを検討する．
- 低栄養の診断基準であるGLIM（global leadership initiative on malnutrition）基準は誤嚥性肺炎の予後予測因子であることが知られており，GLIM基準で低栄養と診断された誤嚥性肺炎患者は生命予後が悪く，在院日数は長く，再入院も多い．
- 誤嚥性肺炎を発症した場合，特に重症肺炎例では経口摂取ができないことが多い．低栄養が悪化してしまうと運動療法などの効果も上がりにくくなるため，早期に栄養状態を評価し，栄養療法を開始する．
- 誤嚥性肺炎で絶食管理となると，口腔・咽頭の汚染が進み，経口摂取能力がさらに低下するため，早期に摂食嚥下機能を評価して訓練を開始し，不必要な絶食を避ける．
- 経口摂取再開の可否では，意識状態や呼吸状態などの全身状態の評価も大切であるが，口腔環境の評価も非常に重要である．
- 口腔の乾燥や汚染の強い誤嚥性肺炎では，経口摂取できないことが多く予後は不良である．また，どうしても経口摂取できない場合でも，口腔環境がさらに悪化しないように口腔ケアを徹底することが大切である．
- 有義歯者に固形物を経口摂取させる際には義歯の適合性が重要であり，誤嚥性肺炎の治療には歯科関連職種のかかわりが必要である．
- 歯科衛生士による専門的な口腔ケアによって早期経口摂取が可能になり，歯科医師による義歯の調整によってスムーズな食形態のステップアップができる．
- 誤嚥性肺炎に対する早期離床訓練は，身体機能低下予防，生命予後改善，経口摂取促進のために有用である．日中，座位を取らせることが意識障害の改善やせん妄予防に効果がある．
- ベッド上仰臥位では，頚部が後屈して口が開きやすくなり，口腔内が乾燥・悪化し，経口摂取能力が低下してしまう（図8-11）．口腔環境を整えるためにも離床訓練が勧められる．
- また，しっかりと座位を保持できることが安全な経口摂取につながる．姿勢保持能力を獲得するためにも，早期に離床して座位訓練を行う．

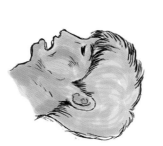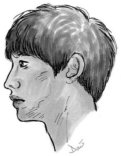

図8-11　離床することで閉口しやすくなり，口腔乾燥・汚染の予防につながる

左：ベッド上仰臥床の状態，右：離床している状態．

- 座位では，頚部に頭部の重量負荷がかかるため頚部の嚥下関連筋群が賦活される．
- 誤嚥性肺炎の離床は段階的に行えばそれほど難しいことではない（図 8-12）．バイタルサイ

❶ ヘッドアップ座位
離床開始基準を満たす

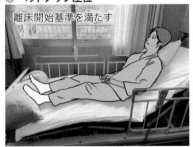

30分以上可能

中止基準に該当した場合は中止し
時間をあけて再評価

❷-a 背面開放座位

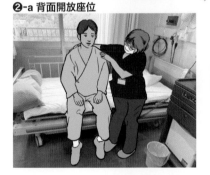

❷-b 前傾端座位

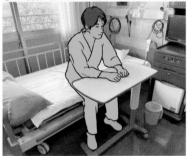

離床中止基準
- □中等度以上の呼吸困難，めまい，悪心，狭心痛，頭痛，強い疲労感などが出現した場合
- □脈拍が140回/分を超えた場合
- □頻呼吸（30回/分以上），息切れが出現した場合
- □徐脈が出現した場合
- □意識状態の悪化した場合

30分以上可能

中止基準に該当した場合は中止し
時間をあけて再評価

❸-a 起立・歩行

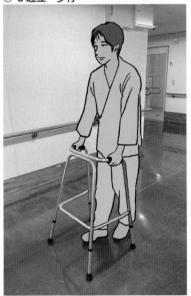
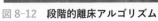

❸-b 車いす乗車

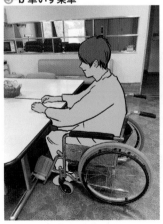

図 8-12　段階的離床アルゴリズム

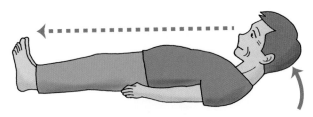

図 8-13　**頭部挙上訓練〔Shaker（シャキア）法〕**
頭部挙上位の保持は背臥位で両肩を床に着けたまま，頭だけをつま先が見えるまで高く上げる．
〔百崎　良，他：摂食嚥下障害．日本リハビリテーション医学教育推進機構，他（監修），久保俊一（総編集）：リハビリテーション医学・医療コアテキスト．第 2 版，p304，医学書院，2022 より〕

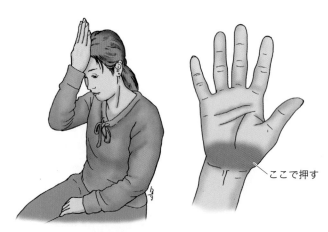

ここで押す

図 8-14　**嚥下おでこ体操**
額に手を当てて抵抗を加え，おへそを覗き込むように下を向く．
〔百崎　良，他：摂食嚥下障害．日本リハビリテーション医学教育推進機構，他（監修），久保俊一（総編集）：リハビリテーション医学・医療コアテキスト．第 2 版，p305，医学書院，2022 より〕

ンが安定していることを確認した上で，ヘッドアップ座位をとる．30 分以上，大きな問題がないようであれば，次は背中をベッドから起こした背面開放座位，もしくはベッドサイドテーブルを使用した前傾端座位をとる．
- その状態で 30 分以上問題なければ，起立・歩行に移行する．車いすレベルであれば車いすに乗車する．問題が出れば，時間をあけて再評価する．
- 摂食嚥下障害の診断（反復唾液嚥下テスト，改訂水飲みテスト，嚥下造影，嚥下内視鏡）を行った上で，摂食嚥下訓練として間接訓練（図 8-13，14），食物を用いた直接訓練を行っていく（第VII章-5「摂食嚥下障害の栄養管理」を参照➡ 123 頁）．
- トロミ水をむせずに飲むことができれば，全身状態に応じてミキサー食を開始できることが多い．
- ミキサー食から咀嚼が必要なソフト食などに移行する場合には，義歯の適合性をまず評価する．
- 実際に咀嚼が必要な食品を用いて，咀嚼や咽頭への送り込みの状況などを観察しながら食形態をステップアップしていく．

表8-14 **嚥下調整食**

コード 【I-8項】		名称	形態
0	j	嚥下訓練食品0j	均質で，付着性・凝集性・かたさに配慮したゼリー 離水が少なく，スライス状にすくうことが可能なもの
	t	嚥下訓練食品0t	均質で，付着性・凝集性・かたさに配慮したとろみ水 （原則的には，中間のとろみあるいは濃いとろみのどちらかが適している）
1	j	嚥下調整食1j	均質で，付着性，凝集性，かたさ，離水に配慮したゼリー・プリン・ムース状のもの
2	1	嚥下調整食2-1	ピューレ・ペースト・ミキサー食など，均質でなめらかで，べたつかず，まとまりやすいもの スプーンですくって食べることが可能なもの
	2	嚥下調整食2-2	ピューレ・ペースト・ミキサー食などで，べたつかず，まとまりやすいもので不均質なものも含む スプーンですくって食べることが可能なもの
3		嚥下調整食3	形はあるが，押しつぶしが容易，食塊形成や移送が容易，咽頭でばらけず嚥下しやすいように配慮されたもの 多量の離水がない
4		嚥下調整食4	かたさ・ばらけやすさ・貼りつきやすさなどのないもの 箸やスプーンで切れるやわらかさ

（日本摂食・嚥下リハビリテーション学会嚥下調整食委員会：日本摂食嚥下リハビリテーション学会嚥下調整食分類2021．日摂食嚥下リハ会誌25：135-149，2021より抜粋して作成）

- スムーズな食形態のステップアップのためにも，段階的な嚥下調整食（表8-14）の提供体制を管理栄養士とともに整備する必要がある．
- もともと胃瘻を有する患者では，半固形栄養剤の使用が訓練時間の確保につながるため，積極的に用いる．

❹ 栄養管理の注意事項

- 誤嚥性肺炎では嚥下反射の惹起遅延が認められることが多いため，水分の提供に際し，トロミ剤を必要とする患者が多い．
- しかし，トロミをつけすぎると付着性が増し，咽頭残留・誤嚥の原因となる．また，トロミをつけすぎると味が悪くなるため，飲水量が減少し脱水の原因になる．
- 口腔衛生が保たれていれば，多少水分を誤嚥しても肺炎の原因にならないことが多い．十分な口腔ケアを行った上で，トロミはできる限り薄めのものを使用する．
- 経口摂取が困難で経鼻胃管を導入すると，身体活動は制限される．必要なエネルギー量は減少するため，基礎代謝量を目安に末梢静脈栄養を行うのがよい．
- 経口摂取困難が長引きそうであれば経鼻経管栄養を導入する．12 Fr以上のチューブは摂食嚥下運動を阻害する可能性があるため，8～10 Fr程度の細い径を使用するほうがよい．
- 肺炎が改善しても長期的に経口摂取だけでは十分な栄養確保が難しい場合には，胃瘻造設も検討する．

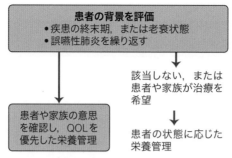

図 8-15　**高齢者の肺炎治療の選択肢**
（日本呼吸器学会：成人肺炎診療ガイドライン 2017
を参考に作成）

- 誤嚥性肺炎では，終末期の患者も多い．繰り返す誤嚥性肺炎においては，積極的な治療を行わない選択肢もありうる（図 8-15）．その場合，栄養投与を続けるかどうかについては，家族と相談しながら決定していく．
- 高齢者の誤嚥性肺炎では併存疾患が多く，複数の薬剤を服用していることも少なくない．
- 排尿障害薬や抗うつ薬の多くは抗コリン作用を有しており，それらを服用すると口腔乾燥が進み，摂食嚥下機能が低下する．
- 高齢者では薬物相互作用による有害事象が出やすいため，摂食嚥下機能を低下させる可能性のある薬剤は減量・中止を検討する必要がある．薬剤師と一緒に薬剤レビューを行うことも効果的である．
- 薬剤の形状に関しては，できるだけ大きな錠剤を避ける．OD 錠・顆粒剤の使用や簡易懸濁法・水オブラート法の活用など摂食嚥下障害の状況に応じた服用方法を検討すべきである．

（百崎　良）

医科歯科連携

1. リハビリテーション診療における医科歯科連携の重要性

- 口腔内細菌が肺炎発症に関与すること，人工呼吸器関連肺炎（ventilator associated pneumonia；VAP）の予防に口腔ケアが有効であることは，医療現場においてすでに認識されている．また，生活習慣病である歯周炎は，糖尿病や心疾患などさまざまな全身疾患と関連する慢性炎症性疾患と捉えることができる．

- 口腔の状態や機能は，栄養状態，経口摂取状況，身体機能とも関連がある．背筋力のような体幹の機能が，口腔機能（舌の力）に最も影響を及ぼす因子であることも明らかになっている．

- 口腔機能の低下は摂食嚥下障害につながる．また，摂食嚥下障害は低栄養やサルコペニアのリスクとなる．

- 口の中がひどく汚染され咽頭まで汚れがある，動揺歯があり食事がうまくできない，などの口腔環境の悪化が原因でリハビリテーション診療に支障をきたすことも経験する．

- 早期からの医科歯科連携により，口腔管理や栄養管理を含めたリハビリテーション診療を行うことが望ましい．

- 急性期の高齢肺炎患者では，入院早期からの歯科管理が退院時の経口摂取の確立と在院日数の短縮につながる[1]．リハビリテーション診療に歯科医師・歯科衛生士が参加することは有意義である．

- 歯科において，栄養管理における医科との連携の重要性は年々高まっている．歯科診療報酬には「栄養サポートチーム等連携加算」が収載されている．栄養サポートチーム（nutrition support team；NST）に歯科医師・歯科衛生士が参加している場合には，栄養剤の調整や褥瘡管理のみでなく，義歯の調整などの歯科治療へつなぐことができる．

- 急性期や回復期の病院では，主治医や看護師が口腔内の問題を発見する場合が多い．一方，生活期では，家族，介護支援専門員/ケアマネジャーが気づくことも少なくない．

- 患者本人が口腔の問題を自覚していない場合も多いため，われわれ医療者が口腔の状態を把握し，問題を早期発見・対応することが求められる．

- 栄養管理に影響する口腔周囲の問題点を表1にまとめた．

- 病院内に歯科がない場合や生活期では地域の歯科医院との連携など，それぞれの場に応じた医科歯科連携がある．歯科と他職種間での相互のコミュニケーションと情報共有が非常に重要である．

2. 急性期（周術期）の医科歯科連携

- 周術期の医科歯科連携に「周術期等口腔機能管理」がある．その主な目的は，①口腔内細菌による合併症予防，②免疫力低下により生じる感染予防，③気管内挿管による誤嚥性肺炎な

表1 各種状況における摂食嚥下や栄養管理に関係する口腔周囲の問題点

状況	問題点	問題点への対応
急性期・周術期	• 人工呼吸器装着による VAP 発症のリスク • 患者自身での口腔管理が困難	• 徹底した口腔衛生管理が不可欠である. • 専門の各職種へ口腔ケア方法を指導し, 日常の口腔管理が行えるようにする. • 著しい動揺歯や歯の欠損による汚れの滞留により清掃が困難な場合は, 歯科治療を行い口腔環境を整備する.
経管栄養管理	• 口腔周囲筋の不動による口腔機能・摂食嚥下機能の低下 • 口腔の自浄作用の低下により唾液分泌が低下し, 口腔内が乾燥しやすい • 痰の喀出や栄養剤の逆流により口腔内が汚染されやすい	• 口腔衛生が不良な状態では, 摂食嚥下訓練を開始できない. 経口摂取をしていなくても口腔衛生管理は必須である. • 不動による合併症予防のために, 口腔周囲筋の訓練や舌の訓練などを行う.
歯が抜けている 義歯が合わない 義歯を使用していない	• 義歯の不調による食事摂取量の低下, 食事時間の延長, 摂取できる食形態の制限 • 咀嚼機能の低下	• 体重減少や口腔機能の低下により, 義歯が合わなくなったりする場合は新しく作製する. • 全身状態や時間的な問題により, 作製が困難な場合は, 調整や修理などの可及的な処置で対応する. • 口腔の問題は栄養管理にも影響するため, 早期に口腔内を確認し, 必要な歯科治療を行う.
口腔機能・ 摂食嚥下機能の低下	• 食物の押しつぶし, 咀嚼が困難 • 口腔から咽頭への食塊の送り込みが困難 • 口腔周囲筋の筋力低下 • 構音障害	• 口腔周囲筋の筋力低下は, 不動, 低栄養, サルコペニアと関連する. 適切な栄養管理と口腔管理を行う. • 舌の押しつぶし能力は, 食形態を設定する上で重要な目安となる.

VAP：ventilator associated pneumonia

どの術後合併症の予防, ④脳血管障害後の摂食嚥下障害による誤嚥性肺炎や栄養障害に関する感染症予防, などである.
- 周術期等口腔機能管理の対象手術は, 悪性腫瘍の手術, 心臓血管外科手術, 臓器・造血幹細胞移植, 整形外科手術（人工関節置換術など）, 脳血管障害に対する手術などである.
- 手術を受けることが決まった段階で歯科を受診することが望まれる. 歯垢や歯石などの感染源除去と徹底した口腔衛生管理を行うことで, 術後の感染症や合併症を予防する.
- 術前からの口腔管理は, 術後肺炎発症リスクを下げることが明らかになっている. この認識が重要である.
- 全身麻酔時の経口挿管により, 動揺歯の脱落や歯の破折が起こる場合がある. 歯科医師による術前抜歯, 歯の固定, 歯を保護するためのマウスピースの作製, などが役立つ.
- 基本的にはすべての症例で口腔内を評価し, 歯科による口腔管理が必要であるかを検討することが望ましい.
- 放射線療法, 化学療法を受ける患者も周術期等口腔機能管理の対象となる. 抗がん薬の使用や頭頸部の放射線療法では, 副作用により口腔粘膜炎が発現する.
- その頻度は, 固形がんに対する抗がん薬使用で 25〜55％, 造血間細胞移植に対する大量の

抗がん薬使用で70～90%，抗がん薬と頭頸部への放射線治療併用でほぼ必発との報告がある[2]．

- 治療開始前に口腔状態が不良である場合，あるいは口腔状態が悪化しやすい疾患（頭頸部がん，舌がんなどの口腔がん，食道がんなど）がある場合，口腔粘膜炎の症状が強く生じる．
- 症状が強いほど経口摂取に支障が生じ，低栄養，脱水のリスクが高まる．そのため，治療開始前から口腔環境を整えることで口腔粘膜炎の発現や重症化を予防する．
- 全身状態により口腔状態が変化しやすい．著しい口腔乾燥，汚染，易出血性などにより口腔管理が難しい場合，歯科と連携し管理することが望ましい．

3. 回復期・生活期の医科歯科連携

- 急性期では，時間的な問題から大がかりな歯科治療が難しく，義歯の調整や簡単な修理，齲歯の仮詰などの応急処置のみが行われる場合が多い．一方，回復期・生活期では，口腔衛生管理に加え，口腔機能の回復・向上・維持を積極的に行う．
- 経腸や経静脈栄養管理により経口摂取をしていない場合は，口腔機能の状態や回復の見込みによって，経口摂取に向けたアプローチが異なる．
- 口腔の状態，全身の状態を考慮しながら，治療目標（治療ゴール）に沿って，口腔衛生管理がメインなのか，口腔機能回復がメインなのかを判断し，必要な歯科治療を行う．
- 栄養管理では，口腔内のトラブルがないか，口腔の機能と食事の形態が合っているかといった視点での評価も重要である．
- 口の痛みや歯の動揺をきっかけとして食事量が減少することもある．また，体重減少により義歯が合わず使用できない，歯の欠損があるが義歯を使用していない，などの理由で咀嚼機能が低下している場合がある．
- 生活期で，患者が歯科医院に通院することが困難な場合には，居宅や施設への訪問歯科診療がある．歯科訪問診療用のポータブル機器を使用すれば，一般的な歯科治療はほぼ行うことができる．

4. 各種疾患の医科歯科連携

■ 摂食嚥下障害

- 急性期から生活期まで，治療の場が変わっても途切れずに摂食嚥下訓練を継続できる環境が求められる．最近では，摂食嚥下障害の評価や訓練に対応できる訪問歯科診療が増えており，居宅や施設でも嚥下内視鏡検査を実施することが可能である．
- 経口摂取の一連の流れでは，食べ物を歯で咬んですり潰し（咀嚼），舌で食べ物をまとめ（食塊形成），食塊を口腔から咽頭へ送り込む，という動作が行われる．健康な歯が多数残存しよく咬めそうにみえても，舌や口唇などの口腔機能に問題があると，咀嚼や食塊形成が困難となる．また，義歯を装着し咬合状態（咬み合わせ）を改善しても，機能そのものが障害されている場合には回復が難しい．
- 舌の押しつぶし能力も，適切な食形態を設定する上で目安となる．健常成人の舌圧（舌の筋力）は30 kPa以上で，25 kPaを下回ると常食摂取が困難になり始めるとされる[3]．口腔の

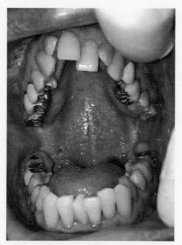

図1　常時開口状態の口腔内
上顎歯列が狭窄しV字形となっている.

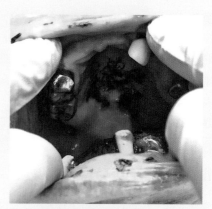

図2　Parkinson病の口腔内
内服した抗Parkinson病薬が上顎に残っている.

状態に合わせて，安全に摂取可能な食事形態に調整する必要がある.
- 口腔がんなどによる口腔組織の欠損や舌機能の低下がみられると，舌が上顎に接触せず，食物の押しつぶしや咽頭への送り込み，構音が困難となる. 歯科で摂食嚥下機能を補助する装置を作製し，摂食嚥下機能を代償的に回復させることができる.
- 歯は，頬や口唇，舌の力により傾斜しやすい. 重度の摂食嚥下障害患者では，常時開口していること，舌機能が低下すること，などが歯列不正のリスクとなる（図1）. 歯の移動予防のために，マウスピース装着が有効な場合がある.

■ 脳血管障害
- 脳血管障害発症後の期間や病巣の大きさにより，患者の意識レベルやADLが異なり，歯科治療の目的や口腔ケア手技も異なる.
- 摂食嚥下障害により経口摂取していない患者は，経口摂取している患者と比べて口腔内が汚染されていることが多く，重度の口腔乾燥を起こしやすい. また，摂食嚥下や会話で舌を動かす機会が減るので，舌の表面に舌苔が多量に付着していることもある.
- 身体の麻痺により，患者自身での口腔清掃が困難になりやすい. また，口腔内に運動障害や感覚障害が生じると，口から食べ物がこぼれたり，麻痺側に食渣が残りやすくなる. 患者や看護師などに口腔ケア方法を指導し，歯科による治療時以外も口腔衛生を維持できるようにする.

■ Parkinson病
- 疾患の進行により上肢の固縮や動作緩慢がみられるようになると，歯ブラシを歯に当て小刻みに動かして汚れを落とすという動作が困難になる. 口腔の運動機能も徐々に低下し，口腔の自浄性が低下するため歯や義歯に食べ物が残りやすい.
- 舌の運動機能の低下が進むと，舌の表面に舌苔や痰が厚く付着したり，口蓋に食べ物が残ることがよくみられる（図2）. 口蓋に舌が接触できないことによる. 病期が進んでいなけれ

ば，摂食嚥下機能を補助する装置を作製することにより食事がしやすくなることがある．

- Parkinson 病では，誤嚥だけでなく消化機能の低下による胃食道逆流によっても痰が増加することがあるため，口腔内が不潔になりやすくなる．

■ 骨吸収抑制薬

- 骨吸収抑制薬（ビスホスホネート製剤，抗 RANKL 抗体など）は，一般的に骨粗鬆症患者で用いることが多いが，がんの骨転移に対し投与されることがある．これらの薬剤は，抜歯時の顎骨への侵襲，重度の歯周病による顎骨の炎症をきっかけに顎骨壊死を引き起こすことがある．
- 骨吸収抑制薬使用前には歯科で口腔内の精査を行う．保存困難歯や今後抜歯が必要となる可能性が高い歯は，あらかじめ抜歯を行う必要がある．

文献
1) Yoshimi K, et al：Effects of Oral Management on Elderly Patients with Pneumonia. J Nutr Health Aging 25：979-984, 2021
2) Mucositis Guidelines Leadership Group of the Multinational Association of Supportive Care in Cancer and International Society of Oral Oncology（MASCC/ISOO）：MASCC/ISOO clinical practice guidelines for the management of mucositis secondary to cancer therapy. Cancer 26：4423-4431, 2020
3) Nakagawa K, et al：Assessment of oral function and proper diet level for frail elderly individuals in nursing homes using chewing training food. J Nutr Health Aging 23：483-489, 2019

（吉見佳那子・百崎　良）

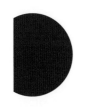

栄養管理の
リハビリテーション医学・医療便覧

① 用語解説

基本用語・概念	
リハビリテーション診療 (rehabilitation practice)	「活動を育む医学」がリハビリテーション医学である．リハビリテーション医療はリハビリテーション医学という科学的な裏づけのもと実践される．リハビリテーション診療はリハビリテーション医療の中核であり，そのなかには活動の現状を把握し，問題点を明らかにした上で活動の予後予測を行うリハビリテーション診断，活動の予後を最良にするリハビリテーション治療，活動を社会的にサポートするリハビリテーション支援の3つのポイントがある．
リハビリテーション診断 (rehabilitation diagnosis) (表1-1 ➡ 5頁)	ヒトの「活動」に着目し，病歴，身体診察，各種の心身機能の評価・検査，ADL・QOLの評価，栄養評価（栄養管理），画像検査，血液・生化学検査，電気生理学的検査，生理学的検査，内視鏡検査，排尿機能検査，病理学的検査などを組み合わせ，活動の現状と問題点を把握し，活動の予後予測を行っていくのがリハビリテーション診断である．
リハビリテーション治療 (rehabilitation treatment) (表1-1 ➡ 5頁)	ヒトの「活動」の予後を最良にするために，理学療法（運動療法，物理療法），作業療法，言語聴覚療法，摂食嚥下療法，義肢装具療法，認知療法・心理療法，電気刺激療法，磁気刺激療法，ブロック療法，薬物療法，生活指導，排尿・排便管理，栄養療法（栄養管理），手術療法などを組み合わせて治療していくのがリハビリテーション治療である．
リハビリテーション支援 (rehabilitation support) (表1-1 ➡ 5頁)	リハビリテーション治療とともに，ヒトの「活動」を環境調整や社会資源の活用によってサポートしていくのがリハビリテーション支援である．家屋（住宅）評価・改修，福祉用具，介護老人保健施設や介護老人福祉施設などの支援施設，経済的支援，就学・就労支援，自動車運転再開支援，パラスポーツ（障がい者スポーツ）の支援，法的支援（介護保険法，障害者総合支援法，身体障害者福祉法など），災害支援などがある．
リハビリテーションマネジメント (rehabilitation management)	リハビリテーション医学・医療は自立を促す手段として最も有用なものである．介護保険など医療保険の範囲外で行われるリハビリテーションアプローチにも，リハビリテーション医学・医療のエッセンスが活かされるべきである．介護分野での医師の管理によるリハビリテーションアプローチはリハビリテーションマネジメントと呼ばれる．
超高齢社会 (super-aged society)	世界保健機関（WHO）や国際連合の定義で，高齢化率（総人口のうち65歳以上の高齢者が占める割合）が21％を超えた社会を指す．日本は2007年に超高齢社会になった．
国際障害分類 (International Classification of Impairments, Disabilities and Handicaps；ICIDH)	1980年に世界保健機関（WHO）が発表した障害レベルの分類．障害を「機能障害 (impairment)」「能力障害 (disability)」「社会的不利 (handicap)」の3つの階層に分類している．2001年には国際生活機能分類 (ICF) が同じくWHOにより採択されている．

健康寿命 (healthy life expectancy)	2000 年に WHO (世界保健機関) が定義した,「健康上の問題で日常生活が制限されることなく生活できる期間」のこと. 平均寿命から日常的・継続的な医療・介護が必要な期間を除いたものが健康寿命になる.
ADL (activities of daily living)	ニューヨーク大学のリハビリテーション科医 George Deaver が理学療法士 Mary Eleanor Brown とともに提起した概念で, 日本リハビリテーション医学会の 1976 年の定義では「ひとりの人間が独立し生活するために行う基本的な, しかも各人ともに共通に毎日繰り返される一連の身体動作群をいう」となっている. つまり ADL は身辺動作 (セルフケア) を指し, 家事動作, 交通機関利用などの応用的動作を生活関連動作 (activities parallel to daily living；APDL) として区別して用いることもある. また排泄, 食事, 移動, 整容, 更衣など生命・生活維持に関連した活動を「基本的 ADL」, 買い物や食事の支度などを「手段的 ADL (instrumental ADL；IADL)」, 両者を合わせ「拡大 ADL」と呼ぶ考えかたもある. また, ADL には禁制やコミュニケーションなど動きを伴う「動作」以外を含めることもある. 日本語として「日常生活動作」や「日常生活活動」という用語が使われる.
不動 (immobility, immobilization)	体が動かない状態を示し, 非活動性萎縮 (disuse atrophy) を含むさまざまな障害につながる. これらの不動による合併症は廃用症候群と呼ばれることがある. 自然と動けなくなる immobility と, なんらかの理由で動かさない immobilization の両者を指す概念であるが, 臨床的にリハビリテーション医療の対象となるのは後者であることが多い.
リーチ動作 (reaching motion)	物体を取るときや触れるときに行われる重要な動作であり, 望む場所に随意的に手を近づけるよう位置づけていく行為. 単に手を伸ばして物を取るという運動だけではなく, 知覚や認知機能, 環境との相互作用も必要となる. リーチ動作が達成されるためには上肢運動の制御だけでなく, 上肢運動を適切に行うために体幹や下肢を含めた姿勢の制御が必要である.
心身機能 (body function)	2001 年に WHO (世界保健機関) が発表した「国際生活機能分類 (ICF)」の構成要素のなかで, 身体の生理的機能 (心理的機能を含む) を指す言葉.
参加 (participation)	2001 年に WHO (世界保健機関) が発表した「国際生活機能分類 (ICF)」の構成要素のなかで, 生活・人生場面へのかかわりを指す言葉. 日本リハビリテーション医学会が提唱している「社会での活動」に相当する.
肢体不自由児 (children with physical disabilities)	生まれつき, または出産時の障害, あるいは幼いときの病気や事故などによって, 上肢, 下肢, 脊椎などの運動器に不自由がある児のことで, 肢体不自由児の療育に尽力した, 東京大学整形外科の高木憲次が作った用語とされる.
療育 (ryoiku, treatment and education)	東京大学整形外科の高木憲次による用語とされる.「療育とは, 現代の科学を総動員して不自由な肢体を出来るだけ克服し, それによって幸にも恢復したら『肢体の復活能力』そのものを出来る丈有効に活用させ, 以て自活の途の立つように育成することである」(療育 第 1 巻第 1 号, 1951) と定義されている.
障害	
麻痺 (paralysis)	神経や筋の障害により身体機能の一部が損なわれる状態. 運動神経が障害される運動麻痺と, 感覚神経が障害される感覚麻痺があり, 障害部位によって中枢神経が障害される中枢性麻痺と末梢神経が障害される末梢性麻痺に分類される.

片麻痺 (hemiplegia) 不全片麻痺 (hemiparesis)	身体の片側上下肢にみられる運動麻痺のこと. 完全には運動機能が失われていない場合に不全片麻痺という. 脊髄損傷などでみられる両下肢の麻痺を対麻痺, 両上下肢の麻痺を四肢麻痺, 上下肢のうち一肢だけが麻痺している状態を単麻痺と呼ぶ. 片麻痺は身体の左右のどちらかに麻痺のある状態である. 脳性麻痺にみられる上肢より下肢に障害が強い四肢の麻痺を両麻痺という.
不随意運動 (involuntary movement)	意図とは無関係に動く異常運動のこと. 不随意運動の種類として振戦, ミオクローヌス, ジストニア, ジスキネジア, 舞踏運動, バリスムス, アテトーゼなどがある.
構音障害 (dysarthria)	言語障害のうち, 発音が正しくできない状態のこと. 口蓋裂や口腔がん術後などによる器質的構音障害, 脳血管障害や神経・筋疾患などによる運動障害性構音障害, 構音獲得の遅れや誤った習慣による機能性構音障害, 聴覚障害に伴う二次的な発音上の障害による聴覚性構音障害に分類される.
内部障害	身体障害者福祉法では, 心臓機能障害, じん臓機能障害, 呼吸器機能障害, ぼうこう又は直腸の機能障害, 小腸機能障害, ヒト免疫不全ウイルスによる免疫機能障害, 肝臓機能障害の7つが内部障害 (内部機能障害) に分類される.
廃用症候群 (disuse syndrome)	「不動」の説明で述べた, 体が動かないことにより生じる, 非活動性萎縮を含むさまざまな障害の総称である. Hirschberg らが教科書 (Rehabilitation — A Manual for the Care of the Disabled and Elderly, JB Lippincott, 1964) のなかで用いた disuse syndrome という言葉を和訳したものとされている. しかし現在, 海外で使用されることはきわめて稀で, また国内では「生活不活発病」という用語を提案する考えもあるなど, 適切な用語としては定まっていない. 法令では使用される用語である.
Volkmann 拘縮	肘から前腕にかけての外傷により前腕筋群に阻血が生じ, その結果, 手関節以遠にみられる拘縮のこと. 小児の上腕骨顆上骨折などに伴うことが多く, 前腕の屈筋群の阻血により手指の屈曲拘縮が生じる. 神経障害を合併することがある.
リハビリテーション診断	
ASIA (American Spinal Injury Association)	米国脊髄障害協会の略で, 1973年に設立された. 同協会がまとめた脊髄損傷の障害評価法は, 脊髄損傷の神経学的および機能的分類のための国際基準となっており, 治療効果や予後に関する詳細な評価が行われる. また, 機能障害の重症度スケールである ASIA 分類は, Frankel 分類を改変したもので, 完全麻痺から正常レベルの A〜E まで5段階で評価される. 完全損傷の A の定義, 不全損傷の C と D の区分 (筋力による) が明確となったことから広く用いられている.
関節可動域テスト (range of motion test ; ROM test)	運動器疾患では特に重要である. 解剖学的基本肢位 (ほぼ直立姿勢) を 0° として, そこからの可動範囲を測定して記載する. 身体の前・後の運動が屈曲・伸展. 内・外の運動が内転・外転. 垂直軸周りの運動を内旋・外旋と呼称する. 各関節の動かせる範囲を知ることができる.
徒手筋力テスト (manual muscle testing ; MMT)	徒手によって主要な筋の出力を判定する検査法で, Daniels らが開発した徒手筋力テスト法が広く用いられている. 0〜5までの6段階で判定する.
筋トーヌス (muscle tonus)	完全に弛緩している筋でも, 筋のもつ弾性や刺激に対する神経・筋の反応などによって不随意的にわずかな緊張が存在する. このような筋の持続的な筋収縮を筋トーヌス (筋緊張) という. 神経支配されている筋に持続的に生じている一定の緊張状態による張力である. 安静時に関節を他動的に動かして筋を伸張する際に生じる抵抗感を指す. 筋トーヌスの異常の代表的なものに痙縮と固縮がある.

二点識別覚 (two point discrimination)	皮膚に二点同時に刺激を与え，二点として知覚できるかどうかを判断していく．複合感覚．触覚，痛覚といった感覚が正常であるにもかかわらず二点識別覚が障害されている場合，視床より中枢の神経障害が疑われる．
巧緻動作 (skilled movement)	物をつまむ，箸を使う，ボタンをかけるなどの複合的な運動機能を必要とする細かな動作．作業療法の対象となる．
VAS (visual analogue scale)	計測したい事象の強度を，100 mm の直線の左端 (0) を「なし」や「該当しない」，右端 (100) を「最大のもの」や「最も該当する」として，現在の状態がどのあたりにあるかを患者・被検者などに示させる評価法．主に疼痛の評価スケールとして使用される．被検者内での再現性が高く経時的な変化の比較には適しているが，被検者間の比較では信頼度が低い．
リハビリテーション治療	
運動学習 (motor learning)	Richard A Schmidt は，運動学習を「熟練パフォーマンスの能力に比較的永続的変化を導く練習や経験に関係した一連の過程」と定義している．一般にはバスケットボールのフリースローの練習なども含むが，リハビリテーション医学・医療では運動療法などによるパフォーマンスの向上に際して用いる用語である．運動学習の理論では，仮想軌道制御仮説，フィードバック誤差学習理論，スキーマ説など多くが提唱されており，統一した見解はない．
関節可動域訓練 (range of motion exercise)	拘縮などによって生じた関節可動域制限に対して，その予防や回復を目的とした訓練．患者自らが行う自動運動，患者自らの運動にリハビリテーション医療チームの専門職などが介助する自動介助運動，専門職などの第三者が行う他動運動，また機器などを用いて行う運動に分けられる．疼痛や拮抗筋の反射性収縮が出現しないようにゆっくりとスムーズに行うことが重要である．筋緊張を和らげ疼痛の閾値を上げるため温熱療法を併用して行うこともある．
筋力増強訓練 (レジスタンストレーニング) (muscle strengthening training)	骨格筋の出力・持久力の維持向上や筋肥大を目的とした運動の総称．目的の骨格筋へ負荷を加えることによって行うものは，レジスタンストレーニング (抵抗運動) とも呼ばれる．負荷の加え方にはさまざまなものがあるが，重力や慣性を利用するもの，ゴムなどによる弾性を利用するもの，油圧や空気圧による抵抗を用いるものが一般的である．
促通 (facilitation)	主に中枢神経障害による運動機能障害に対し，末梢器官への刺激，すなわち感覚入力の操作によって中枢神経系へ影響を及ぼし，機能障害の回復を促進することを目的とした治療手技．促通手技 (ファシリテーションテクニック)，神経生理学的アプローチ，小児領域では神経発達学的治療法と呼ぶこともある．
協調性訓練 (coordination training)	脳血管障害，頭部外傷 (外傷性脳損傷)，脳性麻痺などの中枢性神経障害の患者に対して行われ，個々の筋に対する随意的なコントロールおよび多数の筋による円滑な運動を行えるようにする訓練の総称．正常な運動パターンの促通や，異常な運動パターンの抑制を行う．
補装具 (supportive device)	「障害者などの身体機能を補完または代替し，かつ，その身体への適合を図るように作製されたもの」と定義される．障害者などの身体に装着される．日常生活において，あるいは就労もしくは就学のために長期間にわたり継続して使用される．
回復期リハビリテーション病棟 (convalescent rehabilitation ward)	脳血管障害，大腿骨近位部骨折などの患者に対して，ADL の向上による在宅復帰を目的とした集中的なリハビリテーション診療を行うための病棟・構造・設備，医師およびリハビリテーション専門職の配置，リハビリテーション治療実績などの施設基準がある．回復期リハビリテーション病棟入院料が設定されている．

地域包括ケア病棟 (integrated community care ward)	急性期医療を経過した患者および在宅において療養を行っている患者などの受け入れ，ならびに患者の在宅復帰支援などを行う機能がある．地域包括ケアシステムを支える役割を担う病棟である．施設基準があり，地域包括ケア病棟入院料が設定されている．
開放的運動連鎖 (open kinetic chain；OKC)	四肢の末端が固定されていない状態で行う運動のこと．座位で足底を床につけない状態で行う膝の屈伸などはこれにあたる．
閉鎖的運動連鎖 (closed kinetic chain；CKC)	四肢の末端が固定された状態で行う運動のこと．スクワットにおける股関節や膝関節の運動などがこれにあたる．
RICE 療法	スポーツ外傷などの初期治療の原則で，特に受傷直後にスポーツの現場で行われる．RICE とは，「Rest（安静）」，「Icing（冷却）」，「Compression（圧迫）」，「Elevation（挙上）」の頭文字をつなげたものである．
外的キュー (external cue)	Parkinson 病のすくみ足は，視覚マーカーや聴覚刺激などの外的な刺激によって回復する．この外的刺激を外的キュー（または外的キューイング）と呼ぶ．
<div align="center">リハビリテーション支援（制度・法律・施設ほか）</div>	
介護保険 (long-term care insurance)	市町村が保険者となり，国・都道府県・医療保険者・年金保険者が重層的に支え合って，福祉サービスと一部の医療サービスを提供する制度．従来の福祉措置とは異なり，国民が助け合いの考えに立って保険料を負担し，介護が必要となった高齢者へ介護サービスを提供するという特徴がある．
介護保険法 (long-term care insurance act)	高齢者の増加に伴い，従前の高齢者福祉・医療制度による対応には限界があったため，高齢者の介護を社会全体で支え合うために 2000 年に施行された制度を規定する法律．
要介護認定 (care need certification)	介護サービスの必要度を判断するもの．主治医意見書と認定調査員が行う 74 項目の評価結果をもとにコンピュータで一次判定を行い，それを原案として保健・医療・福祉の学識経験者が二次判定を行う．該当なし，もしくは 7 段階の要介護度（要支援 1・2，要介護 1〜5）に分類される．
居宅サービス事業所 (in-home service business provider)	居宅にいる利用者にサービスを提供する事業所．都道府県知事の指定を受けた「指定居宅サービス事業所」は，介護保険法上の居宅サービス（訪問介護，訪問入浴介護，訪問看護，訪問リハビリテーション，居宅療養管理指導，通所介護，通所リハビリテーション，短期入所生活介護，短期入所療養介護，特定施設入居者生活介護，福祉用具貸与および特定福祉用具販売の 12 のサービス）を提供できる．なお「居宅」とは，自宅のほか，有料老人ホームなどの施設も含む法律用語で，「在宅」とは区別される．
ケアプラン (plan of care service)	居宅サービス計画，施設サービス計画，介護予防サービス計画の総称．
ケアマネジャー (care manager)	介護支援専門員．要介護者や要支援者からの相談に応じるとともに，要介護者や要支援者が心身の状況に応じた適切なサービスを受けられるよう，ケアプラン（介護サービスなどの提供についての計画）の作成や市町村・サービス事業者・施設などとの連絡調整を行う者であって，要介護者や要支援者が自立した日常生活を営むのに必要な援助に関する専門的知識・技術を有し，介護支援専門員証の交付を受けた者．
介護療養型医療施設 (sanatorium medical facility for the elderly requiring long-term care)	介護報酬でまかなわれる療養病床を有する病院，診療所および老人性認知症疾患療養病棟．療養病床は，2018 年度から医療保険に一本化される予定であったが，6 年延長された．病状が安定期にあり，療養上の管理・看護・介護・機能訓練が必要な要介護者に対し，療養上の管理，看護，医学的管理の下における介護その他の世話，および機能訓練その他の必要な医療を行う．

介護医療院 (integrated facility for medical and long-term care)	要介護者に対し，「長期療養のための医療」と「日常生活上の世話（介護）」を一体的に提供する（介護保険法上の介護保険施設であるが，医療法上は医療提供施設として法的に位置づける）．地方公共団体，医療法人，社会福祉法人といった非営利法人などが開設主体となる．
介護老人保健施設 (老健) (long-term care health facility)	病院と自宅の中間的施設として位置づけられる公共型施設．病状安定期にあり，看護・介護・機能訓練を必要とする要介護者に対し，看護，医学的管理の下に介護および機能訓練，その他の必要な医療，ならびに日常生活上の世話を行う．
介護老人福祉施設 (特別養護老人ホーム，特養) (welfare facility for the elderly)	身体上または精神上著しい障害があるために常時の介護を必要とし，かつ，居宅においてこれを受けることが困難な要介護者に対し，入浴，排泄，食事などの介護その他の日常生活上の世話，機能訓練，健康管理および療養上の世話を行うことを目的とする施設．特別養護老人ホーム（特養）とも呼ぶ．
サービス付き高齢者向け住宅 (senior residence offering services)	高齢者単身・夫婦世帯が居住できる賃貸などによる住まい．バリアフリーなどの高齢者にふさわしい規模・設備と見守りサービスが基準を満たしている必要がある．見守り以外に食事の提供や介護などの生活支援を行う施設もある．ケアの専門家（看護師や介護福祉士など）が少なくとも日中建物に常駐している．
有料老人ホーム (fee-based home for the elderly)	高齢者を入居させ，食事の提供，入浴・排泄・食事などに対する介護の提供，洗濯・掃除などの家事の供与，健康管理を行う施設．月額利用料に加え入居一時金が必要となる施設もある．自立している高齢者のみを対象としている施設もある．設置の際に届出・都道府県知事の指定が必要である．
グループホーム (group home)	認知症の高齢者が専門スタッフの援助を受けながら共同生活を送る小規模の介護施設．
小規模多機能型居宅介護 (multifunctional long-term care in small group home)	自宅生活をする要介護者を対象に，施設への通いを中心として，利用者の自宅への訪問や短期間の宿泊を組み合わせて提供する地域密着型のサービス．障害が中～重度となっても在宅での生活が継続できるように支援する．
軽費老人ホーム (low-cost home for the elderly)	家庭環境，住宅事情などの理由により居宅において生活することが困難な高齢者が無料または低額な料金で入所でき，食事の提供や日常生活上必要な便宜を受ける施設．A型，B型，C型に分けられ，C型をケアハウスと呼ぶ．
ショートステイ (短期入所, short-term admission for daily life long-term care)	短期入所生活介護のこと．介護老人福祉施設などに，常に介護が必要な利用者が短期間入所できる．入浴や食事などの日常生活の支援や機能訓練を提供する．利用者が可能な限り自宅で生活できるように，利用者の状態が悪いときの療養や介護者の負担軽減などを目的に使われる．
レスパイトケア (respite care)	乳幼児や障害児・者，高齢者などを在宅でケアしている家族に代わり，一時的にケアを代替する家族支援サービス．施設への短期入所（ショートステイ）や自宅への介護人派遣などがある．家族が介護から解放される時間をつくり，心身疲労や共倒れなどを防止することが目的である．
デイケア (day care)	通所リハビリテーションのこと．居宅要介護者について，介護老人保健施設，病院，診療所，その他の施設で，心身の機能の維持回復を図り，日常生活の自立を助けるために行われる理学療法，作業療法，その他の必要なリハビリテーション治療を指す．
デイサービス (day service)	通所介護のこと．居宅要介護者について，老人デイサービスセンターなどの施設で入浴，排泄，食事などの介護，その他の日常生活上の世話や機能訓練を行うことを指す．

認知症施策推進総合戦略（新オレンジプラン）〔comprehensive strategy to accelerate dementia measures (new orange plan)〕	認知症の人の意思が尊重され，できる限り住み慣れた地域のよい環境で自分らしく暮らし続けることができる社会の実現を目指して厚生労働省が2015年に策定した．
地域包括ケアシステム（community-based integrated care system）	重度な要介護状態となっても住み慣れた地域で自分らしい暮らしを人生の最後まで続けることができるよう，医療・介護・予防・住まい・生活支援が包括的に確保される体制．おおむね30分以内に必要なサービスが提供される日常生活圏域を単位として想定している．
障害者総合支援法（general support for persons with disabilities act）	障害者自立支援法を引き継ぎ，2013年に施行された，「障害者の日常生活及び社会生活を総合的に支援する法律」のこと．障害者の地域社会における共生の実現に向けて，障害福祉サービスの充実など障害者の日常生活および社会生活を総合的に支援することを目的としている．対象者に難病患者が含まれ，支援の度合いを示す「障害支援区分」が用いられている．
身体障害者福祉法（act on welfare of physically disabled persons）	身体障害者の自立と社会経済活動への参加を促進するため，身体障害者を援助，保護し，身体障害者の福祉の増進を図ることを目的とし，1949年に施行された法律．身体障害者の等級などが定められている．
障害者虐待防止法（act on the prevention of abuse of persons with disabilities）	2012年に施行され，障害者に対する虐待の禁止，国などの責務，虐待を受けた障害者に対する保護および自立の支援のための措置，養護者に対する支援のための措置などを定める法律．「障害者虐待を受けた」と思われる障害者を発見した者に速やかな通報を義務づけている．
障害者施設等一般病棟（general ward for persons with disability）	児童福祉法に規定する医療型障害児入所施設およびこれらに準じる施設にかかわる一般病棟，ならびに，それと別に厚生労働大臣が定める重度の障害者，筋ジストロフィー患者または難病患者などを主として入院させる病棟に関する施設基準に適合しているものとして保険医療機関が届け出た一般病棟．略して障害者病棟と呼ぶこともある．
身体障害者更生相談所（recovery consultation office for persons with physical disabilities）	医師・身体障害者福祉司・心理判定員・職能判定員などの専門職員が配置され，身体障害者の障害の内容を専門的な立場から判断して，身体障害者手帳の交付，診査・更生相談（医療保健施設への紹介，公共職業安定所への紹介など），更生医療の各種相談判定にあたる施設．各都道府県に最低1か所設置されている．
障害年金（disability pension）	病気や外傷によって一定程度以上の障害が残り，生活や仕事などが制限されるようになった場合に受け取ることができる年金．国民年金に加入していた場合は「障害基礎年金」，厚生年金に加入していた場合は「障害厚生年金」が請求できる．
特別児童扶養手当（special child-rearing allowance）	精神または身体に障害を有する児童（20歳未満）の福祉の増進を図ることを目的とし，児童を家庭で監護，養育している父母などに支給される手当．
特別障害者手当（special disability welfare allowance）	精神または身体に著しく重度の障害を有し，日常生活において常時特別の介護を必要とする特別障害者に支給され，福祉の増進を図ることを目的としている．
高額療養費制度（high-cost medical expense benefit）	1か月の医療費の自己負担額が一定の額を超えた場合，本人の請求に基づいて超えた分の払い戻しを受けることができる制度．自己負担額は収入によって規定されている．
傷病手当金（disability allowance）	療養のために仕事を4日以上休んで給与の支払いがない場合，標準報酬の6割が1年6か月の範囲で支給される制度．
成年後見制度（adult guardianship system）	認知症，知的障害，精神障害などにより判断能力が不十分な者について，本人の権利を守る援助者を選ぶ制度．本人以外に家族，親族，検察官，市町村長などが申し立てをでき，家庭裁判所が決定する．

難病法 (law for the patients with intractable disease)	正式名称を「難病の患者に対する医療等に関する法律」といい，2015年に施行された，難病の患者に対する医療費助成などに関する法律．
生活保護 (government allowance for low-income family)	生活に困窮するものに対し，その困窮の程度に応じて必要な保護を行い，健康で文化的な最低限度の生活を保障するとともに，自立を助長することを目的とする制度．

❷ リハビリテーション診療における評価法・検査法

脳血管障害，頭部外傷（外傷性脳損傷）	
JCS (Japan coma scale, ジャパンコーマスケール)	わが国で使われている意識障害の分類で，覚醒度で3段階，その内容でさらに3段階に分けられている．
GCS (Glasgow coma scale, グラスゴーコーマスケール)	意識障害の評価法で，開眼の状態 (E)，言語による応答 (V)，運動による応答 (M) の3項目からなる．
NIHSS (National Institutes of Health stroke scale)	脳血管障害の重症度を定量的に評価する簡便なスケールであり，国際的に普及している．点数が高いほど重症である．意識，注視，視野，顔面麻痺，上肢運動，下肢運動，失調，感覚，言語，構音障害，消去/無視の11項目それぞれを0点から2〜4点で評価する．ベッドサイドでの評価が十分に可能である．各項目の合計点は42点で，症状がなければ0点となる．
JSS (Japan stroke scale, 脳卒中重症度スケール)	日本脳卒中学会が考案した脳血管障害の重症度の評価法である．意識，言語，無視，視野欠損または半盲，眼球運動障害，瞳孔異常，顔面麻痺，足底反射，感覚系，運動系（手，上肢，下肢）の12項目から構成される．各評価項目に重みづけがされているため，最終的に得られる重症度スコアが比例尺度となる．
SIAS (stroke impairment assessment scale)	脳血管障害による多面的な機能障害を総合的に判定する評価法である．各項目が単一のテストによってのみ評価される．非麻痺側の運動機能の評価を一部含むことが特徴的である．打腱器，握力計，メジャーさえあれば，いかなる状況でも短時間で評価が可能である．合計点の満点（最重症）は76点で，症状がなければ0点となる．
Hunt & Kosnik の重症度分類	くも膜下出血患者の重症度分類で，Grade 0 (未破裂動脈瘤) から Grade V (深昏睡状態で除脳硬直を示し，瀕死の様相を示す) の6段階評価である．原則として Grade Ⅰ〜Ⅲ では早期に再出血予防処置を行い，Grade V においては再出血予防処置の適応はない．
Brunnstrom stage	脳血管障害後の片麻痺の評価法として広く利用されている．片麻痺が「随意運動なし→連合反応→共同運動→分離運動→協調運動」のような回復段階をたどるという仮定を基にしているが，順序通りに回復するとは限らない．
ARAT (action research arm test)	脳血管障害後の上肢機能の評価法として広く使用されている．道具を用いた機能評価法で，4つのサブテスト (grasp, grip, pinch, gross movement) と，計19の項目で構成されている．それぞれの動作に対する完遂とその時間に基づいて採点し，評価時間が短縮できる工夫もされている．
Fugl-Meyer 脳卒中後感覚運動機能回復度評価法 (Fugl-Meyer assessment of sensorimotor recovery after stroke)	脳血管障害の急性期から慢性期までを対象とする機能に関する定量的評価法で，運動機能が100点満点，その他を含めて226点を満点とする．運動麻痺の回復度，バランス，感覚，関節可動域および疼痛を定量的に評価する．

改訂 Ashworth スケール (modified Ashworth scale)	最も広く用いられている痙縮の評価法である．0〜4 に 1＋を加えた 6 段階で，徒手的に評価する．
MMSE (mini mental state examination, ミニメンタルステートテスト)	脳機能の全般的評価法で，見当識，記銘，注意と計算，再生，言語の要素を含む 11 項目で構成されている．23/30 点以下であれば認知機能低下があるものと判定される．
HDS-R (Hasegawa dementia scale-revised, 改訂長谷川式簡易知能評価スケール)	簡易な認知機能の評価法で，運動性検査を含まない．30 点満点で，20 点以下が認知機能の低下が疑われる．
WAIS-Ⅲ (Wechsler adult intelligence scale-third edition, ウェクスラー成人知能検査)	全般的知能を測る評価法であり，WAIS-Ⅲ は 16 歳 0 か月〜89 歳 11 か月までが適応される．言語性の 7 検査，動作性の 7 検査からなり，言語性 IQ (VIQ)，動作性 IQ (PIQ)，全検査 IQ (FIQ) を求めることができる．
FAB (frontal assessment battery)	前頭前野機能を総合的に簡便にみる検査法である．概念化課題，知的柔軟性課題，行動プログラム (運動系列) 課題，行動プログラム (葛藤指示) 課題，行動プログラム (Go/No-Go) 課題，把握行動の 6 つの下位項目で構成されている．満点は 18 点．所要時間は約 10 分．
三宅式記銘力検査	言語性記憶の簡便な検査法である．対になった言葉の組み合わせ (対語) を 10 対記憶させて，それをどれくらい再生できるかで評価する．まずは有関係対語について，次いで無関係対語について評価する．
Rey の複雑図形再生課題 (Rey complex figure test)	視覚性記憶の検査法であるが，構成能力や注意力も結果に反映される．はじめに複雑な図形を模写させて，その後に見本を伏せた状態でそれを一定時間後に再生 (遅延再生) させる．
Wechsler 記憶検査改訂版 (Wechsler memory scale- revised；WMS-R)	国際的に最もよく用いられている総合的な記憶検査法である．短期記憶と長期記憶，言語性記憶と非言語性記憶，即時記憶と遅延記憶など，記憶力をさまざまな側面から評価する．13 の下位項目から構成されている．
Rivermead 行動記憶検査 (Rivermead behavioral memory test)	日常生活に類似の状況を作り出し，実際に記憶を使う場面 (姓名・持ち物・約束・絵・物語・顔写真の記憶など) を想定して行う記憶検査法である．
PASAT (paced auditory serial addition test)	注意機能の検査法である．1〜9 の 1 桁の数字を音声で連続して提示し，前後の数字の和を順次口頭で患者に回答させる．実際には，情報処理能力と記憶能力の両者が反映される．
TMT (trail making test)	注意障害のスクリーニングテストである．ランダムに配置された数字もしくはかな文字を順番に線で結んでいくように被検者に指示し，完遂するまでの所要時間を計測する．
標準注意検査法 (clinical assessment for attention；CAT)	日本高次脳機能障害学会が開発した，注意障害の標準的な検査法である．Span，抹消・検出検査，symbol digit modalities test，記憶更新検査，PASAT，上中下検査，continuous performance test の 7 つの課題から構成される．
標準失語症検査 (standard language test of aphasia；SLTA)	わが国で開発された総合的な失語症の検査法であり，失語症の有無，重症度，タイプを診断することができる．言語の「話す」「聴く」「読む」「書く」「計算」の 5 つの側面を 26 の下位項目で評価する．各項目の成績は原則的に 6 段階で評価される．評価結果は検査プロフィールとして表される．
WAB 失語症検査日本語版 (Western aphasia battery)	失語症の鑑別診断のための検査法である．自発語，話し言葉の理解，復唱，呼称，読字，書字，行為，構成・視空間行為・計算の 8 領域のそれぞれを評価する．言語性検査のみならず非言語性検査も含まれていることが特徴である．
行動性無視検査 (behavioral inattention test；BIT)	半側空間無視に対する体系的かつ標準的な検査法である．線分抹消，文字抹消，模写，線分二等分，描画などからなる通常検査と，日常生活を想定した課題からなる行動検査によって構成される．

SRQ-D (self-rating questionnaire for depression)	軽症うつ病発見のために行う簡易な検査法である．表にある 18 項目の該当欄に○印を記入する．計算は「いいえ」が 0 点，「ときどき」が 1 点，「しばしば」が 2 点，「つねに」が 3 点とする．ただし，質問 2, 4, 6, 8, 10, 12 に関しては加点しない．10 点以下：ほとんど問題なし，10〜15 点：境界，16 点以上：軽症うつ病と判定され，簡便に抑うつ的な精神状況となっているのか判断できる．
運動器疾患，脊髄損傷	
TUG (timed up and go test)	簡便に施行できる高齢者の移動能力評価テストで，椅子から立ち上がり，「無理のない」ペースで 3 m 先で方向転換し，椅子に戻って腰掛ける時間を計測する．20 秒以内であれば屋外外出可能レベル，30 秒以上かかる場合は要介助レベルとされる．
ODI (Oswestry disability index, 日本語版 ODI)	腰痛による日常生活の障害について患者自身が 10 項目の日常生活を 0（支障なし）〜5（支障あり）の 6 段階で評価する．
RMDQ (Roland and Morris disability questionnaire)	腰痛によって生じる ADL 制限について 24 項目を，はい（1 点），いいえ（0 点）で回答する．0〜13 点を軽度，14〜24 点を重度とする．
Harris hip score	変形性股関節症の手術前後の股関節機能評価法の 1 つで，疼痛 44 点，機能 47 点，変形 4 点，可動域 5 点からなる．
JKOM (Japanese knee osteoarthritis measure)	変形性膝関節症患者用の QOL 評価法で，疼痛とこわばり，日常生活機能，全般的活動，健康状態の計 25 項目に自記式で回答し，100 点が満点となる．
日本骨代謝学会骨粗鬆症患者 QOL 評価質問表（JOQOL）(2000 年版)	質問紙による骨粗鬆症患者の QOL 評価法である．疼痛（5 問），ADL（16 問），娯楽・社会的活動（5 問），総合的健康度（3 問），姿勢・体型（4 問），転倒・心理的要素（5 問），総括（1 問）の全 7 領域，合計 39 問からなる．
WOMAC (Western Ontario and McMaster Universities osteoarthritis index)	変形性膝・股関節症患者用の QOL 評価法で，疼痛項目（5 項目），機能項目（17 項目）からなり，総点は，疼痛点数：〔1−（右または左の加算点数−5)/20〕×100 と機能点数：〔1−（加算点数−17)/68〕×100 を合計する．
米国膝学会膝評価表（The Knee Society score）	人工膝関節全置換術の術後評価法である．客観的状態，満足度，期待度，活動性の 4 つの評価項目からなり，合計点は 0〜100 点となる．
FES (finger escape sign)	Myelopathy hand を Grade 0〜4 の 5 段階で評価する．Grade 1（指を伸展して内転すると小指が離れていく），Grade 2（手指を伸展した状態で内転することができない），Grade 3（環指の内転も困難），Grade 4（母指・示指以外の指は伸展できない）である．
最大反復回数（repetition maximum；RM）	最大筋力の簡便な評価法である．ある負荷運動の最大反復回数（repetition maximum；RM）から最大筋力を推定する．「○ RM」とは，「○回反復可能な最大の負荷」を意味する．
機能的上肢到達検査（functional reach test；FRT）	立位で肩関節 90°屈曲，肘・手・指関節を伸展した状態の上肢を，前方に最大限伸ばす．開始肢位での上肢先端の点と最大に伸ばした際の到達点の水平距離を cm 単位で測定する．バランス能力の検査法である．
Berg バランススケール（Berg balance scale；BBS）	機能的バランス能力の評価法である．座位，立位での静的姿勢保持や動的バランスなど，臨床的によく用いられる動作を評価項目とする．合計点は 0〜56 点である．
10 m 歩行テスト（ten-meter walk test）	通常の速度および最大の速度で 10 m を直線的に歩き，それに要する時間（10 m 歩行時間）とその際の速度（10 m 歩行速度）を測定・算出する．通常は測定を行う 10 m の前後に 3 m ずつの助走路を設定する．健常高齢者であれば，10 m 最大歩行速度は 1.0 m/秒以上となる．
簡易上肢機能検査（simple test for evaluating hand function；STEF）	わが国で行われている上肢機能検査法で，各 10 点満点の 10 種類のサブテストからなる．年齢階級別に得点と年齢ごとの正常域を比較する．

spinal cord independence measure (SCIM)	脊髄損傷者のための ADL 評価法である．呼吸，ベッド上姿勢変換，褥瘡予防動作，屋外の移動，車いすへの移乗などの全部で 17 の運動項目からなり，合計スコアは 0〜100 点である．
国際禁制学会分類，下部尿路機能分類〔International Continence Society (ICS), lower urinary tract function〕	排尿障害の病態を膀胱機能と尿道機能に分けて，それぞれ蓄尿期，排尿期で尿流動態検査所見に基づき分類したものである．
神経・筋疾患	
UPDRS (unified Parkinson's disease rating scale)	Parkinson 病の重症度の評価法である．精神機能（認知機能障害，うつ病など），ADL，運動能力（歩行，振戦，固縮，無動，姿勢反射障害など），治療の合併症（ジスキネジア，日内変動など）の 4 領域について評価する．点数が高いほど症状が重篤となる．
ICARS (international cooperative ataxia rating scale)	小脳性運動失調についての半定量的な評価法．姿勢および歩行障害 7 項目，四肢の協調運動 7 項目，構音障害 2 項目，眼球運動障害 3 項目の計 19 項目から構成される．点数が高いほど失調症状が強い．
SARA (scale for the assessment and rating of ataxia)	ICARS よりも簡便な小脳性運動失調の評価法である．歩行，立位，座位，言語，指追い試験，鼻-指試験，手の回内外運動，踵-脛試験の 8 項目で評価される．
Hughes の重症度分類 (Hughes disability scale)	Guillain-Barré 症候群の機能障害の評価法である．治療効果の判定などに用いられる．Grade 0（正常）から Grade 6（死亡）の 7 段階で評価される．
小児疾患	
Sharrard 分類による下肢麻痺と歩行能力	二分脊椎児の脊髄障害重症度について，障害部位を 6 つ，麻痺レベルを 8 つのカテゴリーに分類する．
GMFCS (gross motor function classification system)	粗大運動能力による脳性麻痺の分類．生後 18 か月〜12 歳の小児に用いられ，実際の自発運動を評価する．
子どもの能力低下評価法 (pediatric evaluation of disability inventory；PEDI)	幼児・小児の社会生活能力の変化を観察する評価法であり，生後 6 か月〜7 歳 6 か月児の社会生活能力に関してセルフケア，移動，社会的機能を点数化する．
関節リウマチ	
上肢障害評価表 (the disabilities of the arm, shoulder and hand outcome questionnaire；DASH)	日常生活における上肢全体の能力低下の自己質問紙評価法．関節リウマチ，手外科，頚椎疾患など上肢障害を有する多くの疾患で用いられる．
DAS-28 (disease activity score-28)	肩，肘，膝，手，指関節など全身 28 関節の圧痛関節数と腫脹関節数，CRP (mg/dL) もしくは ESR (mm/時) および患者による評価（VAS など）から算出される関節リウマチの疾患活動性を示す指標．使用される血液検査により DAS-28-CRP と DAS-28-ESR ある．
CDAI (clinical disease activity index)/SDAI (simplified disease activity index)	関節リウマチの疾患活動性を示す指標． CDAI ＝圧痛関節数＋腫脹関節数＋患者による全般評価（VAS）＋医師による全般評価（VAS） SDAI ＝ CDAI ＋ CRP (mg/dL)
関節リウマチの 3 つの寛解	①臨床的寛解：炎症（関節の痛み，腫れ）と自覚症状がなくなった状態．DAS-28 や CDAI/SDAI で判定する，②構造的寛解：単純 X 線で関節破壊の進行が止まっている状態，③機能的寛解：J-HAQ (health assessment questionnaire 日本語版)-DI が 0.5 以下で ADL に支障がない状態．

循環器疾患，呼吸器疾患	
6分間歩行テスト (six-minute walk test)	簡便な持久力評価法であり，6分間の最大歩行距離を測定する．男性は60歳台後半で平均623m，70歳台で573m，女性は60歳台後半で573m，70歳台で527mと報告されている．
修正Borg指数	患者自身が呼吸困難を判定する自覚的運動強度評価法である．特徴はポイント4がポイント2の2倍，ポイント8はポイント4の2倍といった強度評価が可能な点にある．また，電話や口頭での調査も可能なので，VASよりも記録しやすいという利点がある．あてはまる6〜20のポイントに10をかけると，そのときの心拍数に相当している．そのため，6分間歩行テストなどの運動負荷試験や運動療法における呼吸困難の評価にも有用とされている．
Hugh-Jones分類 (Hugh-Jones exercise test/grade)	運動時における呼吸困難の指標であり，Ⅰ（同年齢の健常者とほとんど同様），Ⅱ（坂道の上り，階段の昇降は健常者並みにはできない），Ⅲ（健常者並みには歩けないが，自分のペースでなら1.6km以上歩ける），Ⅳ（休みながらでなければ50m以上歩けない），Ⅴ（会話，衣類の着脱にも息切れを感じ，外出できない）に分類する．
NYHA心機能分類 (New York Heart Association classification)	心不全患者の自覚症状に基づき，Ⅰ度（日常生活で疲れ，動悸，呼吸困難や狭心症症状は生じない），Ⅱ度（身体活動は軽度に制限されるが，安静では無症状），Ⅲ度（身体活動は高度に制限されるが，安静では無症状），Ⅳ度（安静でも疲れ，少しの身体活動で症状増悪）に分類される．
Fontaine分類 (Fontaine classification)	閉塞性動脈硬化症 (arteriosclerosis obliterans；ASO) によって生じる下肢症状をⅠ度：無症状（下肢の冷感，色調変化）から，Ⅳ度：下肢の皮膚潰瘍・壊疽に分類する．
足関節上腕血圧比 (ankle brachial pressure index；ABI)	足関節部の収縮期血圧 (ankle) と上腕部の収縮期血圧 (brachial) の比で，正常は0.9〜1.3となる．
METs (metabolic equivalents)	運動強度の単位で，運動時の酸素需要量が安静時の酸素摂取量の何倍に相当するかを表す．
腎疾患	
糸球体濾過量 (glomerular filtration rate；GFR)	GFRは糸球体から老廃物を尿へ排泄する能力を示しており，数値が小さいほど，腎の排泄機能が低下していることを表す．GFRを調べるには24時間内因性クレアチニン・クリアランスによる方法，血清クレアチニン値を用いた計算式によって求める推算糸球体濾過量 (eGFR)，新たなGFRマーカーであるシスタチンCから求める方法などがある．クレアチニン・クリアランスは，腎臓が1分間に血液からどれだけの量のクレアチニンを排除しているかを調べる方法であり，eGFRよりも精度が高い検査として用いられていたが，腎前性，腎後性因子によっても低下し，またネフローゼ症候群では高値を示すことがあり，年齢，筋量，運動などの影響を受けるので注意が必要である．
CGA分類	慢性に経過する腎疾患である慢性腎臓病 (chronic kidney disease；CKD) の重症度を原疾患 (Cause：C)，腎機能 (GFR：G)，蛋白尿（アルブミン尿：A）によって分類するもの．糖尿病においては，尿アルブミン量とGFR，その他の疾患では尿蛋白尿とGFRを用いる．
摂食嚥下障害	
EAT-10 (eating assessment tool-10)	摂食嚥下障害のスクリーニング質問票である．10項目の質問で構成されており，それぞれが5段階（0点：問題なし〜4点：ひどく問題）で回答される．合計点が3点以上の場合に，異常があると判定される．
FOIS (functional oral intake scale)	食事の"摂取の状況"を7段階で評価する．経管栄養から経口摂取までを一元化した評価法であり，実際の"食事摂取の状況"に基づいている．嚥下内視鏡検査 (VE) や嚥下造影検査 (VF) の所見は必要としない．

反復唾液嚥下テスト (repetitive saliva swallowing test；RSST)	臨床上，広く用いられている摂食嚥下機能の評価法．道具や食物を用いないため，安全にかつ簡便に施行可能である．実際には，自分の"つば"を繰り返し飲み込むように指示する（空嚥下を繰り返させる）．そして「30秒間で何回飲み込むことができたか」を数える．30秒以内に正常な嚥下が3回できれば，「正常」と判定する．
改訂水飲みテスト (modified water swallowing test；MWST)	少量の冷水の嚥下を観察する，摂食嚥下機能の評価法．嚥下反射とむせの有無，呼吸状態などを観察して，5段階で評価する．実際には，冷水3 mLを口腔前庭に注いでから，それを嚥下するように指示する．
食物テスト (food test；FT)	ティースプーン1杯程度（4 g）のプリン状の食物の摂食嚥下の状態を1〜5の5段階で評価する．
がん	
ECOG performance status	ECOG (Eastern Cooperative Oncology Group) が決めたがん患者のADLの評価法．
EORTC QLQ-C30 (European Organization for Research and Treatment of Cancer QLQ-C30)	がん患者のQOLの自記式評価法で，総合的QOL，5つの機能スケール，9つの症状スケールからなる．
栄養管理	
NST 栄養サポートチーム (nutrition support team；NST)	医師，看護師，歯科医師，歯科衛生士，管理栄養士，薬剤師，理学療法士，作業療法士，言語聴覚士など，多職種が協力して，安全かつ有効な栄養管理を行うための医療チームである．質の高いNST活動を行うためには，NSTのメンバーがそれぞれの職種の専門性に応じて，栄養管理に関する高度の知識や技術を習得しておく必要がある．
GLIM (global leadership initiative on malnutrition) 基準	2018年に公開された世界初の低栄養診断国際基準である．低栄養スクリーニングによるリスク判定と，現症 (phenotypic criteria)，病因 (etiologic criteria) の評価により低栄養を判定する．低栄養のスクリーニングには，妥当性の確認された評価法を用いる．現症の評価には体重減少，体組成分析を用いた筋肉量の減少の項目がある．病因の評価には栄養の摂取量と疾患の種類の項目がある．低栄養は現症で1つ以上，病因で1つ以上の項目があれば診断される．
主観的包括的評価 (Subjective Global Assessment；SGA)	5項目からなる病歴と4項目からなる身体所見により，栄養状態を評価する．栄養状態良好，中等度の栄養障害，高度の栄養障害の3段階に分ける．栄養サポートチームなどにおいて臨床的に広く使用されてきた評価法である．
簡易栄養状態評価表短縮版 (mini nutritional assessment-short form；MNA®-SF)	栄養状態の簡易な評価法である．食事量減少と体重減少の程度，歩行能力，急性疾患であるか否か，精神的・神経的問題の有無，BMI（もしくはふくらはぎの周囲長）に基づいて評価される．12点以上であれば低栄養はないものと判定される（満点は14点）．
MUST (Malnutrition Universal Screening Tool)	英国静脈経腸栄養学会が提唱している栄養スクリーニングであり，対象は成人である．Step 1〜3の3項目をスコアリング化して加点するだけの簡便な手法である．Step 1のBMIとStep 2の体重減少率は他の評価でも採用されている項目である．Step 3の栄養摂取障害の原因となる5日以上の急性疾患の存在という項目は，他の評価法にはない特徴的なものである．
NRS2002 (Nutritional Risk Screening 2002)	ESPENによって提唱された，MUSTに含まれるBMI・体重減少率・食事摂取状況に疾患の重症度を加えた評価法である．入院患者の栄養スクリーニングに適した評価法である．大腿骨近位部骨折後の予後を反映するとの報告がある．
MST (Malnutrition Screening Tool)	体重減少と食事摂取量とに関する項目からなる栄養スクリーニングにおける評価法である．高齢者の予後予測に有用であることが報告されている．

CONUT (controlling nutritional status)	血清アルブミン値，総リンパ球数，総コレステロール値から算出される栄養状態の評価法．特に身体計測を行うことなく，採血結果のみから算出可能である．
GNRI (geriatric nutritional risk index)	高齢者を対象とした，栄養状態の評価法．血清アルブミン値，現体重，理想体重（身長から決定される）の3つの項目で算出される値であり，98点以下の場合に低栄養リスクがあるものと判定される．
PNI (Prognostic Nutritional Index)	小野寺らが消化器がんの術後合併症を予測する栄養状態の評価法として考案した．アルブミン，総コレステロール値のみで簡便に算出できる．がんの周術期などに活用できる．
二重エネルギーX線吸収測定法〔dual energy X-ray absorptiometry；DEXA（DXA）〕	体組成分析の方法の1つである．エネルギーレベルの異なる2種類のX線を照射し，X線が体内を通過する際の減衰率から体成分を骨と軟部組織に分けて定量する．また，軟部組織における脂肪量と除脂肪量の割合も，2種類のエネルギーレベルにおける両組織の2種類のX線の質量減衰係数の比から求めることができる．全身DEXA（DXA）では部位別の体組成分析が可能である．
生体電気インピーダンス法 (bioelectrical impedance analysis；BIA)	体内に微弱な電流を流し，その電気的インピーダンスを利用して水分量，体脂肪，筋量を算出する方法である．多周波の部位別測定により，全身および部位別の体組成分析を行うことが可能である．
疼痛	
VAS (visual analogue scale)	主に疼痛の評価スケールとして使用される．詳細は208頁を参照．
NRS (numerical rating scale, 数値的評価スケール)	痛みの強さを0（痛みなし）〜10（今まで体験したなかで最も強い痛み）までの11段階で表現させる．
MPQ (McGill pain questionnaire, マクギル疼痛質問票)	痛みの部位，性質，時間的変化，強さを総合的に評価する自記式質問票で，合計点は0〜78点である．
PDI (pain disability index)	疼痛によるADL低下を家庭での役割，余暇活動，社会生活，就労，性的活動，身辺動作，生命維持の7つの項目で評価する．
ADL・QOL関連	
Barthel指数	1965年にBarthelらによって開発されたADLの評価法．ADLの機能的評価を数値化したもの．全10項目（食事，移乗，整容，トイレ，入浴，移動，階段昇降，更衣，排便管理，排尿管理）で構成され，「できるADL」を各項目の自立度に応じて15〜0点で採点し，満点は100点で最低点は0点となる．FIMに比べて点数が大まかであり，細かいADLの能力を把握しにくい．
FIM (functional independence measure, 機能的自立度評価法)	1983年にGrangerらによって開発されたADLの評価法．対象年齢は7歳以上．日常生活上の「できる動作」より，むしろ「している動作」を評価する．評価項目は，運動項目13項目（セルフケア，排泄コントロール，移乗，移動の能力）と認知項目5項目（コミュニケーション能力と社会的認知能力）の計18項目で，各項目を1〜7点の7段階で評価し，満点は126点で点数が高いほど機能がよい．
HAQ (Stanford health assessment questionnaire, スタンフォード健康評価質問票)	患者自身による能力低下の評価法である．食事，排泄，歩行など8つのカテゴリーの能力低下の程度を4段階（各カテゴリー指数の平均値）で示すdisability index（HAQ-P1）とpain scaleからなるshort HAQが一般的である．日本語版のJ-HAQがある．
EuroQOL (EQ-5D)	包括的な健康に関連したQOL（health-related quality of life；HRQOL）を測定する評価法として用いられる．5項目法（5 dimension；5D）と視覚評価法（VAS）の2部から構成される．医療の経済的評価にも用いられる．

SF-36 (MOS 36-item short-form health survey)	健康関連 QOL の評価法である．疾患の種類に限定されない包括的評価法であり，①身体機能 (physical functioning；PF)，②日常役割機能（身体）(role physical；RP)，③身体の痛み (bodily pain；BP)，④全体的健康感 (general health perceptions；GH)，⑤活力 (vitality；VT)，⑥社会生活機能 (social functioning；SF)，⑦日常役割機能（精神）(role emotional；RE)，⑧心の健康 (mental health；MH) の 8 つの健康概念を評価している．
HUI (the health utilities index)	健康状態と健康に関連する QOL (HRQOL) を質問票により評価する．
WHO/QOL (World Health Organization/ quality of life assessment)	世界保健機関 (WHO) により開発された身体，心理，社会関係，環境の包括的な QOL の評価法で，疫学調査にも用いられる．
CHART (Craig handicap assessment and reporting technique)	生活活動に重点をおいた社会的不利についての客観的な評価法．身体的自立，移動，時間の過ごし方，社会的統合，経済的自立の 5 領域からなる．
ミネソタ式多面的人格検査 (Minnesota multiphasic personality inventory；MMPI)	質問票を用いた，年齢や疾患を限定しない性格・人格検査法．
HADS (hospital anxiety and depression scale)	入院や通院の身体症状を有する患者を対象に，身体症状の影響を排除して抑うつや不安などの感情障害を評価する．
Braden スケール (Braden scale)	褥瘡の発生のリスクを予測するために，知覚，湿潤，活動性，可動性，栄養状態，摩擦を評価する．
vitality index	Toba らによって開発された評価法である．日常生活での行動を起床・意思疎通・食事・排泄・活動の 5 項目で評価し，高齢者の意欲を客観的に把握する．各項目はそれぞれ 0～2 点まで配点された 3 つの選択肢からなり，満点は 10 点となる．カットオフ値とされる点数は 7 点である．意欲に応じたリハビリテーション治療を提供する判断材料となる．
Katz index	入浴，更衣，トイレの使用，移動，排尿・排便，食事の 6 つの領域の ADL に関して自立・介助の 2 段階で評価する．自立に関して，A～G の 7 段階の指標により階層式に把握できる．6 つの機能が自立ならば A であり，6 つの機能すべてが介助レベルの場合は G という判定となる．
Lawton の尺度	高齢者を対象としている．「電話」，「買い物」，「交通手段」，「服薬管理」，「財産管理」，「家事」，「食事の準備」，「洗濯」からなる 8 項目（男性は前から 5 項目）を各項目について 3～5 段階で評価する．得点が高いほど生活自立度が高いことを示す．
老研式活動能力指標	高齢者が対象の評価法である．「バスや電車の利用」，「買い物」，「食事の用意」，「請求書の支払い」，「預金・貯金の出し入れ」，「書類記入」，「新聞を読む」，「本や雑誌を読む」，「健康についての関心」，「友人宅への訪問」，「相談に乗る」，「お見舞いに行く」，「若い人に話しかける」の 13 項目の質問からなる．はい・いいえで答えて点数が高いほど生活自立度が高いことを示す．また，一部拡大 ADL の評価も含まれている．
DASC-21 (dementia assessment sheet for community-based integrated care system-21 items)	導入の A，B 項目と 1～21 の評価項目からなる地域包括ケアシステムにおける認知症の評価法である．簡単で短時間に「認知機能」と「生活機能」の障害を評価することができる．暮らしに密着したわかりやすい項目であることから，認知症の疑いがある対象者や家族にも理解しやすく，認知症患者を支援する専門職と家族との共通言語として活用することが可能である．